中医古籍珍本集成

◎本书出版得到国家古籍整理出版专项经费资助

◎『十一五』、『十二五』国家重点图书出版规划

◎教育部、科技部、国家中医药管理局重点立项

总策划○王国强
总主编○周仲瑛　于文明
常务副总主编○王旭东

中医古籍珍本集成（续）

【综合卷】

景岳全书 二

主　编○虞　舜　王旭东
编　者○（按汉语拼音排序）
卞雅莉　黄晶晶　石历闻　王旭东　温雯婷
吴昌国　奚飞飞　衣兰杰　虞　舜　张雷强

湖南科学技术出版社
岳麓书社

《中医古籍珍本集成》编辑小组

组　长○黄一九　张旭东

副组长○易言者　徐　为

成　员○李　忠　鲍晓昕　林澧波　易法银　王跃军　周　妍　郭　升　喻　峰　王　李　姜　岚

秘　书○王跃军　喻　峰

组织单位○国家中医药管理局

总策划○王国强

编写单位

主编单位○南京中医药大学

编纂单位○（按汉语拼音排序）

安徽中医药大学　北京中医药大学　福建中医药大学　河南中医学院　湖南中医药大学

江西中医药大学　南阳理工学院　山东中医药大学　上海中医药大学　浙江中医药大学

顾问委员会

总顾问○裘沛然　张灿玾　马继兴　余瀛鳌　宋立人　钱超尘　王洪图

分卷顾问（按汉语拼音排序）

杜　建　段逸山　干祖望　刘道清　彭怀仁　施　杞　唐汉均　田代华

王霞芳　吴贻谷　许敬生　张奇文

指导委员会

主　任○（按汉语拼音排序）高思华　苏钢强　吴勉华

副主任○（按汉语拼音排序）

范永升　李　昱　李灿东　王新陆　夏祖昌　谢建群　杨龙会　左铮云

景岳全書卷之十二從集

雜證謨

會稽　張介賓　會卿著
會稽　魯　超　謙菴訂

風痺

經義

痺論曰風寒濕三氣雜至合而為痺也其風氣勝者為行痺寒氣勝者為痛痺濕氣勝者為著痺○帝曰其有五者何也岐伯曰以冬遇此為骨痺以春遇此為筋痺以夏遇此為脈痺以至陰遇此為肌痺以秋遇此為皮痺○帝曰內舍五臟六腑何氣使然岐伯曰五臟皆有合病久而不去者內舍於其合也故骨痺不已復感於邪內舍於腎筋痺不已復感於邪內舍於肝脈痺不已復感於邪內舍於心肌痺不已復感於

邪內舍於脾皮痺不已復感於邪內舍於肺所謂痺者各以
其時重感於風寒濕之氣也
痺論曰凡痺①之客五臟者肺痺者煩滿喘而嘔○心痺者脉不
通煩則心下鼓暴上氣而喘嗌乾善噫厥氣上則恐○肝痺
者夜臥則驚多飲數小便上爲引如懷○腎痺者善脹尻以
代踵脊以代頭○脾痺者四肢懈惰發欬嘔汁上爲大塞○
腸痺者數飲而出不得中氣喘爭時發飧泄○胞痺者小腹
膀胱按之內痛若沃以湯澀於小便上爲清涕○陰氣者靜
則神藏躁則消亡飲食自倍腸胃乃傷淫氣喘息痺聚在肺
淫氣憂思痺聚在心淫氣遺溺痺聚在腎淫氣乏竭痺聚在
肝淫氣肌絕痺聚在脾諸痺不已亦益內也其風氣勝者其
人易已也

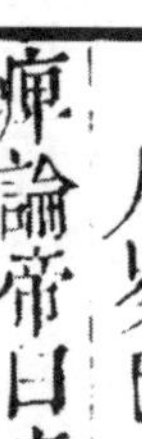

痺論帝曰痺其時有死者或疼久者或易已者其故何也岐伯

日其入臟者死其留連筋骨間者疼久其留皮膚間者易已○帝曰其客於六腑者何也曰此亦其食飲居處爲其病本也六腑亦各有俞風寒濕氣中其俞而食飲應之循俞而入各舍其腑也○帝曰痺或痛或不痛或不仁或寒或熱或燥或濕其故何也曰痛者寒氣多也有寒故痛也其不痛不仁者病久入深營衛之行濇經絡時疎故不痛皮膚不營故爲不仁其寒者陽氣少陰氣多與病相益故寒也其熱者陽氣多陰氣少病氣勝陽遭陰故爲痺熱其多汗而濡者此其逢濕甚也陽氣少陰氣盛兩氣相感故汗出而濡也○帝曰夫痺之爲病不痛何也曰痺在於骨則重在於脉則血凝而不流在於筋則屈不伸在於肉則不仁在於皮則寒故具此五者則不痛也凡痺之類逢寒則急逢熱則縱帝曰善

周痺篇帝曰願聞衆痺岐伯曰此各在其處更發更止更居更

起以右應左以左應右非能周也更發更休也刺此者痛雖已止必刺其處勿令復起○帝曰願聞周痺何如曰周痺者在於血脈之中隨脈以上隨脈以下不能左右各當其所帝曰刺此奈何曰痛從上下者先刺其下以過之後刺其上以脫之痛從下上者先刺其上以過之後刺其下以脫之○帝曰此痛安生何因而有名曰風寒濕氣客於外分肉之間迫切而為沫沫得寒則聚聚則排分肉而分裂也分裂則痛痛則神歸之神歸之則熱熱則痛解痛解則厥厥則他痺發發則如是此內不在臟而外未發於皮獨居分肉之間真氣不能周故命曰周痺

長刺節論曰病在筋筋攣節痛不可以行名曰筋痺○病在肌膚肌膚盡痛名曰肌痺傷於寒濕○病在骨骨重不可舉骨髓酸痛寒氣至名曰骨痺

壽夭剛柔篇曰：病在陽者命曰風，病在陰者命曰痺，陰陽俱病命曰風痺。病有形而不痛者，陽之類也；無形而痛者，陰之類也。無形而痛者，其陽完而陰傷之也，急治其陰，無攻其陽；有形而不痛者，其陰完而陽傷之也，急治其陽，無攻其陰。陰陽俱動，乍有形，乍無形，加以煩心，命曰陰勝其陽，此謂不表不裏，其形不久。

五邪篇曰：邪在腎，則病骨痛陰痺。陰痺者，按之而不得，腹脹腰痛，大便難，肩背頸項痛，時眩。取之湧泉、崑崙，視有血者盡取之。

五臟生成篇曰：臥出而風吹之，血凝於膚者為痺，凝於脉者為泣，凝於足者為厥。此三者，血行而不得反其空，故為痺厥也。

脉要精微論曰：按之至骨，脉氣少者，腰脊痛而身有痺也。

九鍼論曰：八風傷人，內舍於骨解腰脊節腠理之間，為深痺也。

故爲治鍼必長其身鋒其末可以取深邪遠痺

四時氣篇曰著痺不去久寒不已卒取其三里

玉機眞藏論曰風寒客於人使人毫毛畢直皮膚閉而爲熱當是之時可汗而發也。弗治病入舍於肺名曰肺痺發欬上氣○弗治肺即傳而行之肝病名曰肝痺一名曰厥脇痛出食當是之時可按若刺耳

五臟生成論曰赤脉之至也喘而堅診曰有積氣在中時害於食名曰心痺得之外疾思慮而心虛故邪從之○白脉之至也喘而浮上虛下實驚有積氣在胸中喘而虛名曰肺痺寒熱得之醉而使內也○青脉之至也長而左右彈有積氣在心下支胠名曰肝痺得之寒濕與疝同法腰痛足清頭痛○黃脉之至也大而虛有積氣在腹中有厥氣名曰厥疝女子同法得之疾使四支汗出當風○黑脉之至也上堅而大有

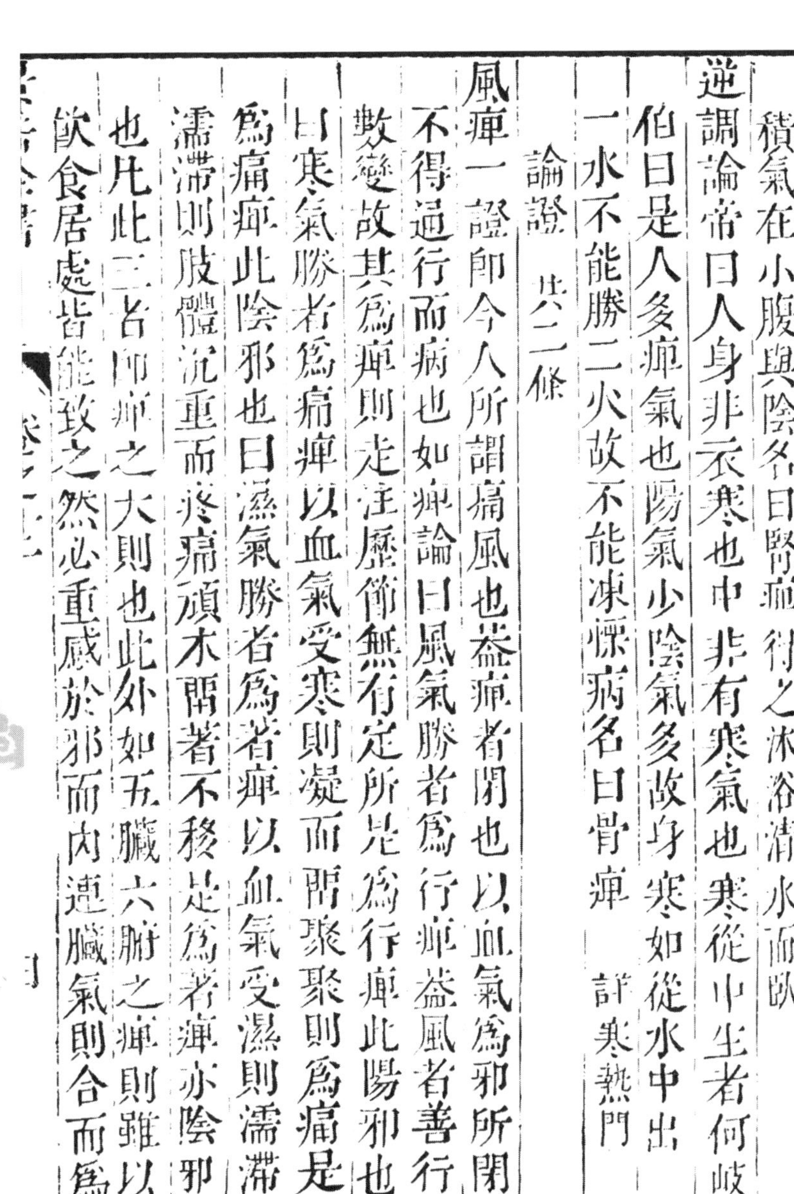

積氣在小腹與陰，名曰腎疝，得之沐浴清水而卧。

逆調論帝曰：人身非衣寒也，中非有寒氣也，寒從中生者何？岐伯曰：是人多痹氣也，陽氣少，陰氣多，故身寒如從水中出。一水不能勝二火，故不能凍慄，病名曰骨痹。詳寒熱門

論證 共二條

風痹一證，即今人所謂痛風也。蓋痹者閉也，以血氣為邪所閉，不得通行而病也。如痹論曰：風氣勝者為行痹，蓋風者善行數變，故其為痹，則走注歷節，無有定所，是為行痹，此陽邪也。曰：寒氣勝者為痛痹，以血氣受寒則凝而留聚，聚則為痛，是為痛痹，此陰邪也。曰：濕氣勝者為著痹，以血氣受濕則濡滯，濡滯則肢體沉重而疼痛頑木，留著不移，是為著痹，亦陰邪也。凡此三者，即痹之大則也。此外如五臟六腑之痹，則雖以飲食居處皆能致之，然必重感於邪而內連臟氣，則合而為

痹矣若欲辨其輕重則在皮膚者輕在筋骨者甚在臟腑者更甚若欲辨其寒熱則多熱者方是陽證無熱者便是陰證然痹本陰邪故惟寒者多而熱者少此則不可不察

觀痹論曰風寒濕三氣雜至合而爲痹而壽夭剛柔篇又曰在陽者命曰風在陰者命曰痹何也蓋三氣之合乃專言痹證之所因也曰在陽爲風在陰爲痹又分言表裏之有殊也如風之與痹本皆由感邪所致但外有表證之見而見發熱頭疼等證或得汗即解者是皆有形之謂此以陽邪在陽分是即傷寒中風之屬也故病在陽者命曰風若既受寒邪而初無發熱頭疼又無變證或有汗或無汗而筋骨之痛如故及延綿久不能愈而外無表證之見者是皆無形之謂此以陰邪直走陰分即諸痹之屬也故病在陰者命曰痹其或既有表證而疼痛又不能愈此即半表半裏陰陽俱病之證故陰

陽俱病者命曰風痺此所以風病在陽而痺病在陰也然則諸痺者皆在陰分亦總由眞陰衰弱精血虧損故三氣得以乘之而爲此諸證經曰邪入於陰則痺正謂此也是以治痺之法最宜峻補眞陰使血氣流行則寒邪隨去若過用風濕痰滯等藥而再傷陰氣必反增其病矣

風痺治法 共五條

痺因外邪病本在經而深則連臟故其在上則有喘嘔有吐食在中則爲脹滿爲疼痛在下則爲飧泄爲秘結諸病此皆風痺之兼證也凡見此者當於各門權其緩急先後而隨證治之

一痺證之風勝者治當從散宜敗毒散烏藥順氣散之類主之〇若以風勝而兼微火者宜大秦艽湯或九味羌活湯之類主之

一痺證之寒勝者但察其表裏俱無熱證即當從溫治之宜五積散或小續命湯甘草附子湯之類主之○若寒甚氣虛者宜三因附子湯之類主之

一痺證之濕勝者其體必重或多寒或多痰或多汗皆脾弱陰寒證也○若羌活勝濕湯乃兼風散濕之劑也○五積散乃溫經散濕之劑也○真武湯乃溫中除濕之劑也○三因附子湯乃補脾燥濕之劑也○調氣平胃散乃行氣行濕之劑也○五苓散乃利水導濕之劑也○二陳湯六君子湯乃化痰去濕之劑也○大抵治濕者欲其燥欲燥者宜從煖益脾土喜燥而惡濕喜煖而惡寒故溫脾即所以治濕也○然又有濕熱之爲病者必見內熱之證滑數之脉方可治以清涼宜二妙散及加味二妙丸當歸拈痛湯之類主之其有熱甚者如抽薪飲之類亦可暫用先清其火而後調其氣血

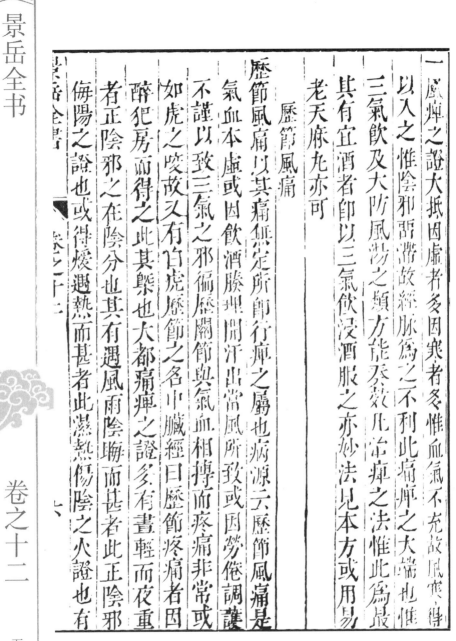

一風痺之證大抵因虛者多因寒者多惟血氣不充故風寒得以入之惟陰邪留滯故經脉爲之不利此痛痺之大端也惟三氣飲及大防風湯之類方能奏效凡治痺之法惟此爲最其有宜酒者即以三氣飲浸酒服之亦妙法見本方或用易老天麻丸亦可

歷節風痛

歷節風痛以其痛無定所即行痺之屬也病源云歷節風痛是氣血本虛或因飲酒腠理開汗出當風所致或因勞倦調護不謹以致三氣之邪徧歷關節與氣血相搏而疼痛非常或如虎之咬故又有白虎歷節之名中藏經曰歷節疼痛者因醉犯房而得之此其槩也大都痛痺之證多有晝輕而夜重者正陰邪之在陰分也其有遇風雨陰晦而甚者此正陰邪侮陽之證也或得煖遇熱而甚者此濕熱傷陰之火證也有

火者宜從清凉有寒者宜從温熱若筋脉拘滯伸縮不利者此血虚血燥證也非養血養氣不可凡諸治法總宜如前

一凡諸痹作痛者俱宜用火龍膏貼之

風痹論列方

烏藥順氣散 散九三　九味羌活湯 散四四

調氣平胃散 和十八　羌活勝濕湯 和一七八

論外備用方

大建中湯 補二四 陽虛　愈風丹 和二七四 虛風

活絡飲 和一六九 風濕　茯苓丸 和百十四 痰飲痺痛

換骨丹 和一七九　史國公浸酒方 和二八一

三痺湯 和二五八 血虛氣滯　蠲痺湯 和二五七 温經

虎骨散 和二五一 風毒走注　換腿丸 和二百八十 疎邪

桂心散 和二六五 逐邪走痛　透經解攣湯 和二七一 去風通經

虎骨酒 强筋骨 和三一五　薏仁酒 和三一六 脚痺

秦艽地黄湯 和二六八　趂痛散 和二六七 行血行氣

勝駿丸 和二五六 風熱血燥　六味茯苓湯 和二六一 痰痺

鷄鳴散 和二八五 風濕流注　白术酒 和一八一 中濕身痛

獨活寄生湯 和二百七十 風寒濕痺　續斷丸 和三百十五 風濕浮腫

續斷丹 和二五五 三氣　除濕蠲痺湯 和二六四 風濕

濕鬱湯 和二六六 風濕　薏仁湯 和二四七 流注

薰洗痛風法 和二七三　薰蒸法 和二七二

枳實散 和二六二 心痺痛　加味五痺湯 和二五九 五臟痺

人參散 和二百六十 肝痺脇痛　紫蘇子湯 和二六三 肺痺胸痛

溫中法麴丸 熱一二六 脾痺多寒　當歸散 散九一 肺脾上氣②

麻黃左經丸 散九六 風邪　半夏左經丸 散九七 風濕流注

大黃左經丸 散九八 閉結　神效左經丸 散九五 三氣

虎脛骨丸 寒一三七 濕熱　羌活散 散八七 風氣

蒼朮丸 寒一二三 濕熱　苦參丸 寒一三八 陰虛風熱

熨背散 熱一二五 脇背痛　十味剉散 熱四九 血弱臂痛

參附滲濕湯 寒濕痹痛　龍虎丹 熱一二七 走注

③芎歸散 熱一二二 温補行散　愈風燥濕化痰丸 和一七六

麻黄杏仁薏苡甘草湯 散四 風濕

汗證

經義

陰陽應象大論曰陽之汗以天地之雨名之

宣明五氣篇曰心爲汗

陰陽別論曰陽加於陰謂之汗

評熱病論曰陰虛者陽必湊之故少氣時熱而汗出也

決氣篇曰津脱者腠理開汗大泄

骨空論曰風從外入令人振寒汗出頭痛身重惡寒○大風汗

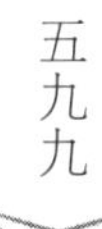

出灸譩譆譩譆在背下俠脊傍三寸所

金匱真言論曰夏暑汗不出者秋成風瘧

熱論曰暑當與汗皆出勿止

生氣通天論曰因於暑汗煩則喘喝靜則多言體若燔炭汗出而散○汗出偏沮使人偏枯○汗出見濕乃生痤疿○勞汗當風寒薄爲皶鬱乃痤○魄汗未盡形弱而氣爍穴俞以閉發爲風瘧○陽者衛外而爲固也

評熱病論曰人所以汗出者皆生於穀穀生於精今邪氣交爭於骨肉而得汗者是邪却而精勝也○復熱者邪氣也汗者精氣也今汗出而輒復熱者是邪勝也○汗出而脉尚躁盛者死

熱病篇曰熱病已得汗出而脉尚躁喘且復熱喘甚者死○熱病已得汗而脉尚躁盛此陰極之脉也死其得汗而脉靜者

生○熱病者脉尚盛躁而不得汗者此陽極之脉也死脉盛躁得汗靜者生○熱病而汗且出及脉順可汗者取之魚際大淵大都太白瀉之則熱去補之則汗出汗出太甚取內踝上横脉以止之

寒熱病篇曰臂太陰可汗出足陽明可汗出故取陰而汗出甚者止之於陽取陽而汗出甚者止之於陰

逆順篇曰無刺熇熇之熱無刺漉漉之汗

五禁篇曰五禁五奪五逆者皆不可刺曰大汗出之後是三奪也

平人氣象論曰尺濇脉滑謂之多汗

邪氣臟腑病形篇曰肺脉緩甚爲多汗微緩爲痿瘻偏風頭以下汗出不可止

本神篇曰衛氣者所以温分肉充皮毛肥腠理司開闔者也

經脉別論曰：飲食飽甚，汗出於胃；驚而奪精，汗出於心；持重遠行，汗出於腎；疾走恐懼，汗出於肝；搖體勞倦，汗出於脾。

本病篇曰：醉飽行房，汗出於脾。

水熱穴論曰：勇而勞甚則腎汗出○所謂玄府者，汗空也。

舉痛論曰：炅則腠理開，營衛通，汗大泄，故氣泄矣○勞則喘息汗出，外內皆越，故氣耗矣。

五變篇曰：肉不堅，腠理疎，則善病風厥漉汗④。

痺論曰：風寒濕三氣雜至，合而爲痺，其多汗而濡者，此其逢濕甚也。陽氣少，陰氣盛，兩氣相感，故汗出而濡也。

臟氣法時論曰：肺病者，肩背痛，汗出○腎病者，寢汗出，憎風。

陰陽應象大論曰：陽勝則身熱，腠理閉，喘麤爲之俛仰，汗不出而熱，齒乾以煩冤，腹滿死，能冬不能夏○陰勝則身寒，汗出，身常清，數慄而寒，寒則厥，厥則腹滿死，能夏不能冬。

脉要精微論曰：陽氣有餘爲身熱無汗，陰氣有餘爲多汗身寒，陰陽有餘則無汗而寒。

營衛生會篇曰：血之與氣，異名同類焉。故奪血者無汗，奪汗者無血，故人有兩死而無兩生。

脉要精微論曰：肺脉耎而散者，當病灌汗。

六元正紀大論曰：太陽所至，爲寢汗痓。

診要經終論曰：太陽之脉，其終也戴眼反折瘈瘲，其色白，絶汗乃出，出則死矣。

經脉篇曰：六陽氣絶，則陰與陽相離，離則腠理發泄，絶汗乃出，故旦占夕死，夕占旦死。

論證　共三條

汗出一證，有自汗者，有盜汗者。自汗者，濈濈然無時，而動作則益甚；盜汗者，寐中通身汗出，覺來漸收。諸古法云：自汗者屬陽虛腠理不固衛氣之所司也人以衛氣固其表衛氣不固則表虛自汗而津液爲之發泄也治宜實表補陽盜汗者屬陰虛陰虛者陽必湊之故陽蒸陰分則血熱血熱則液泄而爲盜汗也治宜清火補陰此其大法固亦不可不知也然以余觀之則自汗亦有陰虛盜汗亦多陽虛也如遇煩勞大熱之類最多自汗故或以飲食之火起於胃勞倦之火起於脾酒色之火起於腎皆能令人自汗若此者謂非陽盛陰衰者而何又若人之寤寐總由衛氣之出入衛氣者陽氣也人於寐時則衛氣入於陰分此其時非陽出於表者而何所以自汗盜汗亦各有陰陽之證不得謂自汗必屬陽虛盜汗必屬陰虛也然則陰陽有異何以辨之曰但察其有火無火則或陰或陽自可見矣蓋火盛而汗出者以火爍陰陰虛可知也無火而汗出者以表氣不固陽虛可知也知斯二者則汗出

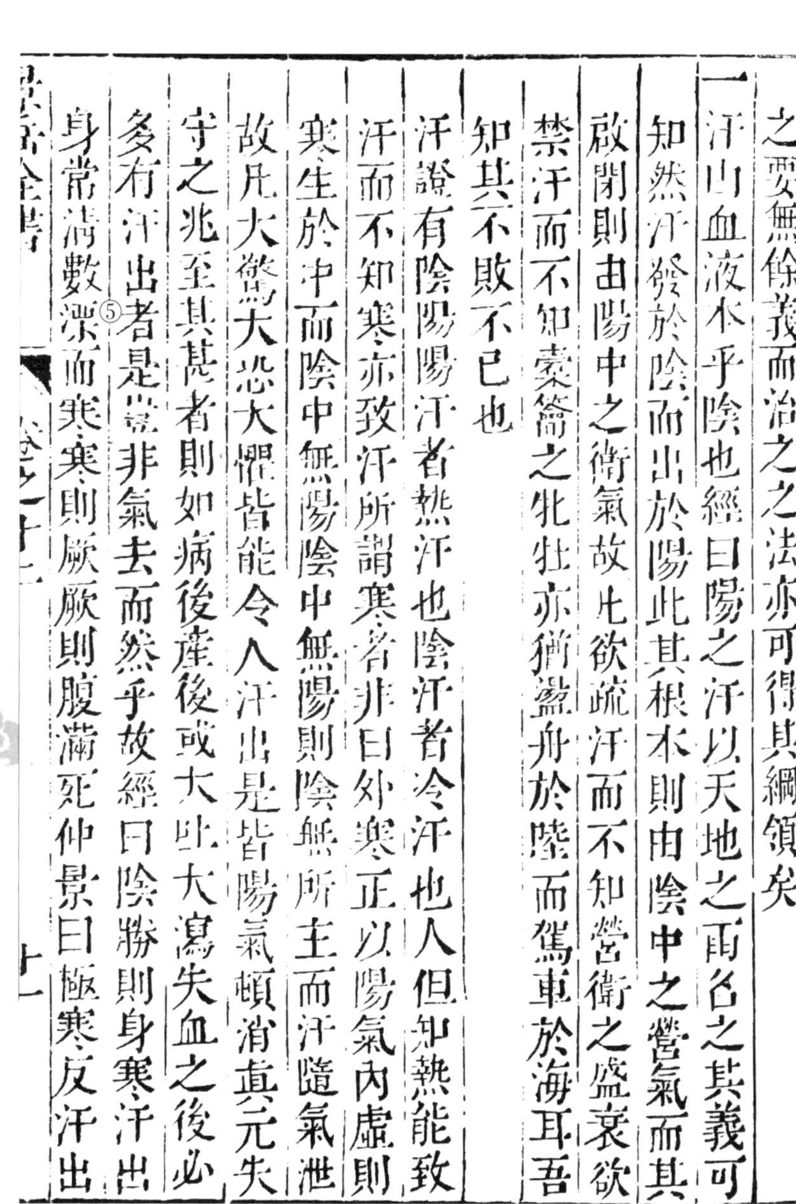

之要無餘義而治之之法亦可得其綱領矣

一汗出血液本乎陰也經曰陽之汗以天地之雨名之其義可知然汗發於陰而出於陽此其根本則由陰中之營氣而其啟閉則由陽中之衛氣故凡欲疏汗而不知營衛之盛衰欲禁汗而不知橐籥之牝牡亦猶盪舟於陸而駕車於海耳吾知其不敗不已也

汗證有陰陽陽汗者熱汗也陰汗者冷汗也人但知熱能致汗而不知寒亦致汗所謂寒者非曰外寒正以陽氣內虛則寒生於中而陰中無陽陰中無陽則陰無所主而汗隨氣泄故凡大驚大恐大懼皆能令人汗出是皆陽氣頓消真元失守之兆至其甚者則如病後產後或大吐大瀉失血之後必多有汗出者是豈非氣去而然乎故經曰陰勝則身寒汗出身常清數慄⑤而寒寒則厥厥則腹滿死仲景曰極寒反汗出

身必冷如冰是皆陰汗之謂也故凡治陰汗者但當察氣虛之微甚微虛者畧扶正氣其汗自收甚虛者非速救元氣不可即蔘桂附子之屬必所當用余別有治按在傷寒門戰汗條中

汗出不治證

凡汗出不治之證有六一汗出而喘甚者不治○二汗出而脉脫者不治○三汗出而身痛甚者不治○四汗出髮潤至顛者不治○五汗出如油者不治○六汗出如珠者不治○凡見此類不得妄爲用藥

論治　共八條

一陽證自汗或盜汗者但察其脉證有火或夜熱煩渴或便熱喜冷之類皆陽盛陰虛也宜當歸六黄湯爲第一保陰煎亦妙○其或陰分雖有微火而不甚者宜一陰煎或加減一陰

煎之類主之○其有心火不寧煩躁出汗者宜硃砂安神丸天王補心丹生脈散之類主之○又有木非陰虚止因内火熏蒸血熱而多汗者宜正氣湯或黄芩芍藥湯清化飲之類主之

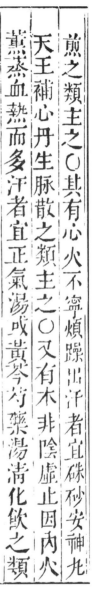

一陰證自汗或盗汗者但察其内無火邪又無火脉便是氣虚陰證皆不可妄用凉藥以敗陽氣若止因氣虚而火未衰者宜三陰煎參歸湯人參建中湯之類主之○若睡中盗汗而無火者宜參苓散獨參湯主之○若陽氣俱虚者宜參附湯大建中湯之類主之○若氣虚火衰之甚者宜大補元煎六味回陽飲之類主之

一衛氣不固腠理不密而易汗者是亦陰證之屬宜黄芪六一湯玉屏風散芪附湯之類主之

一諸病誤治有不當汗而妄汗或雖當汗而汗之太過者皆汗

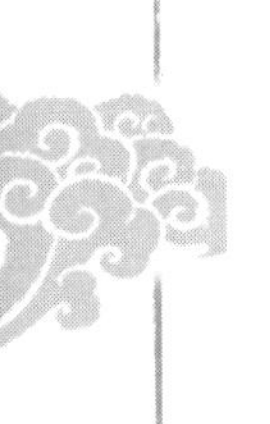

多亡陽之證是亦陰證之屬當察其虛之微甚微虛者宜三陰煎五陰煎獨參湯之類主之大虛者非大補元煎六味回陽飲之類不可

一濕氣乘脾者亦能作汗凡證有身重困倦而脉見緩大聲音如從甕中出者多屬濕證若熱濕勝者但去其火而濕自清宜用前陽證之法○寒濕勝者但助其火而濕自退宜用前陰證之法○或用玉屏風散四君子湯五君子煎之類以健脾土之氣則濕去而汗自收

一收汗止汗之劑如麻黄根浮小麥烏梅北五味小黑豆龍骨牡蠣之屬皆可隨宜擇用○一曰黄芪得防風而功愈大○一曰官桂最能實表○一凡汗出太多不能收者速宜用五棓子為末以唾津調塡臍中外用帕帛縛定過宿即止或用何首烏為末塡臍縛之亦止

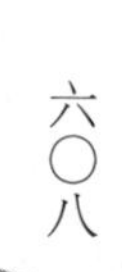

一小兒盜汗雖是常事在東垣諸公皆曰不必治之謂由血氣未足也然汗之太多者終屬氣分之虛余於兒輩見汗之甚者每以人參一錢許煎湯與服當夜即止正恐他日之強弱未必不由乎此所以培補之功原不可少

一病後多汗若傷寒若瘧疾凡係外感寒邪汗出熱退而有汗不即止者此以表邪初解必由腠理衛氣開泄其汗宜然即數日旬日亦自無妨俟衛氣漸實汗必自止無足慮也若其他雜證本非外感之解而有自汗盜汗者乃非所宜不容不治 共六條

述古

丹溪附餘曰心之所藏在內者爲血發外者爲汗蓋汗乃心之液而自汗之證未有不由心腎俱虛而得之者故陰虛陽必湊發熱而自汗陽虛陰必乘發厥而自汗皆陰陽偏勝所致

也

立齋曰若陽氣虛弱汗出不止肢體倦怠用芪附湯上氣喘急盜汗氣短頭暈者用參附湯腎氣虛弱盜汗發熱者用六味丸若腎氣虛乏盜汗惡寒者用八味丸氣血俱虛而盜汗者用十全大補湯陽盛陰虛者當歸六黃湯心腎虛弱者班龍丸

汗證論列方

大補元煎　新補一　　人建中湯　補二五

玉屏風散　補五一　　四君子湯　補一

五君子煎　新熱六　　當歸六黃湯　寒六五

獨參湯　補三六　　參附湯　補三八

十全大補湯　補二十　　參歸湯　補三九

芪附湯　補四四　　人參建中湯　補二六

參苓散 補五四　生脈散 補五七
黃芪六一湯 補五十　一陰煎 新補八
三陰煎 新補十一　六味回陽飲 新熱二
五陰煎 新補十三　保陰煎 新寒一
天王補心丹 補百九　六味丸 補一二一
八味丸 補一二二　加減一陰煎 新補九
清化飲 新因十三　正氣湯 寒六六
黃芩芍藥湯 寒百九　斑龍丸 補百三十

論外備用方

黃芪湯 補四六
歸脾湯 補三三
大補黃芪湯 補四八　還少丹
秘脾湯 補一三七 補七二 止衄汗　益陰腎氣丸 補一二五 血虛盜汗
二味建中湯 補二九　大建中湯 補二五 陰汗

人參養營湯　補二一
心腎丸　補百十三　陰虛盜汗

生地黃湯　寒六八　陰火汗
防己黃芪湯　和一七六　風濕汗

宣明白术散　固三三　虛風
白术散　和三十　自汗盜汗

防風當歸湯　和二四一　過汗反張
牡蠣白术散　固二　酒風

牡蠣散　固一
金鎖正元丹　固十八　遺精汗

秘元丹　固三二　虛寒自汗
麥麩湯　固四　氣虛汗

辰砂妙香散　固十五　心虛汗
腳汗牡蠣散　因二九四

痙證

經義

至真要大論曰：諸痙項強，皆屬於濕。〇諸暴強直，皆屬於風。〇厥陰在泉，客勝則大關節不利，內爲痙強拘瘛，外爲不便；主勝則筋骨繇併，腰腹時痛。

經筋篇曰：足太陽之筋病，脊反折，項筋急，肩不舉，腋支缺盆中紐痛，不可左右搖。○足少陰之筋病，主癎瘛及痙，在外者不能俛，在內者不能仰。故陽病者腰反折不能俛，陰病者不能仰。○經筋之病，寒則反折筋急，熱則筋弛縱不收，陰痿不用。陽急則反折，陰急則俛不伸。

繆刺論曰：邪客於足太陽之絡，令人拘攣背急，引脇而痛。

骨空論曰：督脉爲病，脊強反折。

生氣通天論曰：因於濕，首如裹，濕熱不攘，大筋緛短，小筋弛長，緛短爲拘，弛長爲痿。

經脉篇曰：膀胱足太陽也，是動則病衝頭痛，目似脫，項似拔，脊痛，腰似折，髀不可以曲，膕如結，踹如裂，是爲踝厥。是主筋所生病者。

氣厥論曰：肺移熱於腎，傳爲柔痓。

診要經終論曰太陽之脉其終也戴眼反折瘈瘲其色白絶汗乃出出則死矣

六元正紀大論曰太陽所至爲寢汗痓

熱病篇曰風痓身反折先取足太陽及膕中及血絡出血中有寒取三里○熱病不可刺者有九九曰熱而痓者死腰折瘈瘲齒噤齘也

厥論曰手陽明少陽厥逆發喉痺嗌腫痓治主病者

論證共六條

痓之爲病即內經之痙病也以痙作痓益傳寫之誤耳其證則脊背反張頭搖口噤戴眼項强四肢拘急或見身熱足寒惡寒面赤之類皆是也

仲景曰太陽之病發熱無汗反惡寒者名曰剛痓○太陽病發熱汗出而不惡寒者名曰柔痓○太陽病發熱脉沉而細者

名曰痙爲難治○太陽病發汗太多因致痓○風病下之則痓復發汗必拘急○瘡家雖身疼痛不可發汗汗出則痓

陳無擇曰夫人之筋各隨經絡結束於身血氣內虛外爲風寒濕熱之所中則痓蓋風散氣故有汗而不惡寒曰柔痓寒泣血故無汗而惡寒曰剛痓原其所因多由亾血筋無所營故邪得以襲之所以傷寒汗下過多與夫病瘡人及産後致斯疾者槩可見矣診其脉皆沉伏弦緊但陽緩陰急則久久拘攣陰緩陽急則反張強直二證各異不可不别

愚謂痓之爲病強直反張病也其病在筋脉筋脉拘急所以反張其病在血液血液枯燥所以筋攣觀仲景曰太陽病發汗太多因致痓風病下之則成痙瘡家不可發汗汗之亦成痓只此數言可見病痓者多由誤治之壞證其虛其實可了然矣自仲景之後惟陳無擇能知所因曰多由亾血筋無所營

因而成痙則盡之矣但惜其言之既善而復有未善者曰血氣內虛外爲風寒濕熱所中則痙斯言不無又誤若其所云則仍㞢風濕爲邪而虛反次之不知風隨汗散而既汗之後可復言風濕隨下行而既下之後何反致濕蓋誤汗者必傷血液誤下者必傷眞陰陰血受傷則血燥血燥則筋失所滋筋失所滋則爲拘爲攣反張强直之病勢所必至又何待風寒濕熱之相襲而後爲痙耶且仲景所言言不當汗而汗也不當下而下也汗下既誤即因誤治而成痙矣豈誤治之外必再受邪而後成痙無邪則無痙哉此陳氏之言不惟失仲景之意而反致後人疑惑用持兩端故凡今人之治此者未有不以散風去濕爲事亦焉知血燥陰虛之證尚能堪此散削否此不可不爲辨察故余列二子之論於前以資後學之印證

一痙證甚多，而人多不識者，在不明其故，而鮮有察之者耳。蓋凡以暴病而見反張戴眼、口噤拘急之類，皆痙病也。觀仲景以汗下爲言，謂其誤治亡陰所以然也。余因類推，則常見有不因誤治，而凡屬陰虛血少之輩，不能養營筋脉，以致搐攣僵仆者，皆是此證。如中風之有此者，必以年力衰殘，陰之敗也；產婦之有此者，必以去血過多，衝任竭也；瘡家之有此者，必以血隨膿出，營氣涸也；小兒之有此者，或以風熱傷陰，遂爲急驚，或以汗瀉亡陰，遂爲慢驚。凡此之類，總屬陰虛之證。蓋精血不虧，則雖有邪干，亦斷無筋脉拘急之病，而病至堅强，其枯可知。故治此者，必當先以氣血爲主，而邪甚者，或兼治邪，若微邪者，通不必治邪。蓋此證之所急者在元氣，元氣復而血脉行，則微邪自不能留，何足慮哉！奈何今人但見此證，必各分門類，而悉從風治，不知外感之風寒，邪證也，治宜

解散內生之風血燥證也止宜滋補然此數者總由內證本無外邪旣以傷精敗血枯燥而成而再治風痰難乎免矣故余詳輯於此以明痓證之要

一仲景言痓止屬太陽而不及他經者何也蓋痓必反張其病在背背之經絡惟太陽督脉耳言太陽則督在其中矣此其義也然仲景止言其表而未詳其裏考內經之經脉篇曰足少陰之脉貫脊屬腎其直者從腎上貫肝膈經筋篇曰足少陰之筋循脊內挾膂上至項結於枕骨與足太陽之筋合又曰足太陽之筋病脊反折項筋急足少陰之筋病主癇瘛及痓陽病者腰反折不能俛陰病者不能仰由此觀之則痓之爲病乃太陽少陰之病也蓋腎與膀胱爲表裏膀胱爲津液之腑而腎爲藏精之臟病在二經水虧可知故治此者最當以眞陰爲主

論治 共八條

一痓證凡因汗因瀉者其氣必虛○微虛者宜三陰煎五福飲之類主之○大虛而脈見沉細陰勝者宜大營煎大補元煎十全大補湯之類主之

一痓證多汗者宜三陰煎參歸湯人參建中湯主之○陽氣大虛汗出或亡陽者宜參附湯芪附湯大補元煎之類主之○若汗出兼火多熱燥者宜當歸六黃湯主之

一痓因泄瀉者宜胃關煎溫胃飲之類主之○瀉止而痓者宜大營煎五福飲之類主之

一痓有兼火者必脈見洪滑證見煩熱宜一陰煎或加減一陰煎主之○若火盛之甚以致陰血涸燥者不得不先去其火宜清化飲保陰煎玉女煎之類主之

一痓有表邪未解者當察其邪之微甚及證之陰陽○若身有

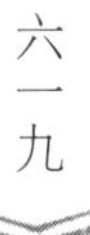

微熱脈不緊數者此微邪也只補正氣其邪自散宜五福飲之類主之○若表邪未解陰虛無汗身熱者宜三柴胡飲四柴胡飲補陰益氣煎之類主之○若陽氣大虛陰極畏寒邪不能解而痙者宜大溫中飲主之

一痙有痰盛者不得不先清上焦○若火盛多痰者宜用清膈煎抱龍丸○若多痰無火宜用六安煎○凡此證候多屬虛痰處火因其壅滯不得不暫為清理但得痰氣稍開便當調理血氣

一小兒吐瀉及多汗之後○一婦人產後○一諸證大失血之後○一凡病中風及瘡毒潰膿之後皆有此證悉當依前法酌宜治之

痙證有兼濕者當如王海藏治法詳見後條

述古　共二條

仲景治太陽之痓身體强脉沉遲者用括蔞桂枝湯取微汗○治剛痓無汗者用葛根湯○治胸滿口噤臥不著席脚攣斷齒者用大承氣湯○按此皆散逐實邪之法雖此證不多見然間或有之則亦不可不知

王海藏治剛痓用神术湯加羌活獨活麻黄○治柔痓用白术湯加桂心黄芪

痓證論列方

大營煎 新補十四	五福飲 新補六
參歸湯 補三九	參附湯 補三八
芪附湯 補四四	白术湯 和二六
一陰煎 新補八	三陰煎 新補十一
保陰煎 新寒一	温胃散 新熱五
胃關煎 新熱九	清化飲 新因十三

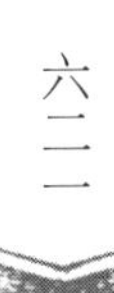

論外備用方

全書卷十二終

校注

①脾：四库本作『痺』，据文义当从。
②脾：疑为『痺』之误。
③脉：四库本作『麻』，据文义当从。
④漉（lù）：水漫漫地渗下。
⑤溧：四库本作『凓』。『凓』，寒冷。据文义当从。

會稽　張介賓　會卿著
會稽　魯　超　謙菴訂

瘟疫

經義

陰陽應象大論曰：冬傷於寒，春必温病。

金匱真言論曰：夫精者，身之本也。故藏於精者，春不病温。

熱論篇帝曰：今夫熱病者，皆傷寒之類也。或愈或死，其死皆以六七日之間，其愈皆以十日以上者，何也？岐伯對曰：巨陽者，諸陽之屬也，其脉連於風府，故爲諸陽主氣也。人之傷於寒也，則爲病熱，熱雖甚不死；其兩感於寒而病者，必不免於死。帝曰：願聞其狀。岐伯曰：傷寒一日，巨陽受之，故頭項痛，腰脊強二日陽明受之陽明主肉其脉[1]侠鼻絡於目故身熱目疼而鼻乾不得臥也三日少陽受之少陽主膽其脉循脇絡於耳故胸脇痛而耳聾三陽經絡皆受其病而未入於臟者故可汗而已四日太陰受之太陰脉布胃中絡於嗌故腹滿而嗌乾五日少陰受之少陰脉貫腎絡於肺繫舌本故口燥舌乾而渴六日厥陰受之厥陰脉循陰器而絡於肝故煩滿而囊縮三陰三陽五臟六腑皆受病營衛不行五臟不通則死矣○其不兩感於寒者七日巨陽病衰頭痛少愈八日陽明病衰身熱少愈九日少陽病衰耳聾微聞十日太陰病衰腹減如故則思飲食十一日少陰病衰渴止不滿舌乾已而嚏十二日厥陰病衰囊縱少腹微下大氣皆去病日已矣○帝曰治之奈何岐伯曰治之各通其臟脉病日衰已矣其未滿三日者可汗而已其滿三日者可泄而已

熱論篇曰：兩感於寒者，病一日則巨陽與少陰俱病，則頭痛口乾而煩滿；二日則陽明與太陰俱病，則腹滿身熱，不欲食譫言；三日則少陽與厥陰俱病，則耳聾囊縮而厥，水漿不入，不知人，六日死。帝曰：五藏已傷，六腑不通，營衛不行，如是之後三日乃死，何也？岐伯曰：陽明者，十二經脉之長也，其血氣盛，故不知人，三日其氣乃盡，故死矣。

熱論篇曰：凡病傷寒而成溫者，先夏至日者爲病溫，後夏至日者爲病暑，暑當與汗皆出，勿止。

熱論篇帝曰：熱病已愈，時有所遺者何也？岐伯曰：諸遺者，熱甚而强食之，故有所遺也。若此者，皆病已衰而熱有所藏，因其穀氣相薄，兩熱相合，故有所遺也。帝曰：治遺奈何？岐伯曰：視其虛實，調其逆從，可使必已也。帝曰：病熱當何禁之？岐伯曰：病熱少愈，食肉則復，多食則遺，此其禁也。

刺熱篇曰肝熱病者小便先黃腹痛多卧身熱熱爭則狂言及驚脇滿痛手足躁不得安卧庚辛甚甲乙大汗氣逆則庚辛死刺足厥陰少陽其逆則頭痛員員脉引衝頭也○心熱病者先不樂數日乃熱熱爭則卒心痛煩悶善嘔頭痛面赤無汗壬癸甚丙丁大汗氣逆則壬癸死刺手少陰太陽○脾熱病者先頭重頰痛煩心顏青欲嘔身熱熱爭則腰痛不可用俛仰腹滿泄兩頷痛甲乙甚戊己大汗氣逆則甲乙死刺足太陰陽明○肺熱病者先淅然厥起毫毛惡風寒舌上黃身熱熱爭則喘欬痛走胸膺背不得太息頭痛不堪汗出而寒丙丁甚庚辛大汗氣逆則丙丁死刺手太陰陽明出血如大豆立已○腎熱病者先腰痛胻痠苦渴數飲身熱熱爭則項痛而強胻寒且痠足下熱不欲言其逆則項痛員員澹澹然戊己甚壬癸大汗氣逆則戊己死刺足少陰太陽○諸汗者

至其所勝日汗出也○肝熱病者左頰先赤心熱病者顏先赤脾熱病者鼻先赤肺熱病者右頰先赤腎熱病者頤先赤病雖未發見赤色者刺之名曰治未病○太陽之脉色榮顴骨熱病也榮未交曰今且得汗待時而已與厥陰脉爭見者死期不過三日其熱病內連腎少陽之脉色也少陽之脉色榮頰前熱病也榮未交曰今且得汗待時而已與少陰脉爭見者死期不過三日此一節即言傷寒之兩感也詳註備載類經疾病類四十四

熱病篇曰熱病三日而氣口靜人迎躁者取之諸陽五十九刺以寫其熱而出其汗實其陰以補其不足者身熱甚陰陽皆靜者勿刺也其可刺者急取之不汗出則泄所謂勿刺者有死徵也○熱病七日八日脉口動喘而弦者急刺之汗且自出淺刺手大指間○熱病七日八日脉微小病者溲血口中乾一日半而死脉代者一日死○熱病已得汗出而脉尚躁

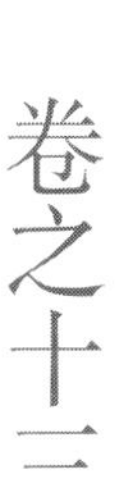

喘且復熱勿刺膚喘甚者死○熱病七日八日脉不躁躁不
散數後三日中有汗三日不汗四日死未曾汗者勿腠刺之
○熱病不知所痛耳聾不能自收口乾陽熱甚陰頗有寒者
熱在髓死不可治○熱病而汗且出及脉順可汗者取之魚
際大淵大都大白寫之則熱去補之則汗止汗出太甚取內
踝上横脉以止之○熱病已得汗而脉尚躁盛此陰脉之極
也死其得汗而脉静者生○熱病者脉尚躁盛而不得汗者
此陽脉之極也死脉盛躁得汗静者生○熱病不可刺者有
九一曰汗不出大顴發赤噦者死二曰泄而腹滿甚者死三
曰目不明熱不已者死四曰老人嬰兒熱而腹滿者死五曰
汗不出嘔下血者死六曰舌本爛熱不已者死七曰欬而衄
汗不出出不至足者死八曰髓熱者死九曰熱而痙者死腰
折瘈瘲齒噤齘也凡此九者不可刺也○太陽之脉色榮顴

骨熱病也與厥陰脉爭見者死期不過三日少陽之脉色榮頰前熱病也與少陰脉爭見者死期不過三日本篇刺法未及詳錄具載類經針刺類第四十

評熱病論帝曰有病温者汗出輒復熱而脉躁疾不爲汗衰狂言不能食病名爲何岐伯曰病名陰陽交交者死也人所以汗出者皆生於穀穀生於精今邪氣交爭於骨肉而得汗者是邪却而精勝也精勝則當能食而不復熱復熱者邪氣也汗者精氣也今汗出而輒復熱者是邪勝也不能食者精無俾也病而留者其壽可立而傾也且夫熱論曰汗出而脉尚躁盛者死今脉不與汗相應此不勝其病也其死明矣狂言者是失志失志者死今見三死不見一生雖愈必死也

刺志論曰氣盛身寒得之傷寒氣虚身熱得之傷暑

論疾診尺篇曰尺膚熱甚脉盛躁者病温也其脉盛而滑者病

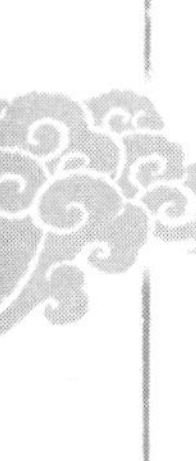
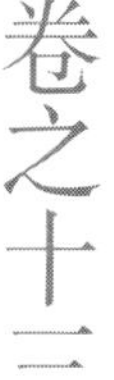

且出也

刺法論帝曰余聞五疫之至皆相染易無問大小病狀相似不施救療如何可得不相移易者岐伯曰不相染者正氣存內邪不可干避其毒氣天牝[②]從來復得其往氣出於腦即不干邪氣出於腦即先想心如日欲將入於疫室先想青氣自肝而出左行於東化作林木自想白氣自肺而出右行於西化作戈甲次想赤氣自心而出南行於上化作焰明次想黑氣自腎而出北行於下化作水次想黃氣自脾而出存於中央化作土五氣護身之畢以想頭上如北斗之煌煌然後可入於疫室

水熱穴論帝曰夫子言治熱病五十九俞願聞其處因聞其意岐伯曰頭上五行行五者以越諸陽之熱逆也○大杼膺俞缺盆背俞此八者以瀉胸中之熱也○氣衝三里巨虛上下

廉此八者以瀉胃中之熱也○雲門髃骨委中髓空此八者以瀉四肢之熱也○五臟俞傍五此十者以瀉五臟之熱也○凡此五十九穴者皆熱之左右也○帝曰人傷於寒而傳爲熱何也曰夫寒盛則生熱也

論證 共二條

經曰冬傷於寒春必病温是温病即傷寒也然傷寒有四時之不同如冬感寒邪而即病者爲真傷寒其有寒毒内侵而未至即病者必待春温氣動真陰外越再觸寒邪其病則發故至春犯寒則發爲温病至夏犯寒則發爲熱病亦猶傷氣者遇氣則作傷食者遇食則發其義一也然而傷寒瘟疫多起於冬不藏精及辛苦饑餓之人蓋冬不藏精則邪氣乘虚易入而饑餓勞倦之流則受傷尤甚故大荒之後必有大疫正爲此也但此輩疫氣既盛勢必傳染又必於體質虚濁者先

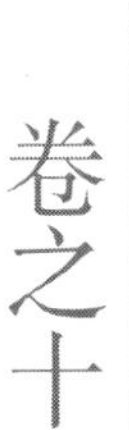

受其氣以漸偏傳則又有不待冬寒而病者矣然此以冬寒主氣之為病也至於客氣變遷歲時不同故有冬行春令則應冷反溫夏行冬令則應熱反冷春秋皆然是則非其時而有其氣壯者無恙怯者受傷是又不止冬寒而運氣不正之害所當察而慎避者有如此

一瘟疫本即傷寒無非外邪之病但染時氣而病無少長率相似者是即瘟疫之謂古人有云瘟證因春時溫氣而發乃因鬱熱自內而發於外初非寒傷於表也故宜用辛平之劑治與正傷寒用麻黃者不同也此說固若近理而實有未必然者蓋瘟疫若非表證則何以必汗而後解故余於前論中謂其先受寒邪再觸則發誠理勢之確然也但其時有寒熱證有陰陽治陽證熱證者即冬時亦可清解治陰證寒證者即春夏亦可溫散謂宜因證因時者則可謂非寒傷於表也則

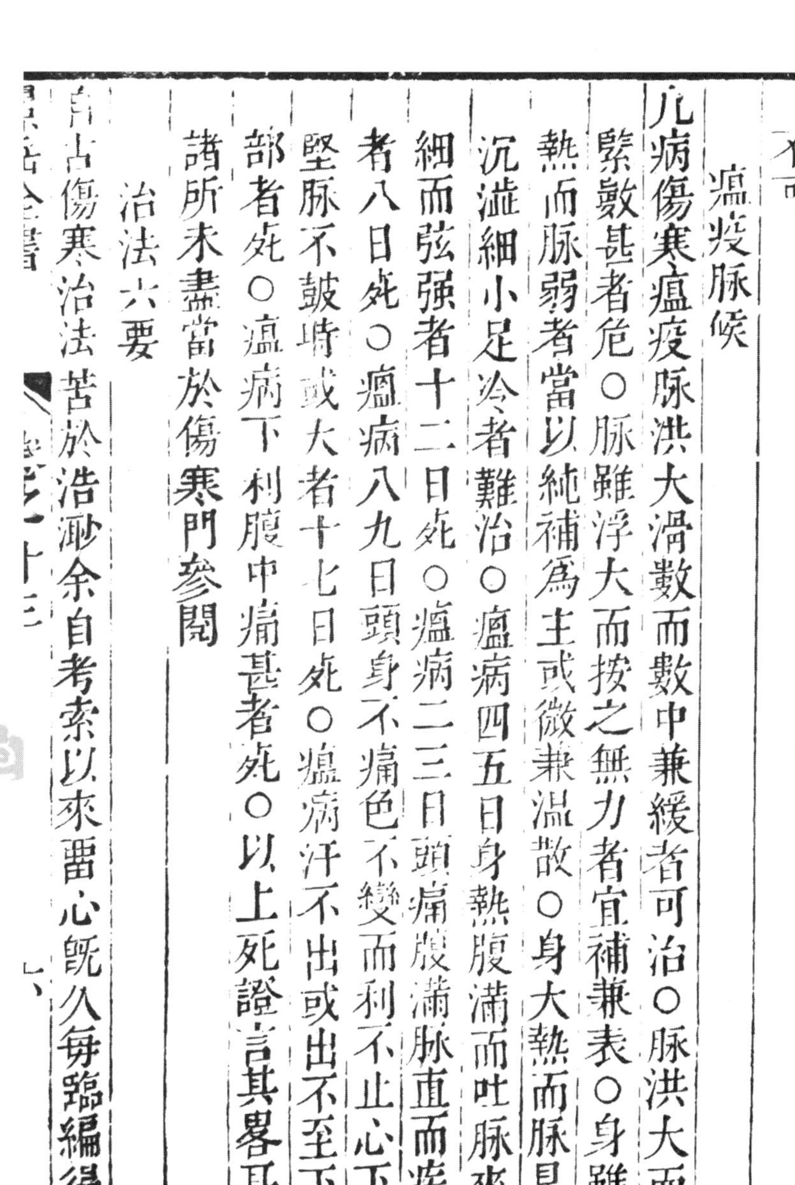

不可

瘟疫脉候

凡病傷寒瘟疫脉洪大滑數而數中兼緩者可治○脉洪大而緊數甚者危○脉雖浮大而按之無力者宜補兼表○身雖熱而脉弱者當以純補爲主或微兼温散○身大熱而脉見沉濇細小足冷者難治○瘟病四五日身熱腹滿而吐脉來細而弦强者十二日死○瘟病二三日頭痛腹滿脉直而疾者八日死○瘟病八九日頭身不痛色不變而利不止心下堅脉不皷時或大者十七日死○瘟病汗不出或出不至下部者死○瘟病下利腹中痛甚者死○以上死證言其畧耳諸所未盡當於傷寒門參閱

治法六要

自古傷寒治法苦於浩瀚余自考索以來畱心既久每臨編得

其法未必見其病臨病見其證未必合其方可見病多變態執滯難行惟貴圓通而知其要耳故余註類經所列傷寒治要有六曰汗補溫清吐下然亦但言其槩而未及其詳今悉諸法於此用補傷寒之未備者倘欲求仲景心法仍當閱傷寒本門使能彼此參証則綱舉目張自有包羅貫串之妙既約且盡而活人之要當無出此

汗有六要五忌

治傷寒之法余已析其六要而六要之外又有五忌者何也葢六法之中惟汗爲主正以傷寒之愈未有不從汗解者故法雖有六汗實統之而汗外五法亦無非取汗之法也然取汗以辛散此固其常也而何以五法皆能取汗六要則已又何以有五忌之辨也葢汗由液化其出自陽其源自陰若肌膚閉密營衛不行非用辛散則玄府不開而汗不出此其一也

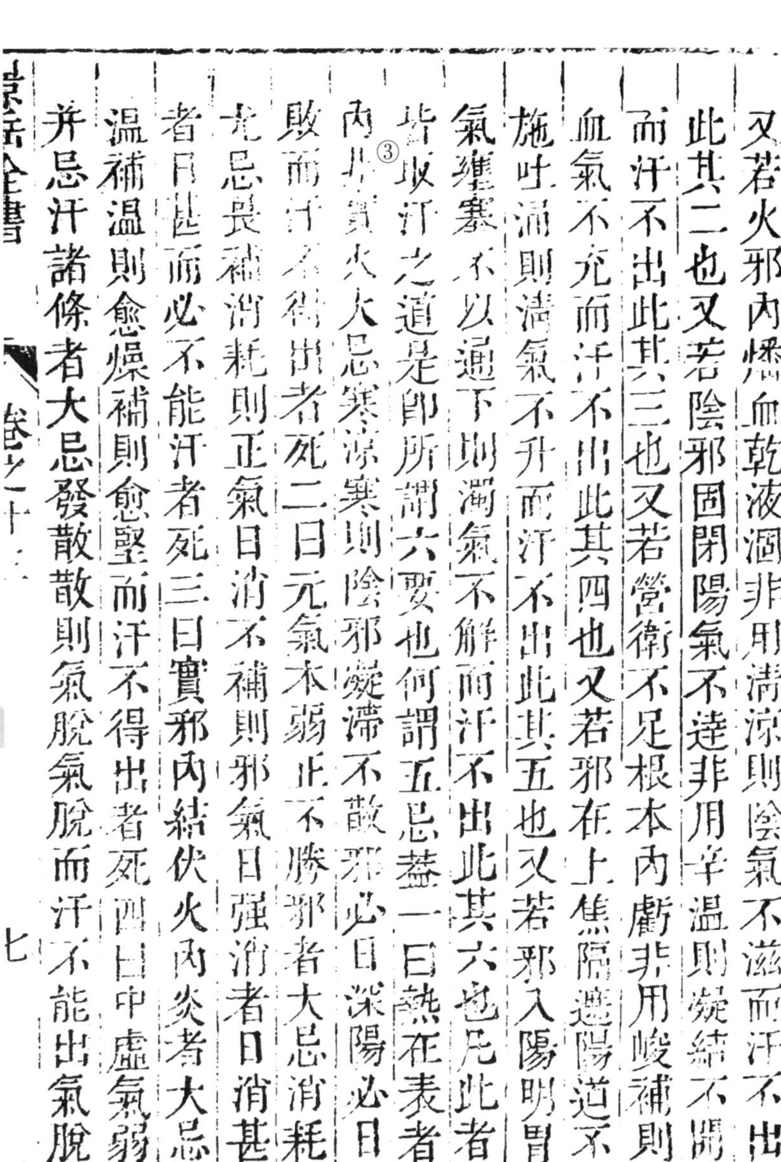

又若火邪內爍，血乾液涸，非用清涼則陰氣不滋而汗不出，此其二也。又若陰邪固閉，陽氣不達，非用辛溫則凝結不開而汗不出，此其三也。又若營衛不足，根本內虧，非用峻補則血氣不充而汗不出，此其四也。又若邪在上焦，隔遮陽道，不施吐涌則清氣不升而汗不出，此其五也。又若邪入陽明，胃氣壅塞，不以通下則濁氣不解而汗不出，此其六也。凡此者，皆取汗之道，是即所謂六要也。何謂五忌？蓋一曰熱在表者，內③非實火，大忌寒涼，寒則陰邪凝滯不散，邪必日深，陽必日敗，而汗不得出者死。二曰元氣本弱，正不勝邪者，大忌消耗，尤忌畏補，消耗則正氣日消，不補則邪氣日強，消者日消，甚者日甚，而必不能汗者死。三曰實邪內結，伏火內炎者，大忌溫補，溫則愈燥，補則愈堅，而汗不得出者死。四曰中虛氣弱并忌汗諸條者，大忌發散，散則氣脫，氣脫而汗不能出，氣脫

而汗不能收者死五曰病非陽明實邪并忌下諸條者大忌通瀉瀉則亡陰陰虛則陽邪深陷而汗不得出者死是即所謂五忌也能知六要而避五忌傷寒治法盡於是矣第假熱者多眞實者少能察秋毫於疑似非有過人之見者不能也余之諄諄其亦顒望於潛心者耳

汗散法 共五條

凡傷寒瘟疫表證初感速宜取汗不可遲也故仲景曰凡發汗服湯藥其方雖言日三服若病劇不解當半日中盡三服如服一劑病證猶在當復作本湯服之至有不肯汗出者服三劑乃解若汗不能出者死病也此所謂汗不宜遲也然取汗之法又當察其元氣病氣之虛實若忽爾暴病表證已具而元氣未虧者但以辛平之劑直散之可也若兼雜證則當察其寒熱溫涼酌宜而治不得但知發散也又若身雖大熱表

證全具而脉見虚弱者必不易汗此即當詳察補虚法酌而治之若不知標本而槩行強散營竭則死

一傷寒之宜平散者以其但有外證內無寒熱而且元氣無虧也宜以正柴胡飲爲主治此外如十神湯參蘇飲皆可酌用若病在陽明者宜升麻葛根湯○若感四時瘟疫而身痛發熱及烟瘴之氣者宜敗毒散或荆防敗毒散○若病在三陽而頭痛鼻塞項強身痛欬嗽者宜神术散○若傷風兼寒而發熱欬嗽者宜柴陳煎或金佛草散甚者小青龍湯

一傷寒之宜溫散者以其寒邪外盛而內無熱證及元氣無虧而氣清受寒者皆可從溫直散之宜二柴胡飲爲最當○若寒甚表實者惟麻桂飲爲最妙毋疑畏也此外如五積散麻黄湯桂枝湯小青龍湯葛根湯聖散子之類皆可酌用

一傷寒之宜涼散者以其外熱裏亦熱必脉證俱陽而煩渴喜

冷及元氣强實者乃可兼凉兼散宜一柴胡飲爲先或九味羌活湯柴葛解肌湯甚者六神通解散皆可酌用○若內外俱熱而或爲熱瀉者宜柴苓煎○若表裏俱熱而兼班疹者宜柴葛煎

一傷寒之宜兼補兼散者以營衛不足血氣不充也用藥如用兵兵進而糧餉不繼則兵覆攻病而元氣不繼則病覆故治虛邪之宜散者必當先本後末此其最要者也○若寒邪在營肝脾血少而邪熱不退者宜三柴胡飲或歸柴飲○若寒邪在衛脾肺氣虛而表邪不解者宜四柴胡飲○若脾胃氣血不足而邪熱不解者宜五柴胡飲○若邪在半表半裏往來寒熱而微見氣虛者宜小柴胡湯○若溫暑大熱大渴津枯液涸陰虛不能作汗者宜歸葛飲○若寒邪深入而陰中陽氣不足或背惡寒者必難散解非理陰煎不可○若中氣

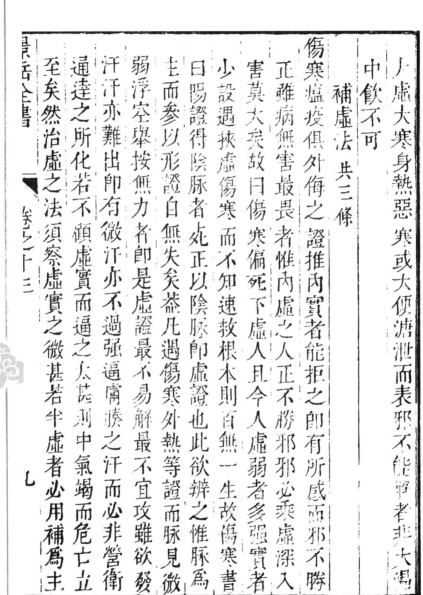

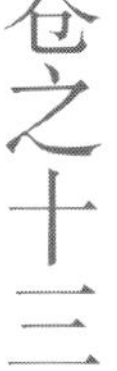

大虛大寒身熱惡寒或大便溏泄而表邪不能解者非大溫中飲不可

補虛法 共三條

傷寒瘟疫俱外侮之證推內實者能拒之即有所感而邪不勝正雖病無害最畏者惟內虛之人正不勝邪邪必乘虛深入害莫大矣故曰傷寒偏死下虛人且今人虛弱者多強實者少設遇挾虛傷寒而不知速救根本則百無一生故傷寒書曰陽證得陰脈者死正以陰脈即虛證也此欲辨之惟脈爲主而參以形證自無失矣蓋凡遇傷寒外熱等證而脈見微弱浮空舉按無力者即是虛證最不易解最不宜攻雖欲發汗汗亦難出即有微汗亦不過強逼膚腠之汗而必非營衛通達之所化若不顧虛實而逼之太甚則中氣竭而危亡立至矣然治虛之法須察虛實之微甚若半虛者必用補爲主

而兼散其邪若太虛者則全然不可治邪而單顧其本顧本則專以保命命得不死則元氣必漸復或於七日之後或十四日甚者二十日之後元氣一勝邪將不攻自潰大汗至而解矣欲知其兆亦察其脉但得弱者漸强小者漸大弦者漸滑緊者漸緩則大汗將通吉期近矣凡用補之法但當察其胸膈何如若胸腹多滯者未可補年壯氣實者未可補若氣本不實而胸腹無滯則放胆用之又若內無熱邪而素宜用溫其或氣有難行者則必兼煖胃而後可盡補得煖而愈行邪得煖而速散切不可雜用消耗寒涼以分溫補之力其或初感寒邪但見脉證眞虛邪不易散等證則人參熟地之類開手便當速用愈早愈妙若或遲疑則縱寇深入反成難制此治虛邪最善之法也余用此法活人多矣常聞昧者有傷寒忌補之說不知補者所以補中是即托裏之意亦以寒邪

如盜其來在外元氣如民其守在中足民正所以强中强中正所以禦外保命玄機惟此一着何爲補住邪氣庸妄誤人莫此爲甚余因再悉於此用補傷寒治法之未備漸用漸熟方知其妙自今而後知必有不惑余言而受余之生者將無窮矣

一傷寒精血素弱或陰中陽氣不足脉細弱而惡寒者必須大助眞陰則陽從陰出而表邪自可速解惟理陰煎加柴胡麻黃之類或隨證加減用之爲最妙○若傷寒於七八日之後脉數無力神昏氣倦或躁擾不寧散之不可清之不可而邪不能解者只宜理陰煎大劑與之眞回生神劑也○若氣血俱虛而邪不能解只宜平補者以五福飲爲主而隨證加減用之或大補元煎或六物煎或十全大補湯皆可用○若脾胃中氣虛弱而邪不能解者宜四君子湯加減用之○若中

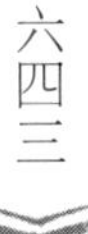

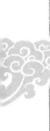

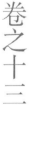

氣虛弱脾寒或兼嘔惡而邪不解者宜五君子煎溫胃飲○若勞倦傷脾寒邪內陷身熱不退當升散者宜補中益氣湯○若寒邪陷入陰分血虛不能外達而當升散者宜補陰益氣煎○若陰虛發熱面赤口渴煩躁脉浮洪無力者宜六味地黃湯大劑與之一服可愈○凡中氣虛寒表邪不解或日久畏藥或諸藥不效者只宜獨參湯或濃或淡或冷或熱隨其所好時時代茶與之連日勿間使其營氣漸復則邪氣漸退大有回生之妙毋忽之也

一傷寒用補之法與用攻用散者不同蓋攻散所以去實邪其力峻其效速故凡用柴胡麻黃之類取效在一二三劑之間用大黃芒硝之類取效在一劑之間此而不效必其用之不善不可多也至若用補者所以補虛其力柔其功緩雖於一二劑見效者亦多有之若積勞積損氣血虛甚者欲其復元

誠不易也但察其服補無礙或於脉證間畧見相投便是得補之力故輕者二三劑重者十餘劑方得見功而汗出邪退以愈也若不知此理而但於一二劑間未見速效則必致庸讒起惑亂生而今功盡棄矣此不可不深察也

温補法共二條

凡治傷寒瘟疫宜温補者為其寒邪凝滯陽不勝陰非温不能行非温不能復也如寒氣在經者以邪在表也宜用温散法具如前寒氣在臟者以陽氣虚也或宜温補或止温中然用温之法但察其外雖熱而內無熱者便是假熱宜温不宜涼也病雖熱而元氣虚者亦是假熱宜温不宜涼也真熱者誰不得而知之惟假熱為難辨耳病假熱者非用甘温熱必不退矧真寒者又在不言可知大都實證多真熱虚證多假熱故治實者多宜用涼治虚者多宜用温真假不識誤人不淺

矣○又眞寒假熱之辨則實亦有寒實亦有熱虛亦有寒虛亦有熱若謂實者皆熱虛者皆寒則鑿而謬矣但實而寒者只宜温散不必滋補虛而熱者只宜調補最畏寒涼蓋寒涼無生意而善敗元氣若以寒涼治虛證則熱未必退且暫用則或可久則無不敗脾而危者旣已病熱又不宜寒則總云假熱本非過也

一傷寒發熱而命門陽虛或惡寒或身痛或嘔或痢脉弱氣虛而表不能解者必用大温中飲或理陰煎○若傷寒身熱心肺有寒或嘔噦而欬或腹滿而喘止有寒邪而無虛者宜小青龍湯○若陰證傷寒自利脉沉身痛發熱腹痛厥逆但有寒邪而元氣無虛者當用温藥宜四逆湯○若寒在太陰腹痛吐痢或脹滿厥逆脾胃虛寒而邪有不解者宜温胃飲或理中湯○若傷寒一二日邪在太陽或在少陰背惡寒而表

不解者宜附子理陰煎在仲景則用附子湯○若風寒在表陰寒在裏外爲身熱而內則瀉痢不能止或見嘔惡或腹因痢痛者此其中氣下泄則外邪盜陷必不能解宜速用胃關煎或大溫中飲○凡患傷寒有陰陽大虛元氣將敗而邪不能解者非六味回陽飲不可然但有大虛大寒之意即當用此若待其敗恐無及矣○凡陰盛隔陽內真寒而外假熱者其證必頭紅面赤或乾渴舌焦或口瘡喉痛或煩喘狂躁或身熱如火或見虛斑而蚊迹徧身或發陰黃而溺如金汁雖其外有此證而脈則微弱不鼓且或爲嘔惡或爲泄瀉或背腹畏寒或氣短似喘或昏睡無知或驚惶懼怯或雖熱不渴或言雖譫妄而氣促聲微或身雖躁狂而舉動無力禁之則止是皆內虛外實真寒假熱之證須用理陰煎或六味回陽飲大溫中飲八味地黃湯之類大劑與之庶可保全若虛火

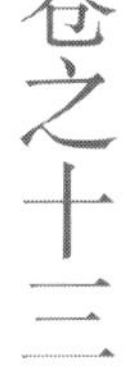

上浮喉痛熱躁不能熱飲者用井水浸藥冷與飲之此用假寒之味以解上焦之假熱眞熱之性以救下焦之眞寒回陽起死眞神妙之法也〇其有血氣本虛用補相便然溫補既多而病日昏潰但見煩熱難愈者此其陽邪獨亢陰氣不至而虛中有熱也但改滋陰以犀角地黃湯加黃芩麥冬或一柴胡飲加知母之類此十補一精之法一劑即效其妙如神醫中圓活最宜如此

清利法共三條

凡治傷寒瘟疫宜清利者非止一端蓋火實者宜清火氣實者宜行氣食滯者宜消食痰盛者宜化痰皆所謂清利也凡此數者滯去則氣行而表邪自解然此宜用於邪實等證而本非虛證之所宜其有虛中挾實者不妨少爲兼用此中權度自有其宜若病在危急則毫不容謬設不當清而妄用之亦

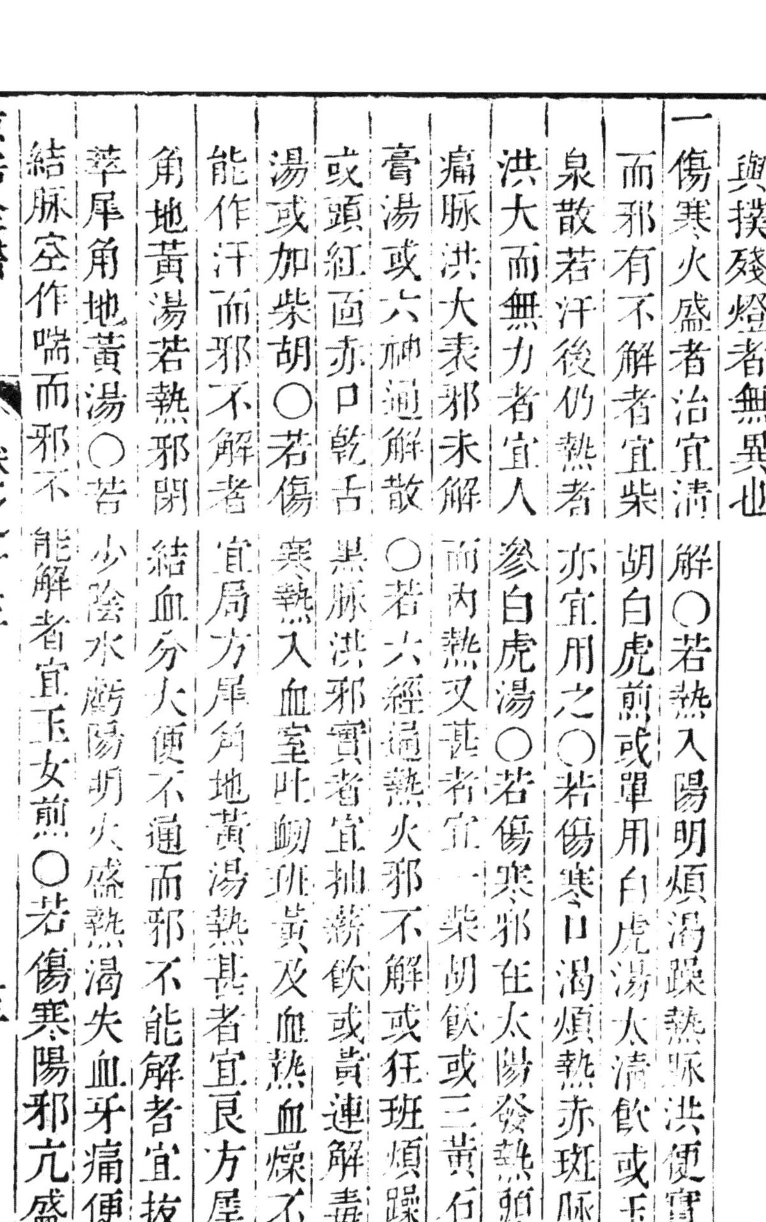

與撲殘燈者無異也

一傷寒火盛者治宜清解○若熱入陽明煩渴躁熱脉洪便實而邪有不解者宜柴胡白虎煎或單用白虎湯太清飲或玉泉散若汗後仍熱者亦宜用之○若傷寒口渴煩熱赤斑脉洪大而無力者宜人參白虎湯○若傷寒邪在太陽發熱頭痛脉洪大表邪未解而內熱又甚者宜一柴胡飲或三黃石膏湯或六神通解散○若六經通熱火邪不解或狂斑煩躁或頭紅面赤口乾舌黑脉洪邪實者宜抽薪飲或黃連解毒湯或加柴胡○若傷寒熱入血室吐衄斑黃及血熱血燥不能作汗而邪不解者宜局方犀角地黃湯熱甚者宜良方犀角地黃湯若熱邪閉結血分大便不通而邪不能解者宜拔萃犀角地黃湯○若少陰水虧陽明火盛熱渴失血牙痛便結脉空作喘而邪不能解者宜玉女煎○若傷寒陽邪亢盛

血脉不通而四肢厥逆者謂之熱厥宜四逆散○若暑月時行瘟疫表裏俱熱宜清宜解者羌活升麻湯○若傷寒熱結膀胱而小水不利火邪不退或挾熱泄瀉者宜大分清飲或柴苓煎或益元散○若傷寒實熱內蓄小水不利而口渴煩熱發黃者宜茵陳飲或大分清飲○凡瘟疫熱甚而煩渴不寧者宜雪梨漿時時與之解渴退火最妙大勝於益元散○冷水稟天一之性甘而不苦故大能清熱解煩滋陰壯水凡火盛水涸大渴便結營衛熱閉不能作汗者最宜用之雖虛證不可用然亦有當用者但察其喉口熱極唇舌乾焦大便秘結不通而大渴喜冷者此陰虛水虧證也不妨與人參熟地桂附乾薑之屬相間並用藉以滋陰其功不小惟大便不結及微熱微渴勞倦陽虛等證最不宜用若妄用之則多致寒顫而敗

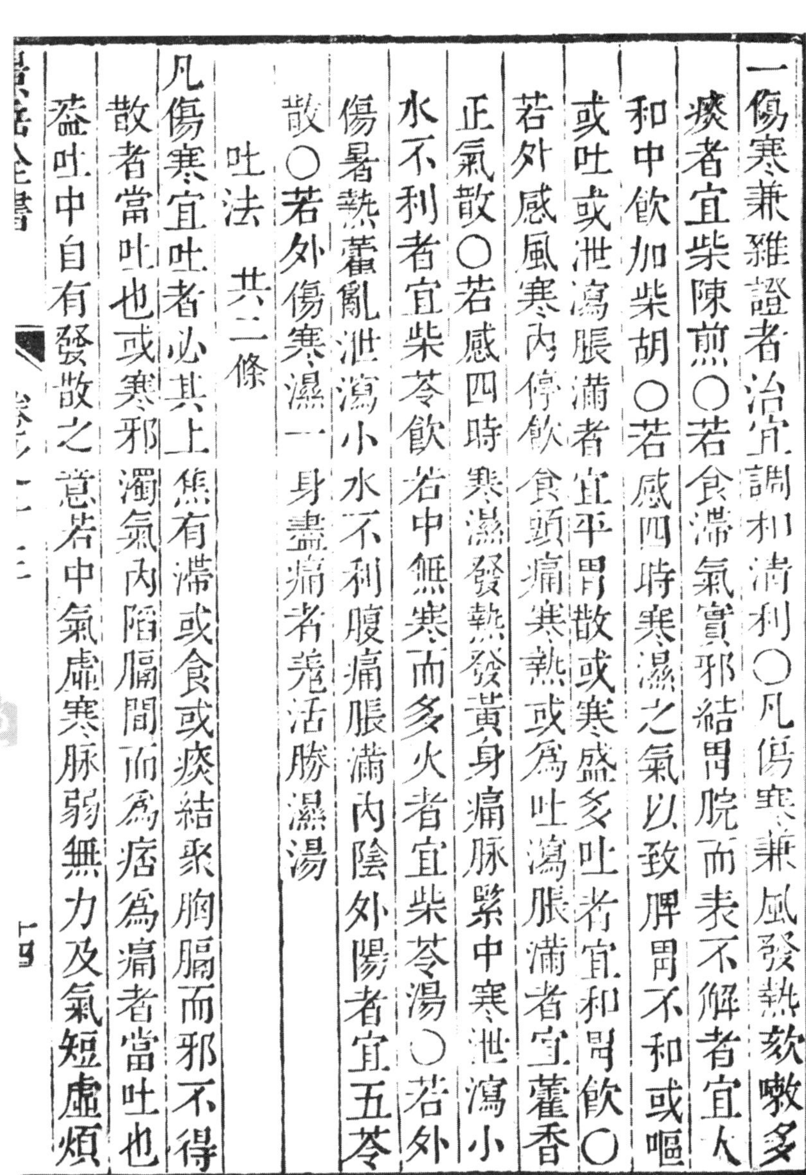

一傷寒兼雜證者治宜調和清利○凡傷寒兼風發熱欬嗽多痰者宜柴陳煎○若食滯氣實邪結胃脘而表不解者宜大和中飲加柴胡○若感四時寒濕之氣以致脾胃不和或嘔或吐或泄瀉脹滿者宜平胃散或寒盛多吐者宜和胃飲○若外感風寒內停飲食頭痛寒熱或爲吐瀉脹滿者宜藿香正氣散○若感四時寒濕發熱發黃身痛脉緊中寒泄瀉小水不利者宜柴苓飲若中無寒而多火者宜柴苓湯○若外傷暑熱霍亂泄瀉小水不利腹痛脹滿內陰外陽者宜五苓散○若外傷寒濕一身盡痛者羌活勝濕湯

吐法　共二條

凡傷寒宜吐者必其上焦有滯或食或痰結聚胸膈而邪不得散者當吐也或寒邪濁氣內陷膈間而爲痞爲痛者當吐也蓋吐中自有發散之意若中氣虛寒脉弱無力及氣短虛煩

不寧者皆不可吐凡用吐藥中病卽止不必盡劑古方吐法多用獨聖散及茶調散凡上焦邪滯皆可用之然不若新吐法爲更捷也○又凡諸藥皆可吐只隨證用藥煎湯服少頃探而吐之則輕重可酌標本可兼尤其善也

下法　共二條

凡傷寒瘟疫宜下者必陽明邪實於腑而秘結腹滿者乃可下之或元氣素强胃氣素實者亦可下之若大便雖數日不行而腹無脹滿及大便無壅滯不通之狀或連日不食而臍腹坦然軟而無礙者此其陽明胃腑本無實邪切不可妄下妄導以泄中氣又如傷寒門忌下諸條必當加意詳察不可誤用蓋諸誤之害下爲尤甚不可忽也○今見時醫有妄下而亦不致死者必其元氣之素强能勝攻下者也若槩引爲證必致殺人

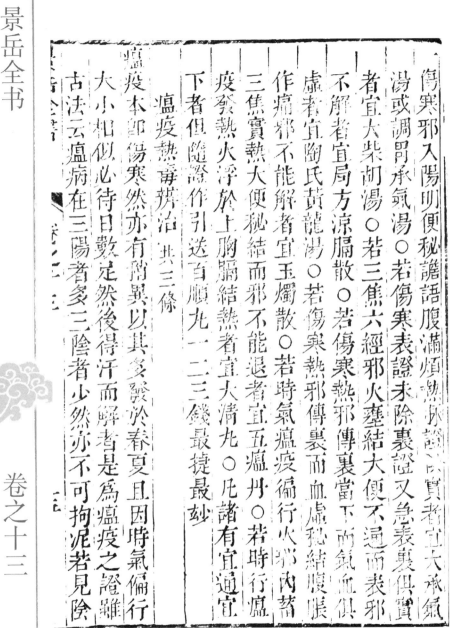

一傷寒邪入陽明便秘譫語腹滿煩熱脈證俱實者宜大承氣湯或調胃承氣湯○若傷寒表證未除裏證又急表裏俱實者宜大柴胡湯○若三焦六經邪火壅結大便不通而表邪不解者宜局方涼膈散○若傷寒熱邪傳裏當下而氣血俱虛者宜陶氏黃龍湯○若傷寒熱邪傳裏而血虛秘結腹脹作痛邪不能解者宜玉燭散○若時氣瘟疫徧行火邪內蓄三焦實熱大便秘結而邪不能退者宜五瘟丹○若時行瘟疫發熱火浮於上胸膈結熱者宜大清丸○凡諸有宜通宜下者但隨證作引送百順丸一二三錢最捷最妙

瘟疫熱毒辨治 共三條

一瘟疫本即傷寒然亦有稍異以其多發於春夏且因時氣徧行大小相似必待日數足然後得汗而解者是為瘟疫之證雖古法云瘟病在三陽者多三陰者少然亦不可拘泥若見陰

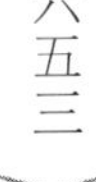

證陰脈是即三陰病也大宜辨而治之

瘟疫之在三陽者當辨其經如脈浮頭疼發熱身痛者太陽證也宜九味羌活湯加減治之○若脈長鼻乾不眠而躁者陽明病也宜葛根解肌湯或十味參蘇飲加減治之○若脈弦而數胸脇痛而耳聾少陽證也宜小柴胡湯加減治之○按此三陽之治乃古方治瘟之大畧然此證寒熱虛實無所不有仍當察治如前不可拘也

一瘟疫初起而頭疼身痛憎寒發熱脈緊數洪滑而別無他證先宜正柴胡飲或敗毒散或十神湯○若瘟疫初起多陰少陽脈證無虛者宜神术散○若瘟疫胸脇滿悶小柴胡加枳實橘紅熱在內者仍加黃連○若暑月時行瘟疫表裏俱熱甚宜清火解毒者羌活升麻湯○若瘟疫火盛脈洪大而熱躁甚者三黃石膏湯○若瘟疫熱毒上浮頭面俱腫目不能

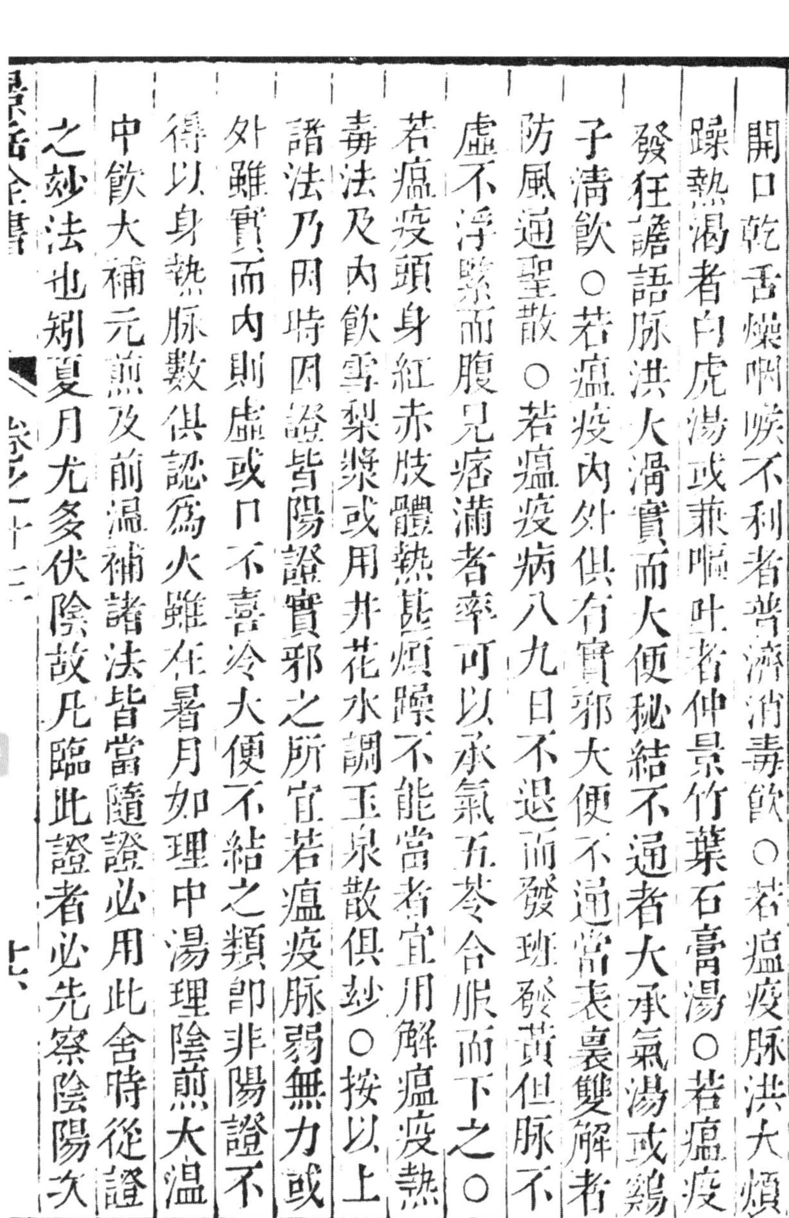

開口乾舌燥咽喉不利者，普濟消毒飲。○若瘟疫脉洪大煩躁熱渴者，白虎湯，或兼嘔吐者，仲景竹葉石膏湯。○若瘟疫發狂譫語，脉洪大滑實，而大便秘結不通者，大承氣湯，或鷄子清飲。○若瘟疫内外俱有實邪，大便不通，當表裏雙解者，防風通聖散。○若瘟疫病八九日不退，而發斑發黄，但脉不虚不浮緊，而腹見痞滿者，率可以承氣五苓合服而下之。○若瘟疫頭身紅赤，肢體熱甚，煩躁不能當者，宜用解瘟疫熱毒法，及内飲雪梨漿，或用井花水調玉泉散俱妙。○按：以上諸法，乃因時因證，皆陽證實邪之所宜。若瘟疫脉弱無力，或外雖實而内則虚，或口不喜冷，大便不結之類，即非陽證，不得以身熱脉數，俱認爲火。雖在暑月，如理中湯、理陰煎、大温中飲、大補元煎，及前温補諸法，皆當隨證必用。此舍時從證之妙法也。矧夏月尤多伏陰，故凡臨此證者，必先察陰陽次

辨虛實則其要也宜切識之

徐東皋曰瘟疫六七日不解以致熱入血室發黃身如烟薰目如金色口燥而熱結以砭鍼刺曲池出惡血仍以通聖散兼散兼下得汗如黃水糞如黑膏而即愈○按此即此方之所謂打寒也其法用手捋上膊使血聚於臂以帛縛定乃用筯夾④磁鋒擊刺肘中曲澤傍之大絡使邪毒隨惡血而出亦最捷之法窮人用之極效然非曲池穴也

大頭瘟證治　共三條

大頭瘟者以天行邪毒客於三陽之經所以憎寒發熱頭目頸項或咽喉俱腫甚至腮而紅赤肩背斑腫狀如蝦蟆故又名爲蝦蟆瘟大都此證多屬風熱然亦有表裏虛實之辨又外科有時毒證亦即此也方治具見本門當參閱用之

一大頭蝦蟆瘟治法凡病在頭目內火未盛者先當解散宜正

柴胡飲或敗毒散○若時毒咽喉腫痛內火不甚而便利調和者葛根牛蒡湯○時毒表裏俱熱頭目俱腫宜清宜散者柴葛煎○若毒在陽明表裏俱熱多頭痛鼻乾宜散者柴葛解肌湯○若時毒三陽熱極狂躁咽喉腫痛宜清兼散者梔子仁湯○若時毒徧行邪熱上浮頭面俱腫咽喉不利者普濟消毒飲○若時毒風熱上聚頭面宜升散者犀角升麻湯○若時氣盛行宜清火解毒者羌活升麻湯○若時毒血熱煩躁兼赤斑者犀角散人參白虎湯○若時毒內外俱實當雙解者防風通聖散○若時毒焮腫作痛脈實便秘宜下者五利大黃湯或漏蘆升麻湯或連翹消毒散○若時毒雖盛而外實內虛脈弱神困凡諸虛證有據者必當救裏內托宜參芪托裏散或托裏消毒散其有陽虛假熱而兼嘔惡泄瀉者如六味回陽飲之類皆所必用不可疑也○若頭項腫甚

疼痛難忍者宜用清涼救苦散敷之或取側栢葉自然汁調蚯蚓泥敷之

徐東皋曰大頭蝦蟆之候因風熱濕邪在於高顛之上宜先用敗毒散加羌活黄芩酒浸大黄隨病加減不可峻用降藥雖有硝黄之劑亦必細細呷之蓋凡治大頭瘟者不宜速攻若攻之太峻則邪氣之在上者自如而無過之中氣反受其害而傷人也且頭乃空虛之地既著空虛則無所不至所以治法當先緩而後急則邪伏也緩治以清熱消毒虛者兼益元氣胃虛食少者兼助胃氣內實熱盛大便秘結者以酒浸大黄下之乃宜熱而泄其毒也此爲先緩後急之法若先從鼻腫次腫於目又次腫於耳漸至頭上絡腦後結塊則止不散必出膿而後愈○又曰大頭瘟太陽病發於頭上并腦後下項及目後赤腫者是也治宜荆防敗毒散羌活藁本行經○

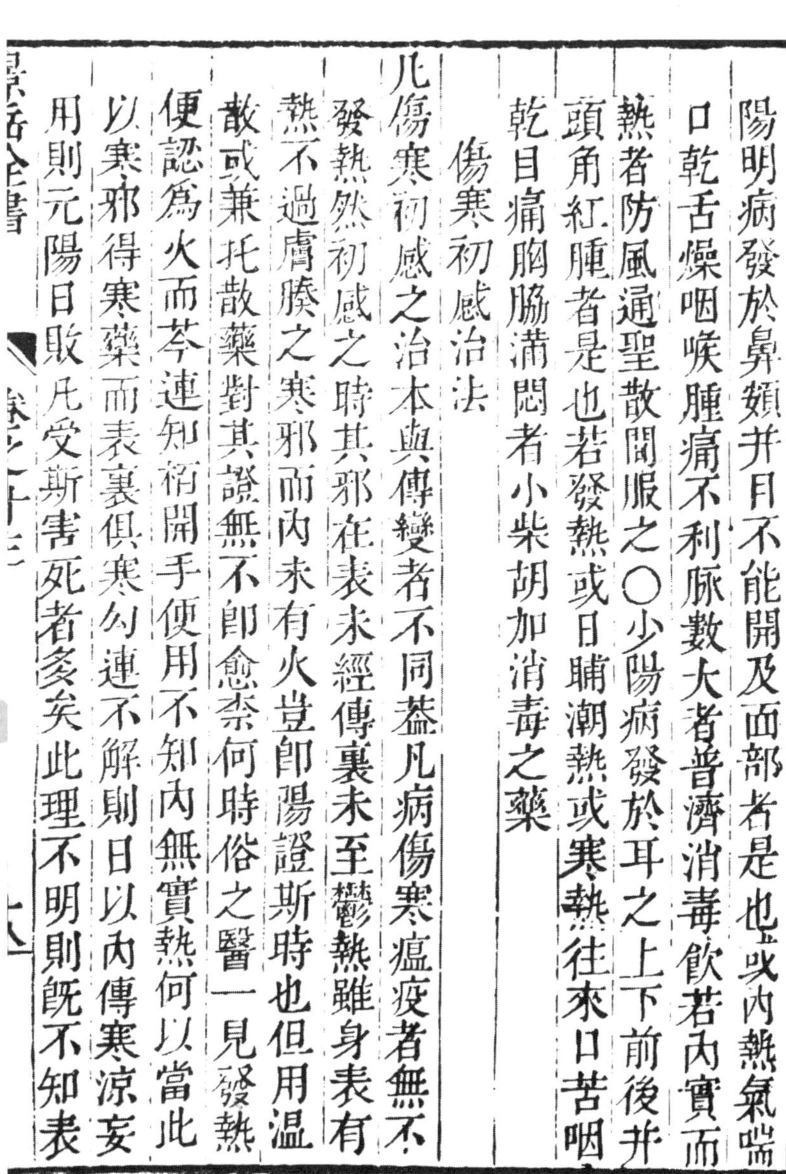

陽明病發於鼻頞并目不能開及面部者是也○或內熱氣喘口乾舌燥咽喉腫痛不利脈數大者普濟消毒飲若內實而熱者防風通聖散間服之○少陽病發於耳之上下前後并頭角紅腫者是也若發熱或日晡潮熱或寒熱往來口苦咽乾目痛胸脇滿悶者小柴胡加消毒之藥

傷寒初感治法

凡傷寒初感之治本與傳變者不同葢凡病傷寒瘟疫者無不發熱然初感之時其邪在表未經傳裏未至鬱熱雖身表有熱不過膚腠之寒邪而內未有火豈即陽證斯時也但用溫散或兼托散藥對其證無不即愈奈何時俗之醫一見發熱便認爲火而芩連知栢開手便用不知內無實熱何以當此以寒邪得寒藥而表裏俱寒勾連不解則日以內傳寒涼妄用則元陽日敗凡受斯害死者多矣此理不明則既不知表

裏又不知先後終身不省每致悞人而且敢侈口談醫其心果亦安乎

傷寒飲食宜忌　共二條

凡傷寒飲食有宜忌者有不宜忌者若病傷寒而食不斷者以邪猶在表未深入也及其稍深而在半表半裏之間則食漸減矣再入胸膈胃口則全不食矣邪既在胃則胃口不飢所以傷寒不食者或十日或二十日皆無足慮者亦以胃氣不餒則不敗也第不欲食者不可強食強食則助邪或新愈之後胃氣初醒尤不可縱食縱食則食復此皆大忌也至有不宜忌者則如勞倦內傷之人偶感寒邪亦必發熱此多以勞傷中氣本非真正傷寒外邪內陷之病所以外雖發熱而內則飢餒每多思食奈何庸昧之輩但見發熱則曰餓不死傷寒不論虛實一槩禁之常見欲食者索之不得而且加以剋

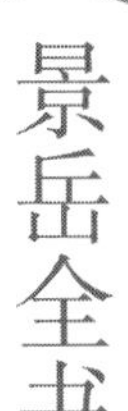

伐寒涼之藥嗟嗟飢腸受剥虛者益虛內外交攻若⑤無所措⑥及胃氣既脫反不欲食矣即欲救之已無可及余嘗治此證每借食爲藥所活多人而見禁食受斃者亦已不少故詳言之若病人能時覺飢而索食者此其邪不在藏胃中空虛而然必不可禁但不宜縱耳且因此可察虛實關係非小不可忽也

巢氏曰凡瘟疫病新瘥脾胃尚虛穀氣未復若作勞妄動傷力并食猪羊雞犬魚膾炙煿肥膩生果麪食硬澁難消之物停積腸胃膈悶腹脹便秘或大吐大下重復發熱病作不可救矣

避疫法 共二條

瘟疫乃天地之邪氣若人身正氣內固則邪不可干自不相染故避之之法惟在節慾節勞或於房室勞倦之後尤不可近

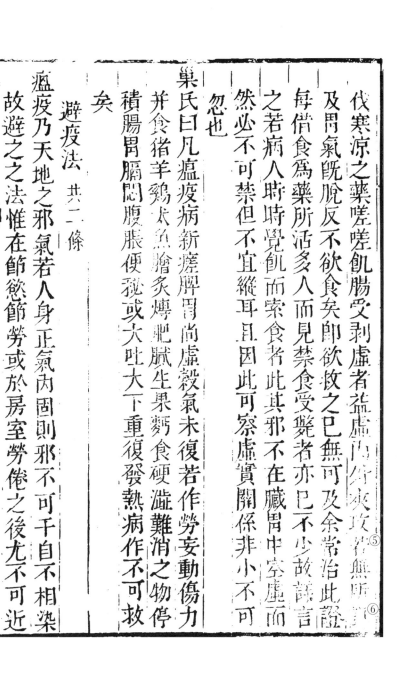

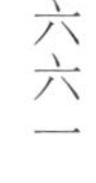

仍勿忍飢以受其氣皆要法也至於却邪之法則如刺法論所云天牝從來復得其往氣出於腦即不干邪蓋天牝者鼻也鼻受天之氣故曰天牝氣自空虛而來亦欲其自空虛而去即天牝從來復得其往也正以氣通於鼻鼻通於腦毒入腦中則流布諸經令人相染矣氣出於腦謂嚏之或張鼻以泄之或受氣於室則泄氣於外而大吸精氣以易之則邪從鼻出而毒氣自散此却邪於外之法也又如想心如日等法蓋膽屬少陽爲中正之官少陽氣壯則臟氣賴以俱壯而邪不能入此强中禦邪之法也凡探親診疾事有不容已者但知此諸法則雖日最穢之地自可保其無虞○一方治天行時氣宅舍怪異用降眞香燒焚大解邪穢小兒帶之能解諸邪最驗○一法以福建香茶餅不時噙口中大辟傷寒瘴氣穢惡

醫統曰男子病邪氣出於口女人病邪氣出於前陰其相對坐立之間必須識其向背或以雄黄末塗鼻孔中行動從容察位而入凡入病家此亦醫人之不可不知也

瘟疫論列方

麻桂飲 新散七　理陰煎 新熱三
補中益氣湯 補三一　麻黄湯 散一
桂枝湯 散九　補陰益氣煎 新補十六
參蘇飲 散三四　十神湯 散四十
九味羌活湯 散四四　五積散 散三九
敗毒散 散三六　荆防敗毒散 痘三二
柴葛煎 新散十四　葛根湯 散二九
柴葛解肌湯 散三一　歸葛飲 新散十三
神术散 散六五　升麻葛根湯 散三十

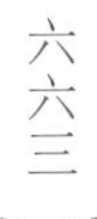

三柴胡飲 新散三　柴胡白虎煎 新散十一
歸葛煎 新熱九　四柴胡飲 新散四
竹葉石膏湯 寒五　理中湯 熱一
五柴胡飲 新散五　三黃石膏湯 寒十一
附子湯 熱二二　正柴胡飲 新散六
黃連解毒湯 寒一　白虎湯 寒二
小柴胡湯 散十九　局方涼膈散 攻十九
大清飲 新寒十三　大柴胡湯 攻七
解瘟熱毒法 寒二四　玉泉散 新寒十五
大補元煎 新補一　羌活勝濕湯 和一七八
益元散 寒百十二　四君子湯 補一
葛根牛蒡湯 外四五　抽薪飲 新寒三
五君子煎 新熱六　陶氏黃龍湯 攻二一

犀角地黃湯　三方　寒七九　八十　八

論外備用方

奪命散　補三七　虛極　芩連消毒散　寒十四

陳氏正氣散　和二二　風寒生冷

校注

①侠：通『挟』。
②天牝：此处指鼻。
③□：藜照楼本此处模糊，四库本作『非』，可从。
④磁：同『瓷』，瓷器。
⑤若：四库本作『苦』，据文义当从。
⑥□：藜照楼本此处模糊，四库本作『诉』，可从。

景岳全書卷之十四性集

雜證

會稽　張介賓　會卿著
會稽　魯　超　謙菴訂

瘧疾

經義

瘧論帝曰：夫痎瘧皆生於風，其畜作有時者何也？岐伯曰：瘧之始發也，先起於毫毛，伸欠乃作，寒慄鼓頷，腰脊俱痛，寒去則內外皆熱，頭痛如破，渴欲冷飲。帝曰：何氣使然？曰：陰陽上下交爭，虛實更作，陰陽相移也。陽并於陰，則陰實而陽虛，陽明虛則寒慄鼓頷也；巨陽虛則腰背頭項痛；三陽俱虛則陰氣勝，陰氣勝則骨寒而痛；寒生於內，故中外皆寒；陽盛則外熱，陰虛則內熱，外內皆熱則喘而渴，故欲冷飲也。此皆得之夏

傷於暑熱氣盛藏於皮膚之內腸胃之外此榮氣之所舍也此令人汗空踈腠理開因得秋氣汗出遇風及得之以浴水氣舍於皮膚之內與衛氣并居衛氣者晝日行於陽夜行於陰此氣得陽而外出得陰而內薄內外相薄是以日作○帝曰其間日而作者何也岐伯曰其氣之舍深內薄於陰陽氣獨發陰邪內著陰與陽爭不得出是以間日而作也○帝曰其作日晏與其日早者何氣使然曰邪氣客於風府循膂而下衛氣一日一夜大會於風府其明日日下一節故其作也晏此先客於脊背也每至於風府則腠理開腠理開則邪氣入邪氣入則病作以此日作稍益晏也其出於風府日下一節二十五日下至骶骨二十六日入於脊內注於伏膂之脈其氣上行九日出於缺盆之中其氣日高故作日益早也其間日發者由邪氣內薄於五臟橫連募原也其道遠其氣深

其行遲不能與衛氣俱行不得皆出故間日乃作也○帝曰夫子言衛氣每至於風府腠理乃發發則邪氣入入則病作今衛氣日下一節其氣之發也不當風府其日作者奈何曰此邪氣客於頭項循膂而下者也故虛實不同邪中異所則不得當其風府也故邪中於頭項者氣至頭項而病中於背者氣至背而病中於腰脊者氣至腰脊而病中於手足者氣至於手足而病衛氣之所在與邪氣相合則病作故風無常府衛氣之所發必開其腠理邪氣之所合則其府也○帝曰瘧先寒而後熱者何也曰夏傷於大暑其汗大出腠理開發因遇夏氣淒滄之水寒藏於腠理皮膚之間秋傷於風則病成矣夫寒者陰氣也風者陽氣也先傷於寒而後傷於風故先寒而後熱也病以時多名曰寒瘧○帝曰先熱而後寒者何也曰此先傷於風而後傷於寒故先熱而後寒也亦以時

作名曰溫瘧其但熱而不寒者陰氣先絕陽氣獨發則少氣煩寃手足熱而欲嘔名曰癉瘧○岐伯曰夫瘧之始發也陽氣并於陰當是之時陽虛而陰盛外無氣故先寒慄也陰氣逆極則復出之陽陽與陰復并於外則陰虛而陽實故復熱而渴夫瘧氣者并於陽則陽勝并於陰則陰勝陰勝則寒陽勝則熱瘧者風寒之氣不常也病極則復夫病之未發也陰未并陽陽未并陰因而調之真氣得安邪氣乃亡故工不能治其已發爲其氣逆也○帝曰攻之奈何早晏何如曰瘧之且發也陰陽之且移也必從四末始也陽已傷陰從之故先其時堅束其處令邪氣不得入陰氣不得出審候見之在孫絡盛堅而血者皆取之此真往而未得并者也○帝曰瘧不發其應何如曰瘧氣者必更盛更虛當氣之所在也病在陽則熱而脉躁在陰則寒而脉靜極則陰陽俱衰衛氣相離故

病得休衛氣集則復病也○帝曰時有間二日或至數日發或渴或不渴其故何也曰其間日者邪氣與衛氣客於六府而有時相失不能相得故休數日乃作也瘧者陰陽更勝也或甚或不甚故或渴或不渴○帝曰論言夏傷於暑秋必病瘧今瘧不必應者何也曰此應四時者也其病異形者反四時也其以秋病者寒甚以冬病者寒不甚以春病者惡風以夏病者多汗○帝曰夫病溫瘧與寒瘧而皆安舍舍於何藏曰溫瘧者得之冬中於風寒氣藏於骨髓之中至春則陽氣大發邪氣不能自出因遇大暑腦髓爍肌肉消腠理發泄或有所用力邪氣與汗皆出此病藏於腎其氣先從內出之於外也如是者陰虛而陽盛陽盛則熱矣衰則氣復反入入則陽虛陽虛則寒矣故先熱而後寒名曰溫瘧○帝曰癉瘧何如曰癉瘧者肺素有熱氣盛於身厥逆上衝中氣實而不外泄

因有所用力腠理開風寒舍於皮膚之內分肉之間而發發則陽氣盛陽氣盛而不衰則病矣其氣不及於陰故但熱而不寒氣內藏於心而外舍於分肉之間令人消爍脫肉故命曰癉瘧

至真要大論帝曰火熱或惡寒發熱有如瘧狀或一日發或間數日發其故何也岐伯曰勝復之氣會遇之時有多少也陰氣多而陽氣少則其發日遠陽氣多而陰氣少則其發日近此勝復相薄盛衰之節瘧亦同法

金匱真言論曰夏暑汗不出者秋成風瘧

生氣通天論曰夏傷於暑秋爲痎瘧○魄汗未盡形弱而氣爍穴俞以閉發爲風瘧

論證 共四條

瘧疾之疾本由外感故內經論瘧無非曰風曰寒其義甚明而

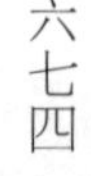

後世之論則泛濫不一總不過約言其末而反失其本所以議論愈多則病情愈昧矣有辨在後所當并察

凡瘧因於暑人皆知之不知夏令炎熱此自正氣之宜然而人有畏熱者每多避暑就陰貪涼過度此因暑受寒所以致瘧經曰夏暑汗不出者秋成風瘧義可知也然又惟禀質薄弱或勞倦過傷者尤易感邪此所以受邪有淺深而爲病有輕重也第以病因暑致故曰受暑而不知暑有陰陽瘧惟陰暑爲病耳至其病變則有爲寒證者有爲熱證者有宜散者有宜斂者有宜溫者有宜清者其要在標本虚實四字知此四者而因證制宜斯盡善矣其有云傷暑而認暑爲火者有云脾寒而執以爲寒者皆一偏之見不足憑也

凡瘧發在夏至後秋分前者病在陽分其病淺發在秋分後冬至前者病在陰分其病深○發在子之後午之前者此陽分

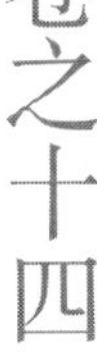

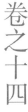

病也易愈發在午之後子之前者此陰分病也難愈○病淺者日作病深者間日作若三日四日者以受邪日久而邪氣居於陰分其病尤深

凡瘧病自陰而漸陽自遲而漸早者由重而輕也自陽而漸陰自早而漸遲由輕而重也凡感邪極深者其發必遲而多致隔日必使漸早漸近方是佳兆故治此疾者春夏為易秋冬為難

論治　共十二條

凡瘧疾初作必多寒熱大抵皆屬少陽經病其於初起當專以散邪為主若果形氣無傷而脉證別無他故者但宜正柴胡飲或三柴胡飲主之少者一二劑多者三四劑無有不愈○若氣體本弱而感邪為瘧即宜四柴胡飲為最妙勿以初起而畏之弗用也

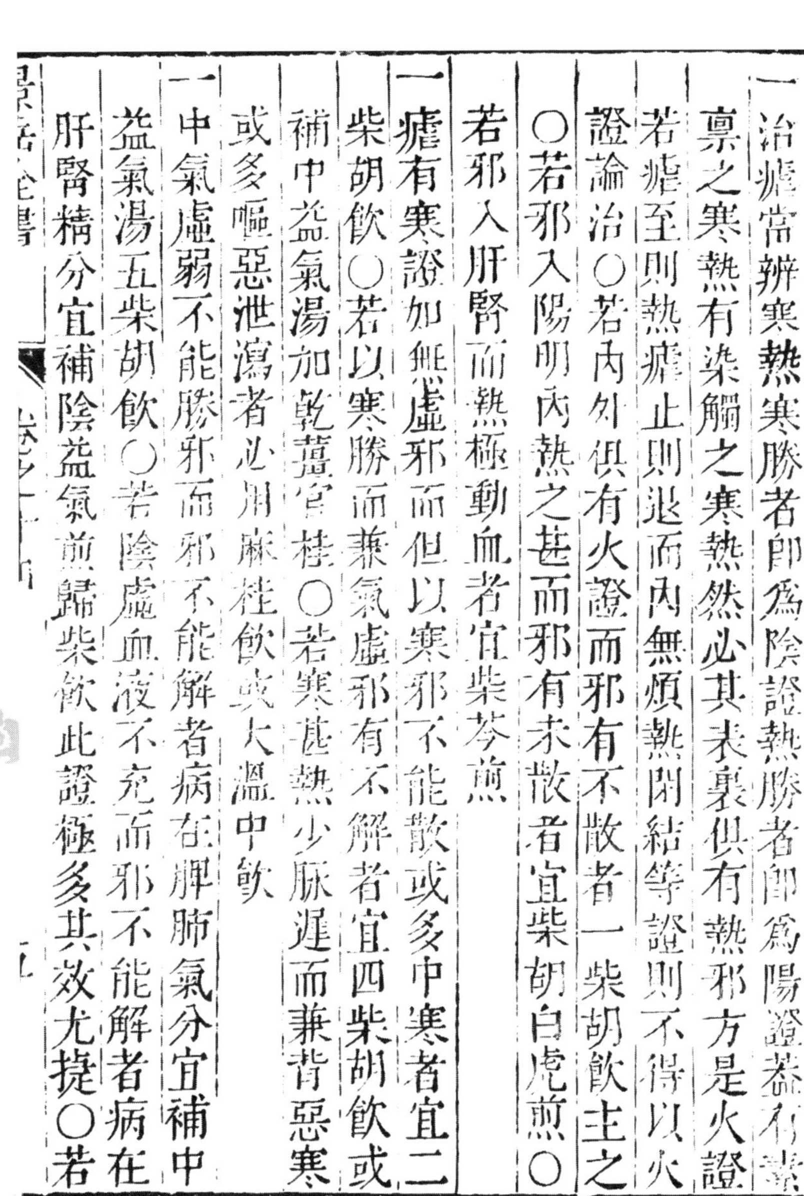
一治瘧當辨寒熱寒勝者即爲陰證熱勝者即爲陽證若有素禀之寒熱有染觸之寒熱然必其表裏俱有熱邪方是火證若瘧至則熱瘧止則退而内無煩熱閉結等證則不得以火證論治○若内外俱有火證而邪有不散者一柴胡飲主之○若邪入陽明内熱之甚而邪有未散者宜柴胡白虎煎○若邪入肝腎而熱極動血者宜柴芩煎

一瘧有寒證加無虚邪而但以寒邪不能散或多中寒者宜二柴胡飲○若以寒勝而兼氣虚邪有不解者宜四柴胡飲或補中益氣湯加乾薑官桂○若寒甚熱少脉遲而兼背惡寒或多嘔惡泄瀉者必用麻桂飲或大温中飲

一中氣虚弱不能勝邪而邪不能解者病在脾肺氣分宜補中益氣湯五柴胡飲○若陰虚血液不充而邪不能解者病在肝腎精分宜補陰益氣煎歸柴飲此證極多其效尤捷○若

發時其寒如氷其熱如烙而面赤如脂渴欲飲水而熱退即不渴者以六味地黃湯加柴胡芍藥肉桂大劑一服即可愈○若元氣虛寒之甚陽不勝陰而邪不能解者大溫中飲○若元氣虛甚或衰老積弱者則不必兼用攻邪只當以正氣爲主但使元氣不敗則邪氣無有不服宜大補元煎或十全大補湯之類主之而又惟休瘧飲爲最妙

一瘧疾屢散之後取汗既多而病不能止者必以過傷正氣而正不勝邪則雖止微邪猶然不息但使元氣之虛者一振散者一收則無不頓然愈矣宜三陰煎五福飲或小營煎休瘧飲主之○若有微寒者宜大營煎或理中湯○若微有火者宜一陰煎○若多汗不收者宜五陰煎之類主之

一瘧疾久不能愈者必其脾腎俱虛元氣不復而然但察其脉證尚有微邪不解者常專以補中益氣湯爲主○若邪氣已

盡而瘧有不止者則當專補元氣以八珍湯十全大補湯或大補元煎之類主之○若腎陰不足而精不化氣者宜理陰煎最效○若陰邪凝滯而久不愈者宜於前藥加薑桂附子

一瘧作而嘔吐惡食者雖曰少陽之邪爲嘔吐然實由木邪乘胃所致但解去外邪嘔當自止宜柴陳煎或正柴胡飲加半夏主之○若脾胃氣虛而寒邪乘之則最多嘔惡之證宜溫胃飲理中湯養中煎之類主之○若虛寒連及命門火不生土而作嘔者宜理陰煎右歸飲之類主之○若兼食滯而作嘔者必多脹滿宜加陳皮砂仁山查厚朴之類爲佐○若兼火邪者必多熱渴躁煩秘結宜以黄芩黄連之類爲佐若火在陽明甚者宜加石膏○若兼寒者必胃口怕寒或呑酸或噯腐或惡心無熱稍可者宜以薑桂附子吳茱萸之類爲佐

一瘧疾因勞輙復連綿不已者此亦脾胃虛證蓋脾主四肢主

筋脾主四肢氣弱不勝勞苦所以即發但補脾肝腎使其氣強則愈如十全大補湯八珍湯補中益氣湯皆可酌用

一瘧疾發散已多每致陰虛水虧而煩熱多渴者宜以西瓜汁或雪梨漿或冷參湯俱可滋陰截瘧無熱者不可強用

一瘧痢並作而藏平邪淺者宜胃苓湯加柴胡一二錢○若寒濕傷脾而瘧痢並作者宜溫胃飲加柴胡或胃關煎加柴胡亦妙○若濕熱傷脾下及肝腎而暴注熱渴或下純鮮血者宜柴苓煎

一瘧邪未清而過食傷脾以致痞滿連綿不已者宜大小和中飲加柴胡○若因食而成瘧痞者宜芍藥枳朮丸及大小和中飲之類調之○若痞成難消者須灸章門水道等穴炷宜稍大多灸或連灸二三次方得全愈

一古云治瘧之法凡將發之時與正發之際愼毋勉強施治即

治亦無效必待陰陽併極勢平氣退之後然後察而治之或於未發二三時之先迎而奪之可也經曰夫瘧之未發也陰未併陽陽未併陰因而調之眞氣得安邪氣乃亡故工不能治其已發爲其氣逆也○按此古法殊似不然予近治瘧每迎其銳而擊之最捷最效是可見古法之有不必泥者

論汗

凡古人治瘧之法若其久而汗多腠理開泄陽不能固者必補斂之無汗則腠理緻密邪不能解必發散之故曰有汗者要無汗扶正爲主無汗者要有汗散邪爲主此大法也○蓋瘧本外邪非汗不能解若不知善解其邪而妄用劫劑多致胃氣受傷邪不能解必反難愈此宜以補劑爲主加減取汗汗後再加補養可也若邪在陰分則下體最難得汗補藥力到自然汗出至足方是佳兆凡病此而邪有未解者大忌飽食

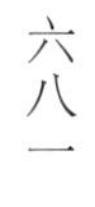

亦以汗之難易爲優劣也○凡寒邪之自外而入者得汗即解如傷寒之類皆是也而惟時瘟時瘧之病則病有淺深之不同即如病瘟者雖有大汗而熱仍不退病瘧者屢發屢汗而瘧猶不止此其所感最深故不能以一二汗而即愈或通身如洗而猶不能透若此者但當察其強弱仍漸次再汗之方得邪解故不可謂汗後必無邪也此但當以脈之緊與不緊及頭身之痛與不痛寒熱之甚與不甚爲辨耳然又有雖已得汗邪氣將解而不守禁忌或因於勞或因於慾或受生冷微邪或胃氣未清因而過食隨觸隨發此其舊邪未盡而新邪又至纏綿深固因致留連者亦必宜仍從汗解但其宜固宜散則猶當以酌虛實爲首務

論標本

凡治病當知標本予嘗曰有標則治標無標則治本此最爲治

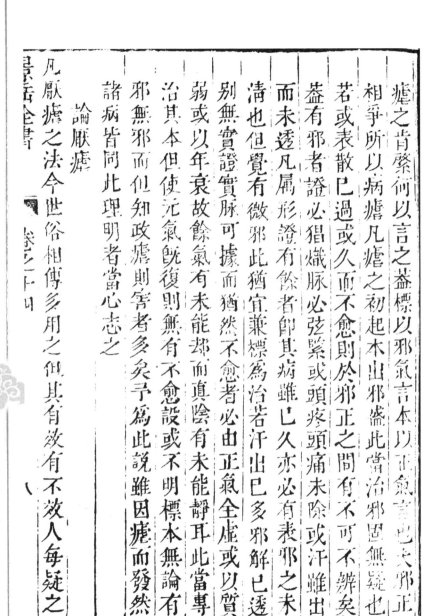

瘧之肯綮何以言之蓋標以邪氣言本以正氣言也夫邪正相爭所以病瘧凡瘧之初起本由邪盛此當治邪固無疑也若或表散已過或久而不愈則於邪正之間有不可不辨矣蓋有邪者證必猶熾脉必弦緊或頭疼頭痛未除或汗雖出而未透凡屬形證有餘者即其病雖已久亦必有表邪之未清也但覺有微邪此猶宜兼標爲治若汗出已多邪解已透別無實證實脉可據而猶然不愈者必由正氣全虚或以質弱或以年衰故餘氣有未能却而真陰有未能靜耳此當專治其本但使元氣既復則無有不愈設或不明標本無論有邪無邪而但知攻瘧則害者多矣予爲此說雖因瘧而發然諸病皆同此理明者當心志之

論截瘧

凡截瘧之法今世俗相傳多用之但其有效有不效人每疑之

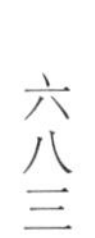

而其所以然者自有的確之妙則從來人所未知也蓋瘧以邪正相爭其感之淺者乃少陽胆經病也惟其邪本不甚則邪正互爲勝負當此時也亦猶楚漢相持之勢但得一助之者爲楚則楚勝爲漢則漢勝故不論何物皆可用以爲厭但使由之勿使知之其人恃有所助則膽氣略壯而邪即敗矣此即內經移精變氣之意也然必勢均力敵者乃可以一助而勝之正勝則愈也若果彼强我弱勢不易制者則厭必無益故惟邪輕日作者可厭而邪深間日者則不能厭此自理勢之使然無庸惑也

論截瘧 共四條

凡截瘧之法方固不少然亦無必效之方若以愚見并及治驗則未嘗藉於截也蓋有邪者去邪則愈若散邪既透解表已過則但收拾元氣而氣復即愈惟能於邪正之間得其攻補

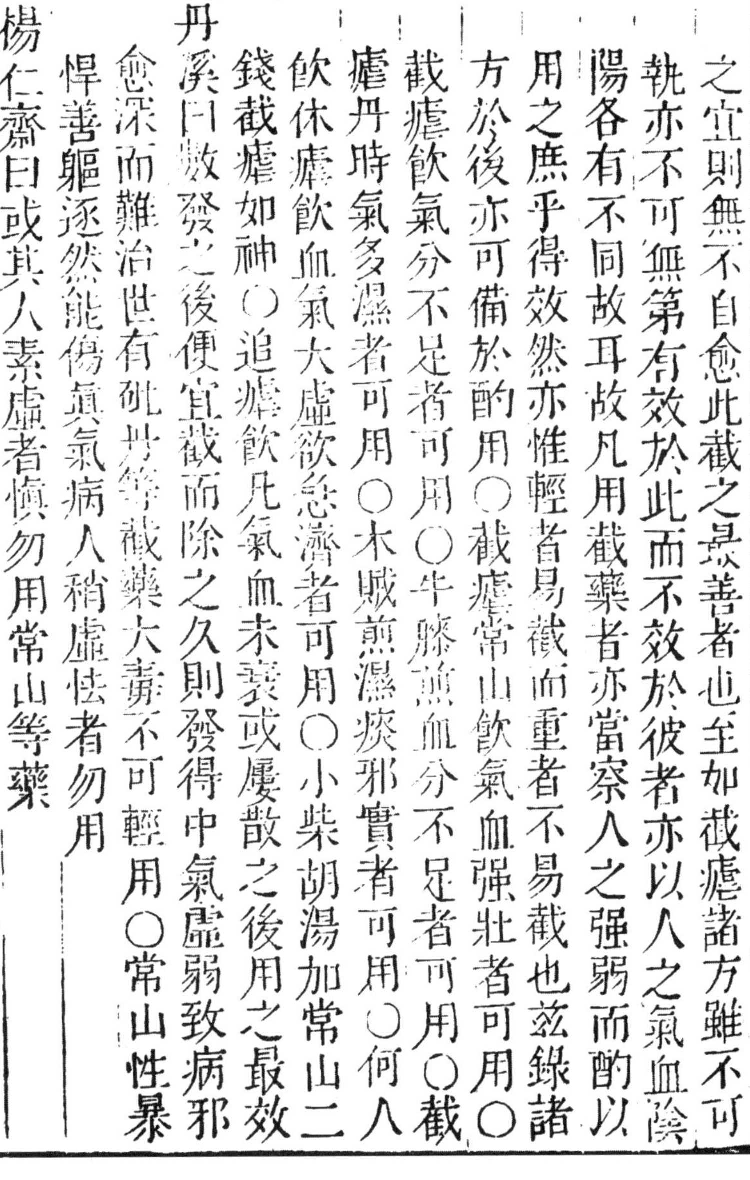

之宜則無不自愈此截之最善者也至如截瘧諸方雖不可執亦不可無第有效於此而不效於彼者亦以人之氣血陰陽各有不同故耳故凡用截藥者亦當察人之强弱而酌以用之庶乎得效然亦惟輕者易截而重者不易截也兹錄諸方於後亦可備於酌用○截瘧常山飲氣血强壯者可用○截瘧飲氣分不足者可用○牛膝煎血分不足者可用○截瘧丹時氣多濕者可用○木賊煎濕痰邪實者可用○何人飲休瘧飲血氣大虛欲急濟者可用○小柴胡湯加常山二錢截瘧如神○追瘧飲凡氣血未衰或屢散之後用之最效

丹溪曰數發之後便宜截而除之久則發得中氣虛弱致病邪愈深而難治世有砒丹等截藥大毒不可輕用○常山性暴悍善驅逐然能傷眞氣病人稍虛怯者勿用

楊仁齋曰或其人素虛者愼勿用常山等藥

薛立齋曰若病勢正熾一二發間未宜遽截恐邪氣不去正氣反傷耳○若胃氣弱者用寒涼止截脾胃復傷必致連綿不已若非培養元氣決不能愈○每見飲啖生冷物者病或少愈多致脾虛胃損反爲難治○若嘸酸口酸且宜節飲食其病潮作時雖大渴亦只薑湯乘熱飲之此亦截瘧之良法○凡欲截之若血氣俱虛用人參生薑各一兩煎服頓止不問新久並效

論似瘧非瘧

凡似瘧非瘧之病雖有往來寒熱而時作時止本非瘧之類也凡大病後或產後或虛損俱有此證經曰陽虛則外寒陰虛則內熱陰氣上入陽中則惡寒陽氣下入陰中則惡熱故凡無外邪而病爲寒熱者必屬虛證但虛有陰陽之異而陽虛者必多寒陰虛者必多熱陽虛者宜補其陽如理中湯十全

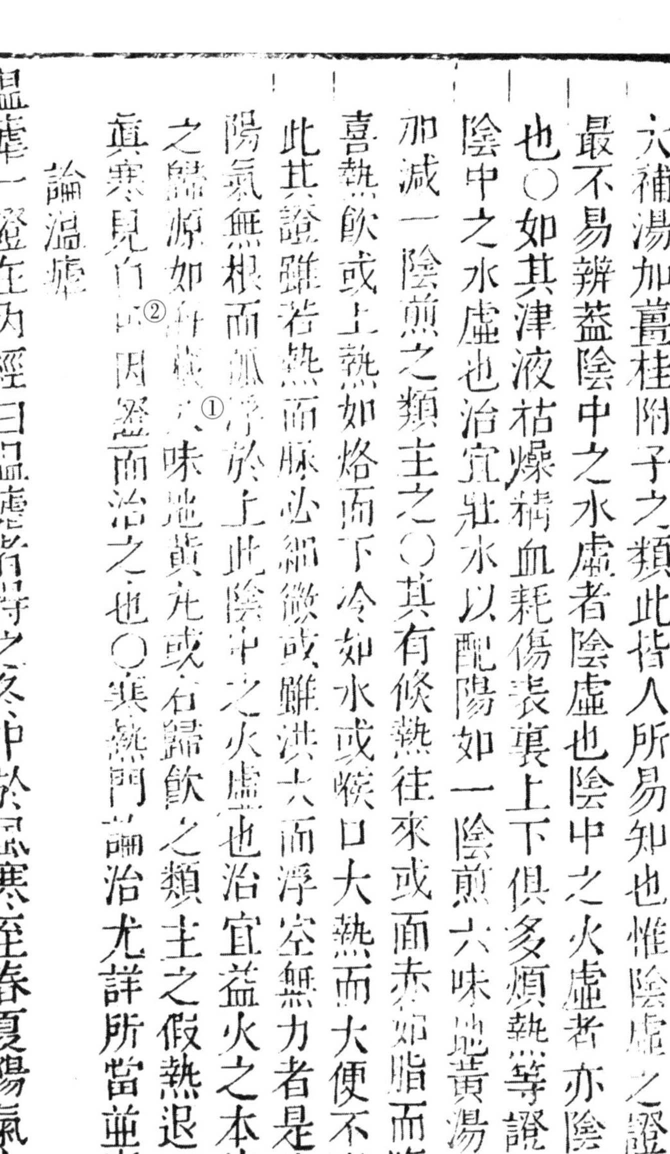
大補湯加薑桂附子之類此皆人所易知也惟陰虛之證則最不易辨蓋陰中之水虛者陰虛也陰中之火虛者亦陰虛也○如其津液枯燥精血耗傷表裏上下俱多煩熱等證此陰中之水虛也治宜壯水以配陽如一陰煎六味地黄湯或加減一陰煎之類主之○其有倏熱往來或面赤如脂而腹喜熱飲或上熱如烙而下冷如水或喉口大熱而大便不實此其證雖若熱而脈必細微或雖洪大而浮空無力者是皆陽氣無根而孤浮於上此陰中之火虛也治宜益火之本使之歸源如附桂①八味地黄丸或右歸飲之類主之假熱退則眞寒見仍②當因證而治之也○其熱門論治尤詳所當並察

論温瘧

温瘧一證在內經曰温瘧者得之冬中於風寒至春夏陽氣大發而爲病此即正傷寒之屬也故仲景傷寒論有温瘧一證

即此是也此與夏傷暑而秋為瘧者本自不同當於傷寒門酌而治之

論癉瘧

癉瘧一證在內經曰肺素有熱氣盛於身發則陽氣盛陽氣盛而不衰故致消爍脫肉者命曰癉瘧蓋此以陽藏而病陽證也自與諸瘧不同而治此之法有三如熱邪內蓄而表邪未解者則當散以苦涼如熱因邪致表雖解而火獨盛者則當清以苦寒此皆治其有餘也若邪火雖盛而氣血已衰眞陰日耗者急宜壯水固元若但知瀉火則陰日以亡必致不救

論瘴瘧

瘴瘧一證惟嶺南烟瘴之地有之蓋南方嵐濕不常人受其邪而致病者因名瘴瘧然瘴出地氣瘧由天氣但使內知調攝而外不受邪則雖居瘴地何病之有是可見瘴以地言而瘧

即風寒外感之病也但其甚者則或至迷困喑啞乃與常瘧爲稍異耳凡治此者亦總不離寒熱虛③實及有邪無邪如前治瘧諸法而盡之矣○外如大梁李侍詔瘴瘧等論既明且備詳列瘴氣門不可不察

述古 共八條

仲景曰瘧脉自弦弦數者多熱弦遲者多寒

機要曰瘧有中三陽者有中三陰者其證各殊也在太陽經謂之寒瘧治多汗之在陽明經謂之熱瘧治多下之在少陽經謂之風瘧治多和之此三陽受病謂之暴瘧發在夏至後處暑前乃傷之淺者在陰經則不分三經總謂之濕瘧當從太陰經論之發在處暑後冬至前此乃傷之重者

一古法云以清脾飲治秋時正瘧隨證加減大效○若胃中有伏痰鬱結者以草果飲一服可愈

丹溪曰：邪氣深入陰分血分而成久瘧者，必當用升發藥自藏而出之於府，然後自表作汗而解。若用下藥，則邪氣愈陷而難出矣。

傅氏曰：瘧係外邪，當以汗解。或汗不得出，鬱而成痰，宜養胃化痰發汗，邪氣得出，自然和也。

劉宗厚曰：或問俗以瘧爲脾寒何也？曰：此亦有理。蓋暑盛陽極，人以伏陰在內，脾困體倦，腠理開發，或因納涼於水閣木陰，及泉水澡浴，而微寒客於肌肉之間，經所謂遇夏氣淒滄之小寒迫之是也。或勞役飢飽內傷而即病作，故指肌肉屬脾，發則惡寒戰慄，乃謂之脾寒耳。實由風寒暑濕之邪鬱於腠理，夏時毛竅疏通而不爲病，至秋氣收斂之際，表邪不能發越，故往來寒熱，進退不已，病勢如淩虐人之狀，所以名瘧。即如四時傷寒，十二經皆能爲病，古方治法多兼內傷取效，脾

胃和而精氣通則陰陽和解此實非脾病也然古人稱瘧不得爲脾寒者正恐人專於溫脾之說不明造化之源而失病機氣宜之要故也

立齋曰大凡瘧證皆因先傷於暑次感於風客於營衛之間腠理不密復遇風寒閉而不出舍於陽明之外與營衛並行晝行於陽夜行於陰並則病作離則病止併於陽則熱併於陰則寒淺則日作深則間日在氣則早在血則晏○其病熱多寒少心煩少睡者屬心名曰溫瘧用柴苓湯○但寒少熱腰疼足冷者屬腎名曰寒瘧用桂附二陳湯○先寒而後大熱欬嗽者屬肺名曰癉瘧用參蘇飲○熱長寒短筋脉揪縮者屬肝名曰風瘧宜小柴胡加烏藥香附○寒熱相停嘔吐痰沫者屬脾名曰食瘧宜清脾飲○若中氣虚而間日發者用補中益氣湯○若寒熱大作不論先後此太陽陽明合病寒

熱作則必戰經曰熱勝則動也發熱則必汗泄又曰汗出不愈知內熱也

又曰凡日久虛瘧寒熱不多或無寒而微熱者若因胃氣虛用四君加升麻當歸○若脾血虛用四君加川芎當歸○若中氣下陷用補中益氣加茯苓半夏○大凡人瘧多屬元氣虛寒蓋氣虛則寒血虛則熱胃虛則惡寒脾虛則發熱陰火不流則寒熱交作或吐涎不食戰慄泄瀉手足逆冷皆脾胃虛弱但補益中氣則諸證悉愈○凡人久瘧諸藥不效以補中益氣湯內加半夏用人參一兩煨薑五錢此不截之截也一服即愈○若病久者須大補元氣爲主蓋養正邪自除也

徐東皋曰瘧疾多因風寒暑濕而得之乃天之邪氣所傷當以汗解故仲景河間悉用發表之藥但以寒熱多少分經絡而治

辨古

陳無擇三因方云夫瘧備三因外則感四氣內則動七情飲食飢飽房室勞逸皆能致之經所謂夏傷暑秋痎瘧者此則因時而敘不可專以此論○外所因證有寒瘧有溫瘧有癉瘧並同素問也有濕瘧者寒熱身重骨節煩疼脹滿自汗善嘔因汗出復浴濕舍皮膚及冒雨濕也有牝瘧者寒多不熱但慘戚振慄病以時作此則多感陰濕陽不能制陰也此五種瘧疾以外感風寒暑濕與衛氣相并而成除癉瘧獨熱溫瘧先熱牝瘧無熱外諸瘧皆先寒後熱○內所因證病者以蓄怒傷肝氣鬱所致名曰肝瘧以喜傷心心氣耗散所致名曰心瘧以思傷脾氣鬱涎結所致名曰脾瘧以憂傷肺肺氣凝痰所致名曰肺瘧以失志傷腎所致名曰腎瘧所致之證並同素問此五種瘧疾以感氣不和鬱結痰飲所致○不內外因有疫瘧者一歲之間長

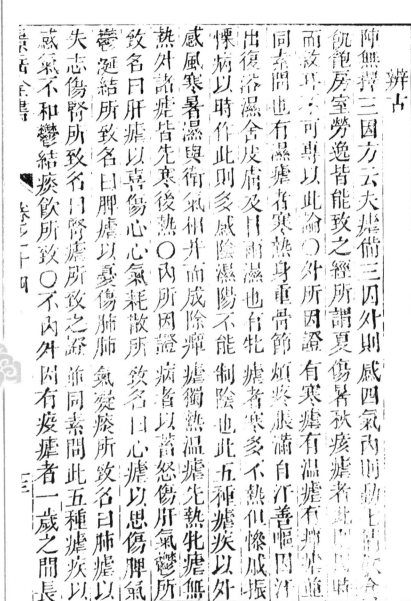

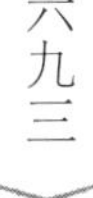

幼相似也有鬼瘧者夢寐不祥多生恐怖也有瘴瘧者乍熱乍寒乍有乍無南方多病也有胃瘧者飲食飢飽傷胃而成世謂食瘧也有勞瘧者經年不差前後復發微勞不任也亦有數年不差結成癥癖在腹脇名曰老瘧亦曰母瘧以上諸證各有方治宜推而用之

愚謂瘧疾一證內經言已詳盡無可加矣而後世議論煩多反資疑貳茲舉陳氏三因之說以見其槩如所云濕瘧者因汗出復浴濕舍皮膚固一說也然浴以熱湯避彼風處則斷不致瘧惟冷水相加瘧斯成矣若然則仍是寒氣即內經所云夏遇淒滄水寒之證也然此猶近似但宜辨明寒熱耳至若牝瘧無熱則內經並無此說惟金匱要略曰瘧多寒者名曰牝瘧蜀漆散主之亦非曰無熱也若果全無發熱而止見寒慄此自真寒陽虛證耳別有本門又安得謂之瘧耶再如

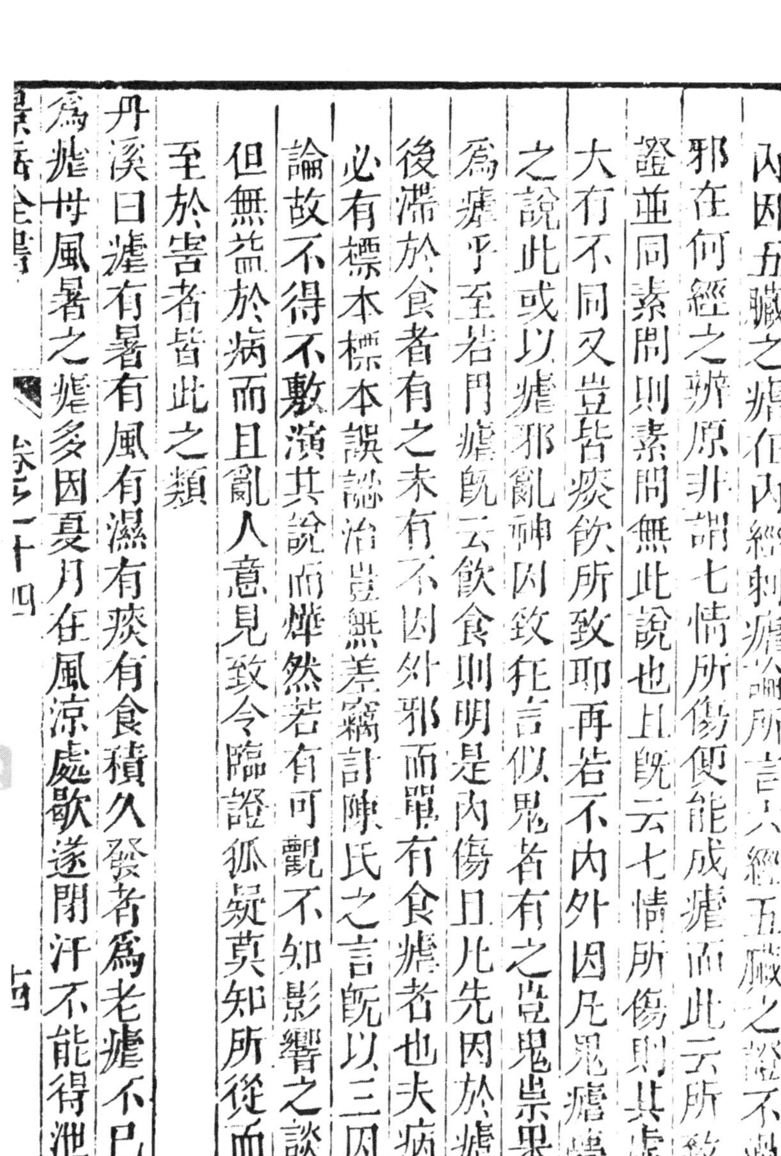
內因五臟之瘧在內經刺瘧論所言六經五臟之證不過爲邪在何經之辨原非謂七情所傷便能成瘧而此云所致之證並同素問則素問無此說也且既云七情所傷則其虛實大有不同又豈皆痰飲所致耶再若不內外因凡鬼瘧夢瘧之說此或以瘧邪亂神因致狂言似鬼者有之豈鬼祟果能爲瘧乎至若胃瘧既云飲食則明是內傷且凡先因於瘧而後滯於食者有之未有不因外邪而單有食瘧者也夫病情必有標本標本誤認治豈無差竊計陳氏之言既以三因立論故不得不敷演其說而燁然若有可觀不知影響之談不但無益於病而且亂人意見致令臨證狐疑莫知所從而每至於害者皆此之類

丹溪曰瘧有暑有風有濕有痰有食積久發者爲老瘧不已者爲瘧母風暑之瘧多因夏月在風涼處歇遂閉汗不能得泄暑

舍於內故大法當汗之瘧而惡飲食者必從飲食上得之當以食治○俗云脾寒乃因名而迷其實也苟因飲食所傷而得之未必是寒況其他乎

嚴用和曰或乘涼飲冷當風臥濕飢飽失時致脾胃不和痰積中脘遂成此疾所謂無痰不成瘧也

張子和曰內經既以夏傷於暑而為瘧何世醫皆以脾寒治之用薑附硫黃之類甚者歸之祟怪良可笑也又或因夏月飲食生冷之類指為食瘧此又非也豈知內經之論則不然皆夏傷於暑遇秋風寒而後作也邪熱淺則連日邪熱深則間日併入於裏則寒併入於表則熱若此論則了不相干於脾也治平之時其民夷靜⑤雖用砒石辰砂有毒之藥以熱治熱亦能取效擾攘之時其民勞苦內火與外火俱動以熱攻熱轉為瀉痢吐血瘡瘍嘔吐之疾豈與夷靜之人同治哉予嘗用張長沙汗吐下

三法愈瘧病極多大忌錯作脾寒治之

愚謂瘧疾之作本由風寒水濕之邪感而致病亦或有非風非水而衣薄受涼凡體怯者皆能爲瘧及其病瘥則未免因經及臟因表及裏故有不慎飲食而更甚者有不慎勞役而增病者總之無非外邪爲之本豈果因食因痰有能成瘧者耶今觀朱丹溪之言亦以痰食並列嚴用和則悉歸之痰蓋皆因陳氏之說而殊失內經之正意矣故張子和亦以祟怪爲笑以食瘧爲非而云治平擾攘時當分治是皆有理確見也獨怪其以暑爲火而且爲擾攘之時其民勞苦大忌錯作脾寒治之而嘗用汗吐下三法恐此言亦屬偏見也念余幸逢　明盛固不知擾攘景象以勞苦過傷之人其虛更甚又豈無三陽疲損等證而可俱謂之火及可盡用三法乎甚哉立言之難於此可見而時中之不易得也如此

简易方

一方 截疟神效。用常山末二钱，乌梅肉四个，研烂，酒调，临发日早服。

一方 不问新久疟，用常山一两，剉碎，以好酒浸一宿，瓦器煮干为末，每服二钱，水一盏，煎半盏，去滓停冷，五更服之，不吐不泻效。

一方 治疟神效。用蒜不拘多少，研极烂，和黄丹少许，以聚为度，丸如芡实大，候干，每服一丸，新汲水空心面东吞下。

针灸法

刺疟论，诸刺法具载本经。

大椎可灸三壮 三椎骨节间灸亦可愈 间使可灸

疟疾论列方

柴陈煎 新散九 麻桂饮 新散七

論外備用方

四獸飲 和二二八 和胃消痰　七寶飲 和二一七 截瘧
截瘧丹 和二百三十　不換金正氣散 [illegible]
正氣散 和二三 脾滯　祛瘧飲 和二二一 邪火
藿香正氣散 和二十 寒滯　柴芩二陳湯 和六 暑濕
驅瘧飲 和二百一十 邪濕　人參養胃湯 和二三四 和胃順氣
萬安散 和二二二 實邪初感　常山散 和二二九
交加飲子 和二三二 痰食瘴　鱉甲飲 和二二四 久瘧瘧母
紅丸子 攻九六 消食瘧　白虎加桂枝湯 寒四 熱瘧
七棗湯 熱百十九 陰瘧　扶陽助胃湯 中寒 熱百十六
加味小柴胡湯 散二一 熱邪

瘴氣

論證

瘴氣惟東南之域乃有之蓋嶺南地氣卑濕霧多風少且以冬時常煖則陰中之陽氣不固夏時反凉則陽中之陰邪易傷故人有不知保重而縱慾多勞者極易犯之以致發熱頭痛嘔吐腹脹等證蓋重者即傷寒輕者即瘧疾第在嶺南病此則均謂之瘴耳然陽氣外浮之鄉必内多眞寒而外多假熱陰氣不固之人雖外有邪證而内必多虚此則嶺南瘴疫之大槩也但予未經其地此不過億度之見耳及閱諸家之論最多得理足徵予言之不誣也謹詳録在左以資擇用庶臨證者可無惑而病此者得所賴矣○又細察諸論亦已詳悉第病其用補之法猶有未盡若值内傷虚損之甚而病此將危或難愈者必以前瘟疫門治法參而用之則庶乎有濟

瘴病所由

凡勞役傷饑之人皆内傷不足者也所謂邪氣傷虚不傷實同

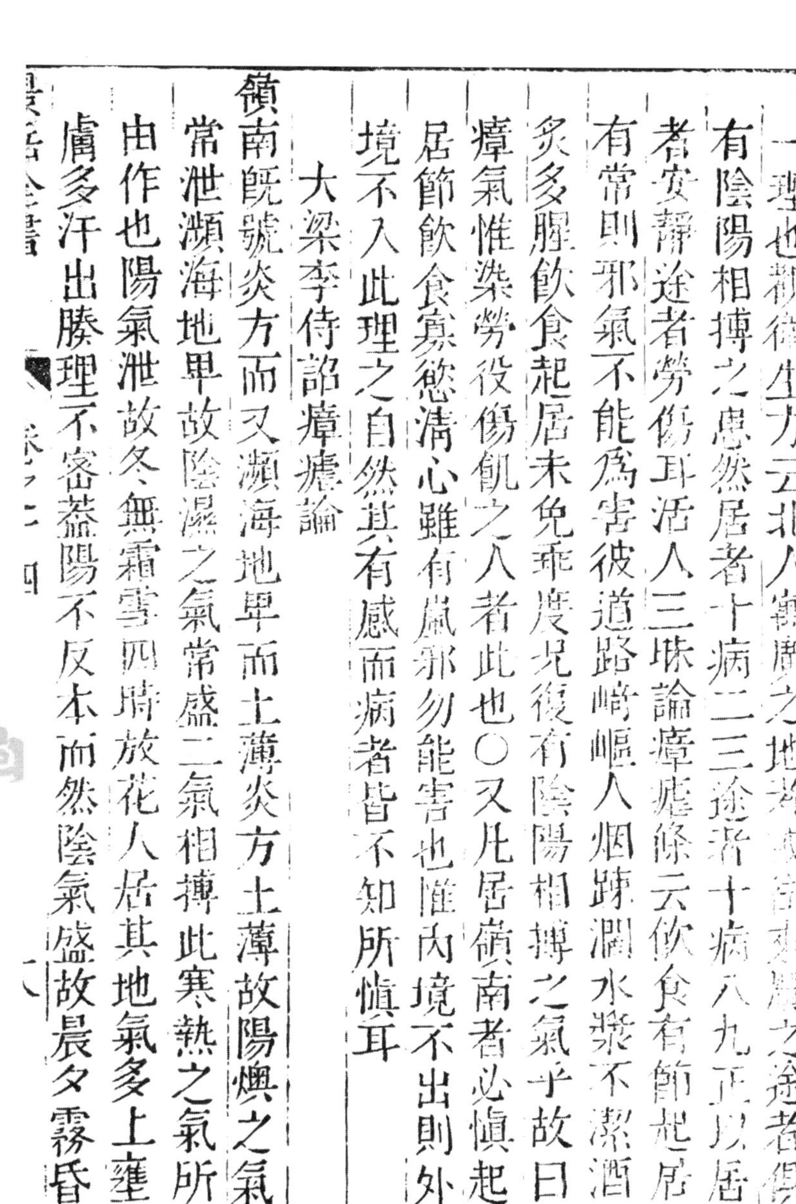

一理也觀衛生方云北人寓廣之地者或往來廣之途者俱有陰陽相搏之患然居者十病二三途者十病八九正以居者安靜途者勞傷耳活人三昧論瘴瘧條云飲食有節起居有常則邪氣不能爲害彼道路崎嶇人烟踈闊水漿不潔酒炙多腥飲食起居未免乖度况復有陰陽相搏之氣乎故曰瘴氣惟染勞役傷飢之人者此也○又凡居嶺南者必慎起居節飲食寡慾淸心雖有嵐邪勿能害也惟內境不出則外境不入此理之自然其有感而病者皆不知所慎耳

大梁李侍郎瘴瘧論

嶺南既號炎方而又瀕海地卑而土薄炎方土薄故陽燠之氣常泄瀕海地卑故陰濕之氣常盛二氣相搏此寒熱之氣所由作也陽氣泄故冬無霜雪四時放花人居其地氣多上壅膚多汗出腠理不密蓋陽不反本而然陰氣盛故晨夕霧昏

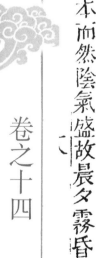

春夏淫雨一歲之間蒸濕過半三伏之內反不甚熱盛夏連雨即復淒寒飲食衣服藥食之類往往生醭〔6〕人居其間類多中濕肢體重倦又多腳氣之疾蓋陰常偏勝而然陰陽之氣既偏而相搏故人亦因之而感受其寒熱不齊之病也又陽燠既泄則使人本氣不堅陽不下降常浮於上故病者多上脘鬱悶胸中虛煩陰濕既盛則使人下體多寒陰不上升常沉而下故病者多腰膝重疼腿足寒厥予觀嶺南瘴疾證候雖或不一然大抵陰陽各不升降上熱下寒者十有八九況人身上本屬陽下本屬陰茲又感此陽燠陰濕不和之氣自多上熱下寒之證也得病之因正以陽氣不固每發寒熱身必大汗又復投之以麻黃金沸青龍等湯再發其表則旋踵〔7〕受斃甚者又以胸中痞悶用利藥下之病人下體既冷下之則十無一生若此者醫害之也其時余染瘴疾全家特甚余

悉用溫中固下升降陰陽正氣之藥十治十愈一僕皆病胸中痞悶煩躁昏不知人一云願得凉藥清膈余審其證上熱下寒皆以生薑附子湯冷溫服之即日皆醒自言胸膈清凉得凉藥而然也實不知附子也翌日各與丹砂丸一粒令空心服之遂能食粥然後用正氣平胃等藥自爾遂得平安更治十數人皆安蓋附子用生薑煎既能發散以熱攻熱又能導虛熱向下焦除宿冷又能固接元氣若煩悶者放冷服之若病煩躁不好飲水反畏冷不能飲者皆其虛熱非眞熱也宜服薑附湯洗存中治瘴用七棗湯正與此同亦一服而愈有用朮附湯而病愈甚蓋朮附相濟能固熱氣不能發散惟附子一味爲最妙○或有脉證實非上熱下寒而目黃赤者不可用附子脉若浮洪而數寒熱往來無汗乃小柴胡湯證若證有可疑寒熱不辨宜服嘉禾散若熱多者冷服之嘉禾

散能調中氣升降陰陽治下虛中滿療四時瘟疫傷寒使無變動雖傷暑及陽證傷寒服之亦解若或寒多服之尤宜服二三日卽寒熱之證自判然後隨證調治之無不愈者大抵嶺南之地卑濕又人食檳榔多氣踈而不實四時汗出不宜更用汗藥此理甚明亦有常汗下者然終不多也明者察之

指迷方瘴瘧論　新安王棐

棐讀書之餘留意醫學幸得其傳頗識方脉就辟入南研究此證謂南人凡病皆謂之瘴率不服藥惟事鬼神夫瘴之爲病猶傷寒之病也豈可坐視而不藥耶每爲中醫荏苒而致不救者有之人過桂林以南無醫藥且居南方之人往往多汗上盈下空不可用汗吐下三法其業醫者旣鮮且庸或妄用吐汗下者是謂虛虛方書皆謂南方天氣溫暑地氣鬱蒸陰多閉固陽多發泄草木水泉皆禀惡氣人生其間元氣不固

感而爲病是爲之瘴輕者寒熱往來正類痎瘧謂之冷瘴重者蘊熱沉沉晝夜如臥灰火中謂之熱瘴最重者一病便失音莫知其所以然謂之啞瘴冷瘴必不死熱瘴久而死啞瘴無不死此方書之說也然以愚意觀之所謂啞瘴者非傷寒失音之證乎又豈中風失語之證乎治得其道亦多可生安得謂之無不死耶○若夫熱瘴乃是盛夏初秋茅生狹道人行其間熱氣蒸鬱無林木以蔽日無水泉以解渴伏暑至重因而感疾或有飲酒而不節者或食煎炙而積熱者偶成此證其熱晝夜不止稍遲二三日則血凝而不可救矣南中謂之中箭亦謂之中草子然有挑草子法乃以鍼刺頭額及上下唇仍以楮葉擦舌皆令出血徐以草藥解其內熱應手而愈安得謂之久而死耶○至於冷瘴或寒多熱少或寒少熱多亦有疊日間日之作及其愈也瘡發於唇驗其證卽是外

方之慮本非重病然每因誤治而致禍亦不可以必不死而忽之但診其脉息極微見其元氣果虛即與附子湯而愈若誤投寒藥所謂承氣入胃陰盛乃亡若脉洪盛證候實熱宜服和解藥而徐治之若誤投熱藥所謂桂枝下咽陽盛則斃也要在切脉審證之虛實寒熱治之無不愈也○人謂嶺南水泉草木地氣之毒故凡往來嶺南之人及宦而至者無不病瘴而至危殆者也又謂土人生長其間與水土之氣相習外人入南必一病但有輕重之異若久而與之俱化則免矣此說固若有理但備之以將養之法解之以平易之藥決保無病縱病亦易愈矣且瘴之爲病土人反重外人反輕者多蓋土人淫而下元虛又浴於溪而多感冒恣食生冷酒饌全不知節所以重也然則病瘴者不可全咎風土之殊皆人自失節養有以致之耳君子之居是邦也當慎起居節飲食適

寒温晨酒夜食切忌大過或有不快即服正氣散一二劑則脾胃自壯氣血通暢微邪速散又何瘴之有

嶺表十説 吳興章傑

一嶺表之俗食檳榔甚者日至十數枚蓋瘴瘧之作率因飲食過度氣滯痰結而檳榔最能下氣消食去痰故人皆狃於近利而闇於遠患此頗類北人之食酪酥多致膚理緻密一旦病疫當汗則塞而不得出嶠南地熱食檳榔故藏氣疎泄若一旦病瘴當攻發則虛羸而不能堪所以土人多瘠而色黃豈全是氣候所致蓋亦檳榔爲患殆勿思耳

一本草載三人觸霧晨行飲酒者獨不病故北人度嶺率相勉飲酒而遷客羈士往往釀酣以自適且嶺外酒價尤廉販夫役卒俱得肆飲咸謂可以辟瘴殊不知少則益而多則滋瘴之源也何以言之蓋南土暑濕嗜酒則多中濕毒兼以瘴瘧

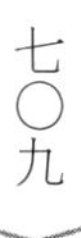

之作率因上膈痰飲而酒則尤能聚痰嶺外諺云莫飲卯時酒莫食申時飯誠攝生之要也可見酒之爲物能辟瘴以生人亦能滋瘴以害人然則生也死也非酒也顧在人也

三廣南每以暑毒爲患者葢一歲之間暑熱過半使人難避而易犯凡起居飲食少失節度則爲暑毒所中道途之間尤多冒暑故士人於暑時相戒勿出且遐荒之境道路崎嶇而傳舍飲食皆不如欲所以自北初至者皆云不習水土而病及既還則又謂之回頭瘴大率得之道路勞倦冒犯暑氣與夫飲食居處失度也

四嶺南寒暑之候不常尤難於調攝故凡居人與在路者冬夏之衣皆不可缺隨其氣候速宜增減稍緩則致病又嶺外海風異常稍中人則爲病坐卧易衣時當慎也

五嶺外雖以多暑爲病而四時亦有傷寒瘟疫之疾其類不一

土人不問何病悉謂之瘴治療多誤或有一歲盛寒近類中州而土俗素無蠶績冬不衣綿居室疎漏戶扃不固忽遭歲寒則次年瘟疫必興醫者之治瘟疫亦當以本法治之而隨其風土氣候與夫人之強弱酌宜可也

六瘴瘧之作多因伏暑傷冷所致縱非飲食冷物亦必寒邪感於外飲食傷於內也大抵伏暑淺而寒多者易治伏暑深而熱多者難治近時北醫至此用大柴胡湯治熱瘴須是本氣壯實者乃能堪之如土人久服檳榔臟氣既虛往往不能服寒藥又能當此峻劑乎然土人纔見發黃便謂不治之痰良可哀也

七北人之來嶺南婢僕多病瘴氣蓋勞役之人飲食乖度晝夜冒暑夜多臥地又凡事不能避忌故先受其斃既與之同休戚宜加意戒之

八俚俗有病必召巫覡而祭鬼神士夫咸笑其信巫不信醫愚謂此可憫惻而不可以笑也夫民雖至愚然孰不思趨利避害況性命所係曉然易見若醫者能愈人疾彼何爲不用蓋嶺外良醫甚鮮藥類尤乏且山谷海嶼之民何從而得醫藥所以不免信巫也豈得已哉

九瘴病不一而土人以啞瘴最爲危急其狀初得之即失音不過一二日即致不救醫家多言爲極熱所致或云內蘊熱而外爲感寒所激近見北醫有用煎生附子一味愈此疾者得非以熱治熱或是發散寒氣耶予嘗聞有飲溪澗水中毒令人失音則知凡失音者未必皆瘴也溪澗水毒灼然有之道路多無井泉而瀕江之民與夫山行者皆飲溪澗之水豈無邂逅遇毒者故途人所以多病此得非是歟

十傳云嶺外多毒草畜食之而人食其肉者亦毒人所以北人

度嶺多飛食蟲然而嶺南能致瘴毒者非止一端豈在是耶順泉云嶺南之蟲在市井者食豆與酒糟在鄉村者食糠與碎米芋苗未有食草者若然則牛馬羊畜之肉悉皆不可食也可乎此其所以不足信也

回頭瘴說

舊傳出嶺之後復有回頭瘴者大槩與在廣而發瘴及方入廣而不伏水土者不異蓋南方陽氣常泄陰氣常盛二氣相搏四時悉有寒熱之氣入感之即作寒熱之病寒則戰慄熱則怫鬱多由得汗而解此廣瘴之寒熱也今所謂回頭瘴及方入廣而不伏水土者亦不過陰陽相搏氣候不調而感疾耳嶺南天氣冬無霜雪春寒秋熱氣候不齊或一日而忽然更變與方外天氣大不相侔今回頭瘴者蓋是先受廣中之氣復感外方之氣冷熱相忤寒暄不調遂作陰陽相搏之疾須

度時候之寒熱量元氣之厚薄如出嶺於孟冬時者廣尚多⑧暄而少寒或轉北風或有暴冷若届途之際宜服和解散神术散之類和脾胃以逐風邪及至外方則天寒地凍將及境之際可服正氣散人參養胃湯之類絶舊瘴以禦時寒可也然此四藥亦特筌蹄⑨耳其實在保躬調養酌其消詳切不可以得出瘴地而恣慾此病之所由作也故所謂皿頭瘴者豈虛語哉

治瘴續說

繼洪曰予寓嶺南既久愈知瘴疾不易用藥若病人身熱而復寒謂之冷瘴不換金正氣散主之若身熱胸痞或嘔或噎大便不利者嘉禾散若病輕而覺有食積兼用些少感應丸無積者不可用若病重者不可妄用轉利惟當溫中固下若冬末春初因寒而作大熱者小柴胡湯夏月因暑氣者六和湯

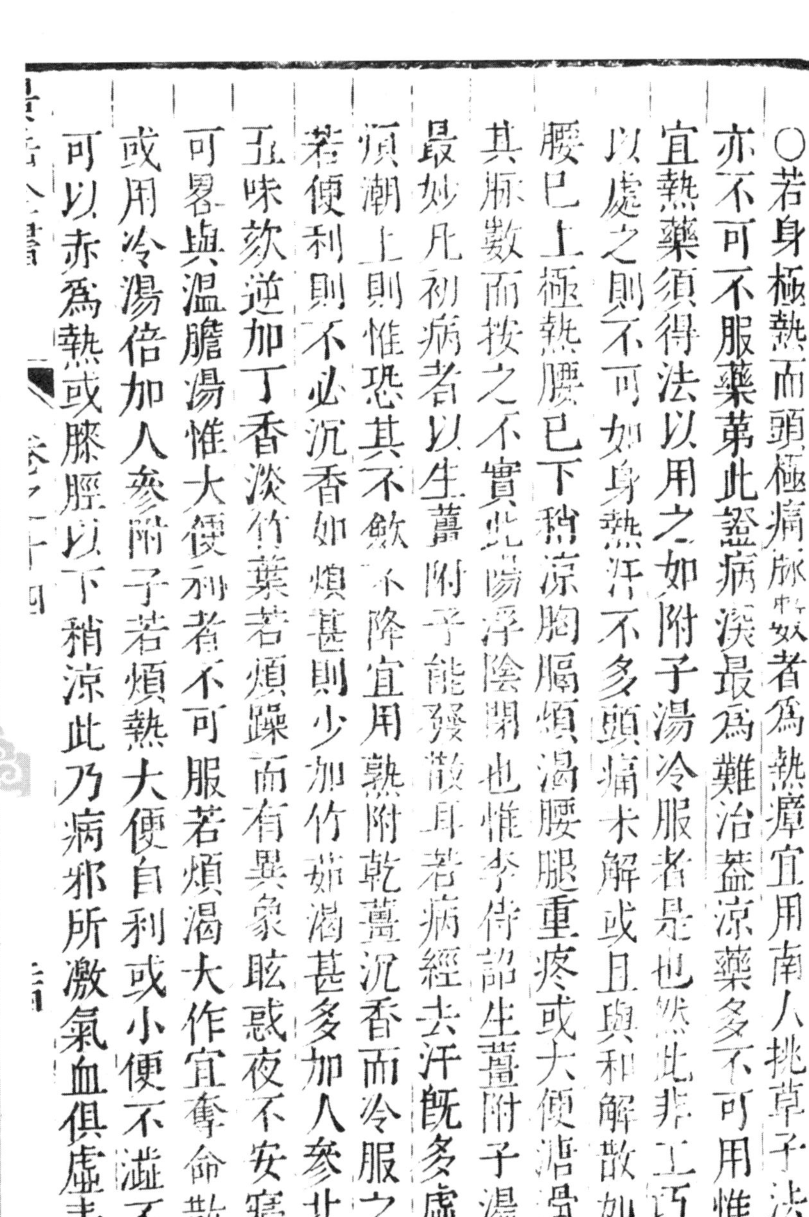

○若身極熱而頭極痛脈緊數者爲熱瘴宜用南人挑草子法亦不可不服藥第此證病深最爲難治蓋涼藥多不可用惟宜熱藥須得法以用之如附子湯冷服者是也然此非工巧以處之則不可如身熱汗不多頭痛未解或且與和解散如腰已上極熱腰已下稍涼胸膈煩渴腰腿重疼或大便滑泄其脈數而按之不實此陽浮陰閉也惟李待詔生薑附子湯最妙凡初病者以生薑附子能發散耳若病經去汗既多虛煩潮上則惟恐其不斂不降宜用熟附乾薑沉香而冷服之若便利則不必沉香如煩甚則少加竹茹渴甚多加人參北五味欬逆加丁香淡竹葉若煩躁而有異象眩惑夜不安寢可略與溫膽湯惟大便利者不可服若煩渴大作宜奪命散或用冷湯倍加人參附子若煩熱大便自利或小便不澁不可以赤爲熱或膝脛以下稍涼此乃病邪所激氣血俱虛表

熱無以養中故水熱而內虛也可急服薑附湯之類及灸氣海足三里若至四肢厥冷兩足冷甚頭額虛汗或時欬逆脉數而促其證多危惟以三建湯之屬能斂心液能壯眞陽可以更生也〇又有啞瘴即熱瘴之甚者醫書謂血得寒則凝泣得熱則淖溢故熱瘴面赤心熱舌破鼻衄皆瘴熱沸其血上湧所致故宜用⑩桃草子法甚則血上塞其心竅故昏不能言或但噫噫作聲即啞瘴也治此者當散其血用局方黑神散立見神效其或涎迷心竅而舌强者亦有之却非眞啞瘴也及兼風痰之證者俱當審察而後用治本論有無稽之方俱削去不錄

藥宜預備

居瘴地者雖曰節慎起居而防病之藥不可不爲之備如人參附子乾薑當歸熟地紫金錠蘇合丸不換金正氣散之類皆不可須臾離也從宦茲土則政事多繁上下交際爲酬往來

則經營貿易其勢不容於自逸稍覺不快即宜如法服藥以解之微邪易伏固不致病也惟其不能防微則勢必至於漸盛故曰不治已病治未病此之謂也

瘴病脉候

兩關脉洪大者熱瘴○脉數甚者爲熱瘴○脉弦而緊者爲瘴瘧○脉浮而緊者宜解表○脉浮緩者爲傷風其病輕○脉洪數而按之不實者爲陽浮陰閉○脉沉微而弱者爲虛寒

瘴病愈後將養法

凡瘴病不發二三日後方可洗手七日後可洗面半月後可梳頭一兩月後謹戒房事能戒百日尤好又瘴不發後須吃素粥三日經五日後方可以猪脾煮羹喫軟飯十日後略可喫酒少用肉羹但不可食諸般骨汁若犯之則再發凡牛羊猪犬鷄鵝諸骨汁須並忌一月或兩月尤佳凡犯而再發必多困

篤

瘴氣論列方

溫膽湯 和一二五　承氣湯 攻一
感應丸 攻五四　紫金錠 因二百二
蘇合丸 和三七一　丹珠丸 未考

論外備用方

敗毒散 散三六　聖散子 散四三
五味異功散 補四　保和湯 和一四七 散邪順氣
檳榔煎 和二三六　陳氏家傳正氣散 和二二一
屠蘇酒 和二三七　降椒酒 和二三八
理中湯 熱一　生薑煎 熱一二一
冷香湯 熱八二　養胃湯 熱七十
椒囊法 熱一九二　乾薑附子湯 熱三四 陰證發熱
二味沉附湯 熱百十八　福建香茶餅 因三百二
瘟疫門諸方皆可酌用

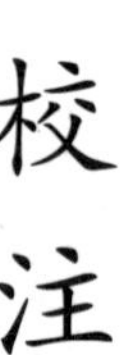

校注

①□□□：藜照楼本此处模糊，四库本作『海藏八』，可从。

②□：藜照楼本此处模糊，四库本作『可』，可从。

③侍詔：疑为『待诏』之误。

④停：均等。

⑤夷靜：平静。

⑥醭（bú）：腐败食物表面所生白色霉。

⑦腫：据文义当作『踵』。

⑧暄（xuān）：温暖。

⑨筌（quán）蹄：指工具或手段。『筌』，捕鱼的竹器。『蹄』，兔网，捕兔的工具。

⑩桃：四库本作『挑』，据文义当从。

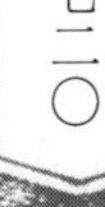

會稽 張介賓 會卿著
會稽 魯 超 謙菴訂

寒熱

經義

陰陽應象大論曰：積陽爲天，積陰爲地，陰靜陽躁，陽生陰長，陽殺陰藏，陽化氣，陰成形，寒極生熱，熱極生寒，寒氣生濁，熱氣生清，清氣在下則生飧泄，濁氣在上則生䐜脹，此陰陽反作，病之逆從也。○陽勝則熱，陰勝則寒，重寒則熱，重熱則寒。寒傷形，熱傷氣。○風勝則動，熱勝則腫，燥勝則乾，寒勝則浮，濕勝則濡泄。○喜怒傷氣，寒暑傷形。○冬傷於寒，春必病溫；春傷於風，夏生飧泄；夏傷於暑，秋必痎瘧；秋傷於濕，冬生欬嗽。

○陽勝則身熱腠理閉喘麤爲之俛①仰汗不出而齒乾以煩寃腹滿死能冬不能夏○陰勝則身寒汗出身常清數慄而寒寒則厥厥則腹滿死能夏不能冬○天之邪氣感則害人五藏水穀之寒熱感則害於六腑地之濕氣感則害皮肉筋脉

天元紀大論曰神在天爲風在地爲木○在天爲熱在地爲火○在天爲濕在地爲土○在天爲燥在地爲金○在天爲寒在地爲水○故在天爲氣在地成形形氣相感而化生萬物矣

五運行大論曰上下相遘寒暑相臨氣相得則和不相得則病

百病始生篇曰風雨寒熱不得虛邪不能獨傷人

四氣調神論曰春氣之應養長之道也逆之則傷肝夏爲寒變奉長者少○夏氣之應養長之道也逆之則傷心秋爲痎瘧

奉收者少○秋氣之應養收之道也逆之則傷肺冬爲飧泄奉藏者少○冬氣之應養藏之道也逆之則傷腎春爲痿厥奉生者少

金匱眞言論曰長夏善病洞泄寒中

氣交變大論曰歲木太過風氣流行脾土受邪歲火太過炎暑流行金肺受邪歲土太過雨濕流行腎水受邪歲金太過燥氣太過肝木受邪歲水太過寒氣流行邪害心火○歲木不及燥廼大行生氣失應歲火不及寒廼大行長政不用歲土不及風廼大行化氣不令歲金不及炎火廼行生氣廼用歲水不及濕廼大行長氣反用

宣明五氣篇曰心惡熱肺惡寒肝惡風脾惡濕腎惡燥是謂五惡

經脉篇曰肺所生病者欬上氣喘渴煩心胸滿臑臂內前廉痛

厥掌中熱氣盛有餘則肩背痛風寒汗出中風小便數而欠氣虛則肩背痛寒少氣不足以息溺色變○大腸所生病者氣有餘則當脉所過者熱腫虛則寒慄不復○胃所生病者氣盛則身以前皆熱其有餘於胃則消穀善飢溺色黃氣不足則身以前皆寒慄胃中寒則脹滿○心所生病者目黃脇痛臑臂內後廉痛厥掌中熱痛○腎所生病者口熱舌乾咽腫上氣嗌乾及痛煩心心痛黃疸腸澼脊股內後廉痛痿厥嗜臥足下熱而痛○心主所生病者面赤目黃喜笑不休煩心心痛掌中熱○膽所生病者足外反熱頭痛頷痛目銳眥痛缺盆腋下腫痛馬刀俠癭汗出振寒瘧

氣厥論曰腎移寒於脾癰腫少氣○脾移寒於肝癰腫筋攣○肝移寒於心狂隔中○心移寒於肺肺消肺消者飲一溲二死不治○肺移寒於腎為涌水涌水者按腹不堅水氣客于

大腸疾行則鳴濯濯如囊裹漿水之病也○脾移熱於肝則爲驚衄○肝移熱於心則死○心移熱於肺傳爲鬲消○肺移熱於腎傳爲柔痓○腎移熱於脾傳爲虚腸澼死不可治○胞移熱於膀胱則癃溺血○膀胱移熱於小腸膈腸不便上爲口糜○小腸移熱於大腸爲虙②瘕爲沈○大腸移熱於胃善食而瘦③又謂之食亦○胃移熱於膽亦曰食亦○膽移熱於腦則辛頞鼻淵鼻淵者濁涕下不止也傳爲衄衊④瞑目故得之氣厥也

壽夭剛柔篇曰風寒傷形憂恐忿怒傷氣氣傷藏乃病藏寒傷形乃應形風傷筋脉筋脉乃應

欬論曰皮毛者肺之合也皮毛先受邪氣邪氣以從其合也其寒飲食入胃從肺脉上至於肺則肺寒肺寒則外内合邪因而客之則爲肺欬

刺志論曰氣虛身熱此謂反也○氣盛身寒得之傷寒氣虛身熱得之傷暑○氣實者熱也氣虛者寒也

調經論曰血氣者喜溫而惡寒寒則泣不能流溫則消而去之○帝曰寒濕之傷人奈何岐伯曰寒濕之中人也皮膚不收肌肉堅緊營血泣衛氣去故曰虛虛者聶辟氣不足按之則氣足以溫之故快然而不痛○帝曰陰之生虛奈何曰喜則氣下悲則氣消消則脉空虛因寒飲食寒氣熏滿則血泣氣去故曰虛矣○帝曰陽虛則外寒奈何曰陽受氣於上焦以溫皮膚分肉之間今寒氣在外則上焦不通上焦不通則寒氣獨留於外故寒慄○帝曰陰虛生內熱奈何曰有所勞倦形氣衰少穀氣不盛上焦不行下脘不通胃氣熱熱氣熏胸中故內熱○帝曰陽盛生外熱奈何曰上焦不通利則皮膚緻密腠理閉塞玄府不通衛氣不得泄越故外熱○帝曰陰

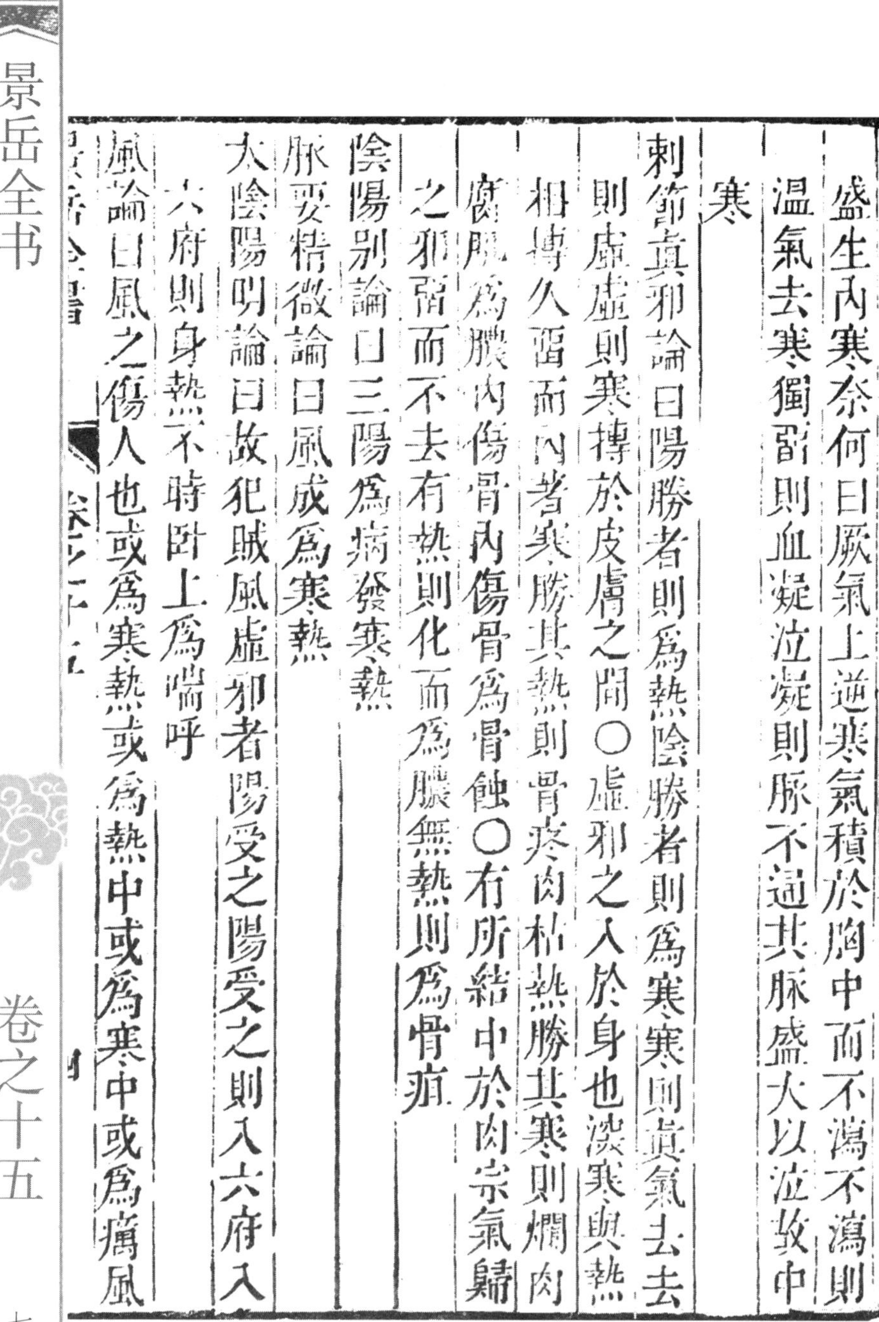

盛生内寒奈何曰厥氣上逆寒氣積於胸中而不瀉不瀉則溫氣去寒獨留則血凝泣凝則脉不通其脉盛大以泣故中寒

刺節眞邪論曰陽勝者則爲熱陰勝者則爲寒寒則眞氣去去則虛虛則寒搏於皮膚之間○虛邪之入於身也深寒與熱相搏久留而內著寒勝其熱則骨疼肉枯熱勝其寒則爛肉腐肌爲膿內傷骨內傷骨爲骨蝕○有所結中於肉宗氣歸之邪留而不去有熱則化而爲膿無熱則爲骨疽

陰陽別論曰三陽爲病發寒熱

脉要精微論曰風成爲寒熱

太陰陽明論曰故犯賊風虛邪者陽受之陽受之則入六府入六府則身熱不時臥上爲喘呼

風論曰風之傷人也或爲寒熱或爲熱中或爲寒中或爲癘風

故爲偏枯或爲風也○其寒也則衰飲食其熱也則消肌肉故使人怢慄而不能食名曰寒熱○風氣與陽明入胃循脉而上至目内眥其人肥則風氣不得外泄則爲熱中而目黄人瘦則外泄而寒則爲寒中而泣出

舉痛論曰寒則腠理閉氣不行故氣收矣○炅則腠理開營衛通汗大泄故氣泄矣

氣穴論曰營衛稽留衛散營溢氣竭血著外爲發熱内爲少氣疾瀉無怠以通營衛見則瀉之無問所會○邪溢氣壅脉熱肉敗營衛不行必將爲膿内銷骨髓外破大膕留於節腠必將爲敗○積寒留舍營衛不居卷肉縮筋肋肘不得伸内爲骨痹外爲不仁命曰不足大寒留於谿谷也

脉解篇曰陽明所謂洒洒振寒者陽明者午也五月盛陽之陰也陽盛而陰氣加之故洒洒振寒也

經筋篇曰：經筋之病，寒則反折筋急，熱則筋弛縱不收，陰痿不用。陽急則反折，陰急則俛不伸。○焠刺者，刺寒急也，熱則筋縱不收，無用燔鍼。

大惑論帝曰：人之善饑而不嗜食者，何氣使然？岐伯曰：精氣并於脾，熱氣留於胃，胃熱則消穀，故善饑；胃氣逆上，則胃脘寒，故不嗜食也。

逆調論帝曰：人身非常溫也，非常熱也，爲之熱而煩滿者何也？岐伯曰：陰氣少而陽氣勝，故熱而煩滿也。○帝曰：人身非衣寒也，中非有寒氣也，寒從中生者何？曰：是人多痹氣也，陽氣少，陰氣多，故身寒如從水中出。○帝曰：人有四肢熱，逢風寒如炙如火者何也？曰：是人者陰氣虛，陽氣盛，四肢者陽也，兩陽相得而陰氣虛少，少水不能滅盛火，而陽獨治，獨治者不能生長也，獨勝而止耳。逢風而如炙如火者，是人當肉爍也。

○帝曰：人有身寒，湯火不能熱，厚衣不能溫，然不凍慄，是爲何病？曰：是人者，素腎氣勝，以水爲事，太陽氣衰，腎脂枯不長，一水不能勝兩火。腎者水也，而生於骨，骨不生則髓不能滿，故寒甚至骨也。所以不能凍慄者，肝一陽也，心二陽也，腎孤藏也，一水不能勝二火，故不能凍慄，病名曰骨痺，是人當攣節也。

評熱病篇曰：邪之所凑，其氣必虛。陰虛者陽必凑之，故少氣時熱而汗出也。小便黃者，少腹中有熱也。

奇病論曰：肥者令人內熱，甘者令人中滿，故其氣上溢，轉爲消渴，治之以蘭，除陳氣也。

論痛篇帝曰：人之病，或同時而傷，或易已，或難已，其故何如？少俞曰：同時而傷，其身多熱者易已，多寒者難已。

五邪篇曰：邪在肺，則病皮膚痛，寒熱，上氣喘，汗出，欬動肩背。取

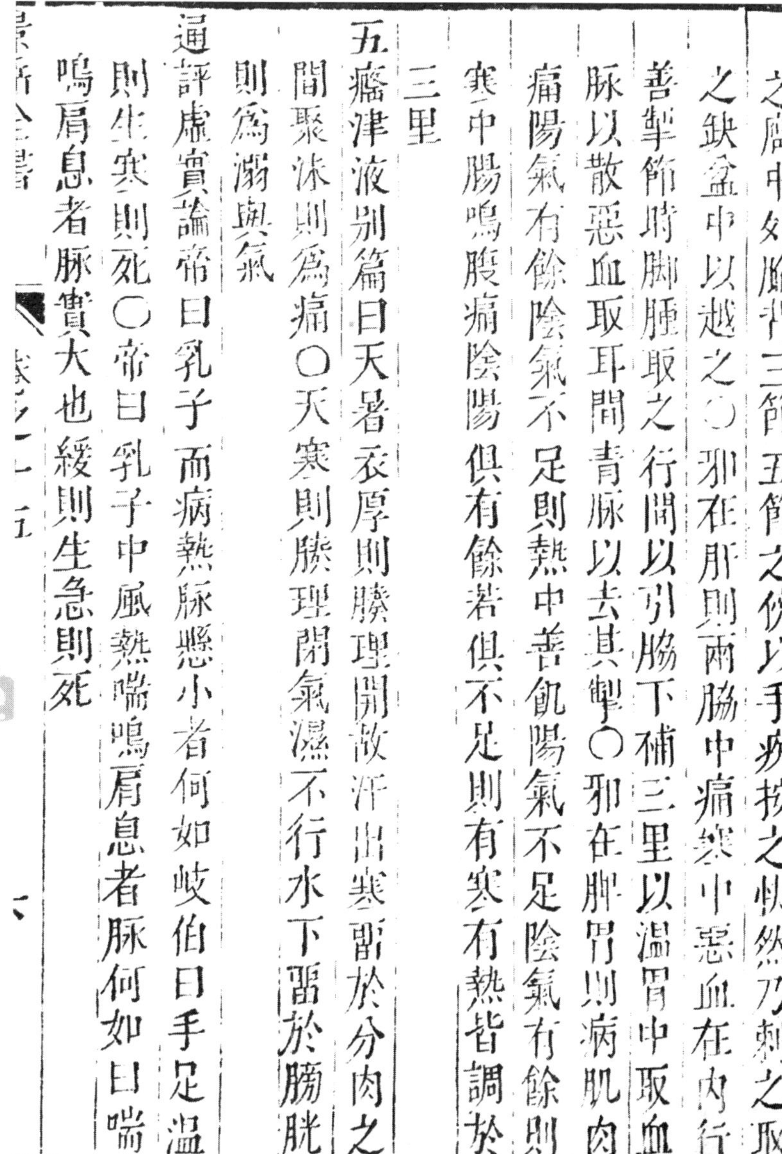
之膺中外腧背三節五節之傍以手疾按之快然乃刺之取之缺盆中以越之○邪在肝則兩脇中痛寒中惡血在內行善掣節時腳腫取之行間以引脇下補三里以温胃中取血脉以散惡血取耳間青脉以去其掣○邪在脾胃則病肌肉痛陽氣有餘陰氣不足則熱中善飢陽氣不足陰氣有餘則寒中腸鳴腹痛陰陽俱有餘若俱不足則有寒有熱皆調於三里

五癃津液別篇曰天暑衣厚則腠理開故汗出寒留於分肉之間聚沫則為痛○天寒則腠理閉氣濕不行水下留於膀胱則為溺與氣

通評虛實論帝曰乳子而病熱脉懸小者何如岐伯曰手足溫則生寒則死○帝曰乳子中風熱喘鳴肩息者脉何如曰喘鳴肩息者脉實大也緩則生急則死

脉要精微論曰：麤大者陰不足陽有餘為熱中也○沉細數散者寒熱也○諸浮不躁者皆在陽則為熱其有躁者在手○諸細而沉者皆在陰則為骨痛其有靜者在足○陽氣有餘為身熱無汗陰氣有餘為多汗身寒陰陽有餘則無汗而寒○推而外之內而不外有心腹積也推而內之外而不內身有熱也

論疾診尺篇曰：尺膚熱甚脉盛躁者病溫也其脉盛而滑者病且出也○尺膚寒其脉小者泄少氣○尺膚炬然先熱後寒者寒熱也○尺膚先寒久大之而熱者亦寒熱也○肘所獨熱者腰以上熱手所獨熱者腰以下熱○肘前獨熱者膺前熱肘後獨熱者肩背熱○臂中獨熱者腰腹熱○肘後麤以下三四寸熱者腸中有蟲○掌中熱者腹中熱掌中寒者腹中寒○魚上白肉有青血脉者胃中有寒○尺炬然熱人迎

大者當奪血尺堅大脈小甚少氣悗有加立死○診寒熱赤脈上下至瞳子見一脈一歲死見一脈半一歲半死見二脈二歲死見二脈半二歲半死見三脈三歲死

邪氣臟腑病形篇曰憂愁恐懼則傷心形寒寒飲則傷肺以其兩寒相感中外皆傷故氣逆而上行○帝曰病之六變奈何岐伯曰諸急者多寒緩者多熱大者多氣少血小者血氣皆少滑者陽氣盛微有熱濇者多血少氣微有寒

平人氣象論曰寸口脈沉而弱曰寒熱○緩而滑曰熱中○尺寒脈細謂之後泄尺麤常熱者謂之熱中

經絡論曰寒多則凝泣凝泣則青黑熱多則淖澤淖澤則黃赤

皮部論曰其色多青則痛多黑則痺黃赤則熱多白則寒五色皆見則寒熱也○邪留於筋骨之間寒多則筋攣骨痛熱多則筋弛骨消肉⑤爍䐃破毛直而敗

五色篇曰官五色奈何曰青黑爲痛黄赤爲熱白爲寒是爲五官○人迎盛堅者傷於寒氣口盛堅者傷於食

經脉篇曰凡診絡脉脉色青則寒且痛赤則有熱胃中寒手魚之絡多青矣胃中有熱魚際絡赤其暴黑者留久痺也其有赤有黑有青者寒熱氣也其青短者少氣也

六元正紀大論帝曰夫子言用寒遠寒用熱遠熱願聞何謂遠岐伯曰熱無犯熱寒無犯寒從者和逆者病不可不敬畏而遠之所謂時與六位也○帝曰余欲不遠寒不遠熱奈何曰發表不遠熱攻裏不遠寒○帝曰不發不攻而犯寒犯熱何如曰寒熱內賊其病益甚○帝曰願聞無病者何如曰無者生之有者甚之○帝曰生者何如曰不遠熱則熱至不遠寒則寒至寒至則堅否腹滿痛急下利之病生矣熱至則身熱吐下霍亂癰疽瘡瘍瞀鬱注下瞤瘛腫脹嘔鼽衄頭痛骨節

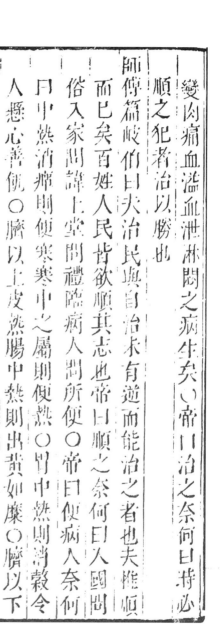

變肉痛血溢血泄淋悶之病生矣○帝曰治之奈何曰得必順之犯者治以勝也

師傳篇岐伯曰夫治民與自治未有逆而能治之者也夫惟順而已矣百姓人民皆欲順其志也帝曰順之奈何曰入國問俗入家問諱上堂問禮臨病人問所便○帝曰便病人奈何曰中熱消癉則便寒寒中之屬則便熱○胃中熱則消穀令人懸心善饑○臍以上皮熱腸中熱則出黃如糜○臍以下皮寒胃中寒則腹脹腸中寒則腸鳴飧泄○胃中寒腸中熱則脹而且泄○胃中熱腸中寒則疾饑小腹痛脹

至真要大論曰寒者熱之熱者寒之微者逆之甚者從之○帝曰何謂逆從岐伯曰逆者正治從者反治從少從多觀其事也○帝曰有病熱者寒之而熱有病寒者熱之而寒二者皆在新病復起奈何治曰諸寒之而熱者取之陰熱之而寒者

取之陽所謂求其屬也

八正神明論曰天溫日明則人血淖溢而衛氣浮故血易寫氣易行天寒日陰則人血凝泣而衛氣沉○是以天寒無刺天溫無疑月生無寫月滿無補月郭空無治是謂得時而調之

骨空論曰灸寒熱之法先灸項大椎以年為壯數○次灸橛骨⑥以年為壯數○視背俞陷者灸之○舉臂肩上陷者灸之○兩季脇之間灸之○外踝上絕骨之端灸之○足小指次指間灸之○腨下陷脉灸之○外踝後灸之○缺盆骨上切之堅動如筋者灸之○膺中陷骨間灸之○掌束骨下灸之○臍下關元三寸灸之○毛際動脉灸之○膝下三寸分間灸之○足陽明跗上動脉灸之○巔上一灸之○犬所嚙⑦之處灸之三壯○凡當灸二十九處○傷食灸之○不已者必視其經之過於陽者數刺其俞而藥之

論證

病有寒熱者由陰陽之有偏勝也凡陽勝則熱以陰之衰也陰勝則寒以陽之衰也故曰發熱惡寒者發於陽也無熱惡寒者發於陰也此寒熱之病有不同而陰陽之不可不察也又若外來之寒熱由風寒之外感内生之寒熱由臟氣之内傷此寒熱之因有不同而表裏之不可不察也雖曰陽證多熱陰證多寒然極熱者反有寒證極寒者亦有熱證此又真假之不可不察也雖曰外入之邪多有餘内出之邪多不足然陽盛生外熱陽虚生外寒陰盛生内寒陰虚生内熱此又虚實之不可不察也諸如此者有證可據有脉可診有因可問且經文盡發其深秘已列前條余有寒熱篇亦悉其證候具在首卷及傷寒門亦有寒熱辨但因此以詳求其理則可盡悉其要而辨治自無難也

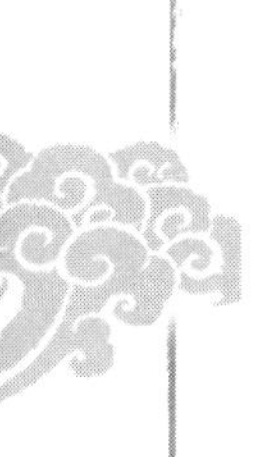
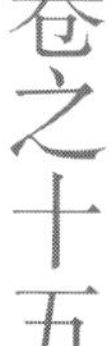

一寒熱眞假篇義詳一卷及火證門論虛火條中

一治法有逆從論在一卷論治篇中

論諸寒證治　共五條

凡寒病之由於外者或由風寒以傷形或由生冷以傷臟其由於內者或由勞慾以敗陽或由禀賦之氣弱若寒自外入者必由淺及深多致嘔惡脹滿或為疼痛泄瀉寒由內生者必由臟及表所以戰慄憎寒或為厥逆拘攣總之熱者多實寒者多虛故凡治寒證者當兼察其虛而仍察其臟此不易之法也

一凡陰毒寒邪直中三陰者此即傷寒類所謂直中陰經之陰證也其於倉卒受寒以致身冷戰慄或四體拘攣或心腸疼痛或口噤失音昏迷厥逆或吐瀉踡卧脉來微細或沉緊無神者皆其證也切不可妄用風藥再散其氣但速宜溫中則

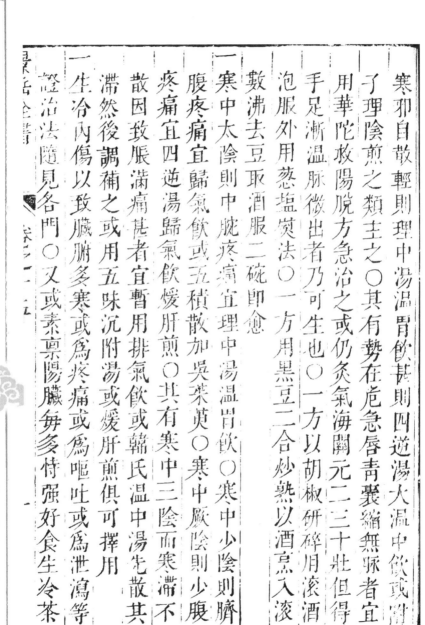

寒邪自散轻则理中汤温胃饮甚则四逆汤大温中饮或附子理阴煎之类主之○其有势在危急唇青囊缩无脉者宜用华陀救阳脱方急治之或仍灸气海关元二三十壮但得手足渐温脉微出者乃可生也○一方以胡椒研碎用滚酒泡服外用葱盐熨法○一方用黑豆二合炒熟以酒烹入滚数沸去豆取酒服二碗即愈

一寒中太阴则中脘疼痛宜理中汤温胃饮○寒中少阴则脐腹疼痛宜归气饮或五积散加吴茱萸○寒中厥阴则少腹疼痛宜四逆汤归气饮煖肝煎○其有寒中三阴而寒滞不散因致胀满痛甚者宜暂用排气饮或韩氏温中汤先散其滞然后调补之或用五味沉附汤或煖肝煎俱可择用

一生冷内伤以致脏腑多寒或为疼痛或为呕吐或为泄泻等证治法随见各门○又或素禀阳脏每多恃强好食生冷茶

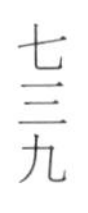

水而變陽爲陰者治亦同前

一禀賦素弱多有陽衰陰勝者此先天之陽氣不足也或斲喪太過以致命門火衰者此後天之陽氣失守也其證則未冷先寒或手足清厥或身爲寒慄或脾胃不健或肚腹不實或小水頻數或陽道不壯或毎多恐畏或眼耳少神是皆陽虚生寒也治宜溫補元氣其微者宜五君子煎理陰煎六氣煎溫胃飲壽脾煎之類擇而用之○其甚者宜大補元煎右歸飲右歸丸四味回陽飲六味回陽飲海藏八味地黄丸之類主之○其有脾腎虚寒毎多腹痛飧泄腎泄者宜九炁丹一炁丹并於泄瀉門求法治之

論諸熱證治 共四條

凡熱病之作亦自有內外之辨如感風寒而傳化爲熱或因時氣而火盛爲熱此皆外來之熱即傷寒瘟疫時毒痎瘧之屬

也至若內生之熱則有因飲食而致者有因勞倦而致者有因酒色而致者有因七情而致者有因藥餌而致者有因過煖而致者有因陰虛而致者有偶感而致者有積累而致者雖其所因不同而病候無過表裏故在外者但當察經絡之深淺在內者但當察臟腑之陰陽凡此諸證在各門具有方論者茲不再贅且熱即火也故治熱之法即當于火證門通融用之其有未盡之義仍列於後

一治熱之法凡微熱之氣宜涼以和之大熱之氣宜寒以制之鬱熱在經絡者宜疏之發之結熱在臟腑者宜通之利之陰虛之熱者宜壯水以平之無根之熱者宜益火以培之此其中有宜降者所謂高者抑之也有宜散者所謂下者舉之也有相類者所謂逆者正治也有相反者所謂從者反治也治熱之法不過如此而鮮有得其善者豈亦由學力之未至乎

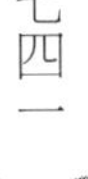

一五臟之熱證有可據者如肺氣上通於鼻而下主於皮毛心氣上通於舌而下主於血脉脾氣上通於口而下主於四肢胃氣上通於頭面牙齦而下主於肌肉肝氣上通於目而下主於筋節腎氣上通於喉耳而下主於二陰而六府之氣亦可因表裏以察之此皆病在形體也凡有諸中者必形諸外故必有熱證可據方可以熱論治醫中關係惟此爲最

一治五臟之熱當察微甚如心經之微熱者宜二陰煎安神丸天王補心丹導赤散之類皆可隨證酌用其熱甚者如瀉心湯黃連解毒湯八正散直指黃芩湯及犀角地黃湯三方皆其類也○肺經微熱者宜加減一陰煎正傳麥門冬湯瀉白散之類主之其熱甚者宜黃芩清肺飲黃芩知母湯之類主之○肝經微熱者宜化肝煎保陰煎熱甚者宜加味龍膽瀉肝湯芍藥清肝散七正散○脾胃微熱者清化飲黃芩芍藥

湯陽明熱甚者白虎湯太清飲瀉黃散玉泉散○腎經微熱者一陰煎滋陰八味丸熱甚者正氣湯丹溪大補陰丸腎虛兼胃火者玉女煎○膀胱微熱者五淋散熱甚者大分清飲化陰煎○三焦微熱者徙薪飲熱甚者抽薪飲大連翹飲涼膈散三補丸大金花丸之類擇宜用之○凡清火退熱方論甚多此亦言其約耳欲盡其義當詳考寒陣二類

論寒熱往來證治 共三條

凡寒熱往來之病其證有二蓋一以外邪不解而然一以陽盛陰虛而然此其一為表證一為裏證所當辨治不可紊也

一寒邪鬱伏經絡而為寒為熱此似瘧非瘧之類也治法雖宜表散然邪氣得以久留者必其元氣之虛而正不勝邪也故凡治此者皆當以兼補血氣為主○若血分微虛形氣本不甚弱而邪有不解者三柴胡飲○若火盛血燥而寒熱不已

者一柴胡飲○若因勞倦或氣體本弱或肝脾不足而邪有不淨者四柴胡飲或五柴胡飲或補中益氣湯○若陽邪陷入陰分微兼內熱而邪有不解者補陰益氣煎○若脾胃陽氣不建中氣不煖而邪有不解者溫胃飲○若病久元氣大虛而寒熱不退者但當單培元氣不必兼散宜五福飲歸脾湯或大補元煎理陰煎之類察其陰陽擇而用之若果陽虛非用溫補不可

一陰虛陽勝或陰陽俱虛而爲寒熱往來者此以眞陰不足總屬虛損之病也然其陰陽微甚亦所當辨如晝則熱而夜則靜者此陽邪王於陽分陽有餘也晝則靜而夜則熱者此陽邪陷入陰中陰不足也其有晝夜俱熱或兼煩躁多汗而不非外感者此證雖曰重陽而實則陰虛之極也又有下見溏泄或上見嘔惡而潮熱夜熱者此元氣無根陽虛之病也大

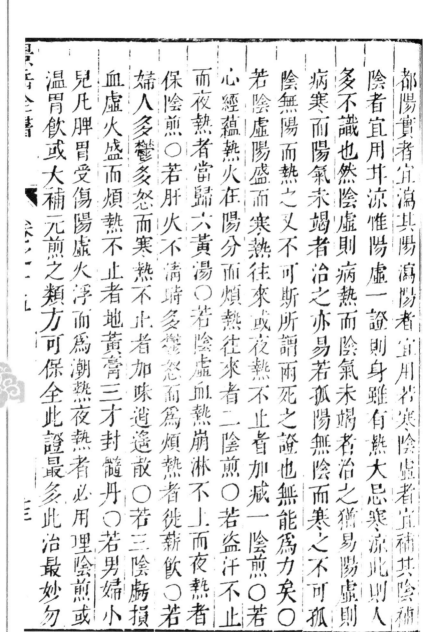

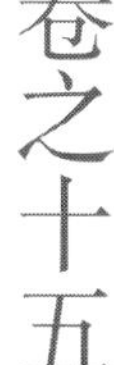

都陽實者宜瀉其陽，瀉陽者宜用芩、連；陰虛者宜補其陰，補陰者宜用甘涼。惟陽虛一證，則身雖有熱，大忌寒涼，此則人多不識也。然陰虛則病熱，而陰氣未竭者，治之猶易；陽虛則病寒，而陽氣未竭者，治之亦易。若孤陽無陰而寒之不可，孤陰無陽而熱之又不可，斯所謂兩死之證也，無能爲力矣。○若陰虛陽盛而寒熱往來，或夜熱不止者，加減一陰煎。○若心經蘊熱，火在陽分而煩熱往來者，二陰煎。○若盜汗不止而夜熱者，當歸六黃湯。○若陰虛血熱崩淋不止而夜熱者，保陰煎。○若肝火不清，時多鬱怒而爲煩熱者，徙薪飲。○若婦人多鬱多怒而寒熱不止者，加味逍遥散。○若三陰虧損，血虛火盛而煩熱不止者，地黄膏、三才封髓丹。○若男婦小兒凡脾胃受傷，陽虛火浮而爲潮熱夜熱者，必用理陰煎或温胃飲，或大補元煎之類，方可保全。此證最多，此治最妙，勿

以此爲奇談也

述古

華元化曰人之寒熱往來者其病何也此乃陰陽相勝也陽不足則先寒後熱陰不足則先熱後寒又上盛則發熱下盛則發寒皮寒而燥者陽不足皮熱而燥者陰不足皮寒而寒者陰盛也皮熱而熱者陽盛也熱發於下則陰中之陽邪也熱發於上則陽中之陽邪也寒起於上則陽中之陰邪也寒起於下則陰中之陰邪也煩赤多言而寒者陽中之陰邪也面青多言而熱者陰中之陽邪也面青多言而寒者陰中之陰邪也若不言者不可治也陰中之陰中者一生九死陽中之陽中者九生一死陰病難治陽病易醫診其脉候滑實在上則陽中之陽也滑實在下則陰中之陽也微弱在上則陽中之陰也微弱在下則陰中之陰也滑實在中則中熱微弱在

中則中寒寒用熱取熱以寒攻逆順之法從乎天地本乎陰陽也從之者生逆之者死金匱大要論曰夜發寒者從夜發熱者逆晝發熱者從晝發寒者逆逆從之道亦在乎審明

寒熱論列方

右歸飲 新補三
海藏八味丸 補一二二
九炁丹 新熱二三
一陰煎 新補八
加減一陰煎 新補九
化陰煎 新寒七
白虎湯 寒二
加味逍遙散 補九四
瀉黃散 寒五七
玉泉散 新寒十五
三才封髓丹 寒一六六
瀉心湯 寒二七
抽薪飲 新寒四

右歸丸 新補五
一炁丹 新熱二二
滋陰八味丸 新寒十七
二陰煎 新補十
玉女煎 新寒十二
當歸六黃湯 寒六五
瀉白散 寒四二
清化飲 新因十三
天王補心丹 補百九
太清飲 新寒十三
保陰煎 新寒一
華佗陽脫方 熱四六
徙薪飲 新寒四

三柴胡飲 新散三
四柴胡飲 新散四
五柴胡飲 新散五
加味龍膽瀉肝湯 寒六四

論外備用方

人參養營湯 補二一
加味歸脾湯 補三四
調中益氣湯 補三二 虛邪
朮附湯 補四二 中寒
參附湯 補三八 厥冷
金匱大建中湯 補一二三 中寒
逍遙散 補九三 血虛發熱
聖愈湯 補九一 虛熱
八味大建中湯 補二五 陰寒
人參固本丸 補百七 陰虛[illegible]
益陰腎氣丸 補一二五
七味白朮散 補五六 虛熱渴
柴苓湯 和一九二 寒熱瀉
藿香正氣散 和二十 風寒
龍腦雞蘇⑧丸 和三七二 陰虛煩熱
四逆散 散二八 熱厥
小柴胡湯 散十九
加減小柴胡湯 散一二二 寒熱脹痛
九味羌活湯 散四四 外邪寒熱
退熱湯 寒九三 急勞大熱

秦艽扶羸湯 寒九二 虛勞　　黃芪鱉甲煎 寒九十 虛勞

地骨皮散 寒七四 熱渴　　局方大已寒丸 熱一七一 中寒

十補丸 熱七四 腎虛寒　　已寒丸 熱一七三 凹陽于下

元戎大已寒丸 熱一七二 冷秘　　四逆湯 熱十四 寒厥

附子湯 熱二三 背惡寒　　附子理中湯 熱二 寒厥

溫胃湯 熱十二 溫中　　三建湯 熱四一 陰寒厥逆

扶陽助胃湯 熱百十六 中寒　　保命柴胡四物湯 補十二 虛勞

暑證

經義

熱論曰：凡病傷寒而成溫者，先夏至日者為病溫，後夏至日者為病暑。暑當與汗皆出，勿止。

生氣通天論曰：因於暑，汗，煩則喘渴，靜則多言，體若燔炭，汗出

而散

刺志論曰氣盛身寒得之傷寒氣虛身熱得之傷暑

金匱眞言論曰夏暑汗不出者秋成風瘧

陰陽應象大論曰夏傷於暑秋必痎瘧

論證 共七條

暑本夏月之熱病然有中暑而病者有因暑而致病者此其病有不同而總出於暑故其爲病則有陰陽二證曰陰暑曰陽暑治猶冰炭不可不辨也陰暑者因暑而受寒者也凡人之畏暑貪涼不避寒氣則或於深堂大廈或於風地樹陰或以乍熱乍寒之時不謹衣被以致寒邪襲於肌表而病爲發熱頭痛無汗惡寒身形拘急肢體痠疼等證此以暑月受寒故名陰暑即傷寒也惟宜溫散爲主當以傷寒法治之也〇又有不慎口腹過食生冷以致寒涼傷臟而爲嘔吐瀉痢腹痛

等證此亦因暑受寒但以寒邪在內治宜溫中爲主是亦陰暑之屬也○陽暑者乃因暑而受熱者也在仲景即謂之中暍凡以盛暑烈日之時或於長途或於田野不辭勞苦以致熱毒傷陰而病爲頭疼煩躁肌體大熱大渴大汗脉浮氣喘或無氣以動等證此以暑月受熱故名陽暑治宜察氣之虛實火之微甚或補或清以固其氣此與陰暑之治大有不同若或因暑之名而不分表裏不察陰陽則誤人不淺矣

一陰暑證或在於表或在於裏惟富貴安逸之人多有之總由恣情任性不愼風寒所致也陽暑證惟辛苦勞役之人多有之由乎觸冒暑熱有勢所不容已也然暑熱逼人者畏而可避可避則犯之者少陰寒襲人者快而莫知莫知則犯之者多故凡有病暑者陽暑不多見而陰暑居其八九今之人治暑者但見發熱頭痛等證則必曰此中暑也而所用無非寒

凉其不達也亦甚矣

一傷寒之病雖同爲寒邪而名有不同也傷暑之名雖同爲暑邪而病有不同也傷寒之名有不同者在冬之寒即謂之正傷寒在春之温即謂之温病在夏之暑即謂之暑病是温病暑病亦皆傷寒之別名耳經曰冬傷於寒春必温病又曰凡病傷寒而成温者先夏至日者爲病温後夏至日者爲病暑即此謂也傷暑之病有不同者其因暑而感寒者寒則傷形即傷寒也因暑而受熱者熱則傷氣即傷暑也是内傷外感俱有暑病之不同耳經曰氣盛身寒得之傷寒氣虛身熱得之傷暑即此謂也蓋氣盛身寒者謂身受寒邪而氣無恙也故曰傷寒氣虛身熱者謂身冒暑熱而熱傷氣也故曰傷暑此義人多不解而謂傷寒者必身寒則於理不通而大昧經旨矣

一夏月盛暑之時必令身有微汗此養身之道最得時宜者也若必使快然無汗則未免陰勝於陽多致疾矣觀之經曰暑當與汗皆出勿止是言暑汗之勿宜止也又曰夏暑汗不出者秋成風瘧是言暑汗不出之爲病也此夏月之汗宜否益可知矣

一夏月伏陰續論在前第二卷傳忠錄中

一暑有八證脉虚自汗身熱背寒面垢煩渴手足微冷體重是也凡治此者宜調理元氣爲主清利次之

一中暑死者不可使得冷得冷便死只宜以温煖之物護其臍中徐徐治之

論治 共五條

一陰暑證凡暑月外感風寒以致陰邪抑遏陽氣而病爲發熱頭痛肢體拘急痠疼無汗惡寒脉緊等證此即傷寒之屬治

以解散為主宜正柴胡飲小柴胡湯或一二三四柴胡飲之類酌其寒熱虛實隨宜用之○若脉見微細氣體虛弱不可發汗者但宜補中氣使元氣漸充則寒邪自散不必攻邪也或用補中益氣湯主之○若邪感於外而火盛於內或陽明熱甚者宜柴胡白虎煎之類主之○若寒邪在表未解而六脉微細背冷惡寒或嘔惡泄瀉內無熱證者此正伏陰在內而邪不易解雖在暑月亦速宜溫中如理陰煎理中湯大溫中飲麻桂飲之類皆宜速用不可疑也亦不可遲也若邪盛於外而中不甚虛者或以五積散○以上諸證有不能盡者俱宜以傷寒門諸法參而治之

一陰暑證凡內傷生冷致損胃氣而病為腹痛泄瀉嘔吐者治宜以溫中散寒為主若初受寒邪停積未散而脾氣未虛者先宜以抑扶煎五德丸之類主之○若胃氣微虛者宜佐關

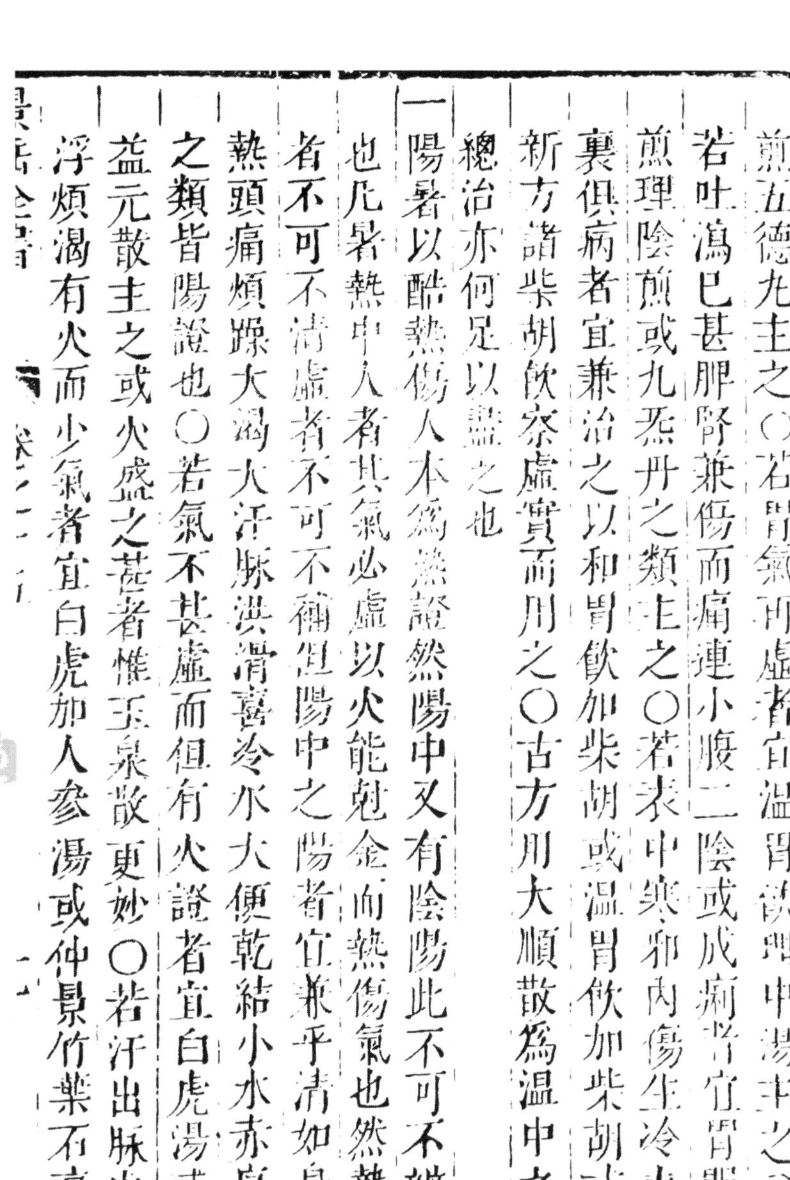

煎五德丸主之○若胃氣所虛者宜溫胃飲理中湯主之○若吐瀉已甚脾腎兼傷而痛連小腹二陰或成痢者宜胃關煎理陰煎或九炁丹之類主之○若表中寒邪內傷生冷表裏俱病者宜兼治之以和胃飲加柴胡或溫胃飲加柴胡或新方諸柴胡飲祭虛實而用之○古方用大順散爲溫中之總治亦何足以盡之也

一陽暑以酷熱傷人本爲熱證然陽中又有陰陽此不可不辨也凡暑熱中人者其氣必虛以火能尅金而熱傷氣也然熱者不可不清虛者不可不補但陽中之陽者宜兼乎清如身熱頭痛煩躁大渴大汗脉洪滑喜冷水大便乾結小水赤痛之類皆陽證也○若氣不甚虛而但有火證者宜白虎湯或益元散主之或火盛之甚者惟玉泉散更妙○若汗出脉虛浮煩渴有火而少氣者宜白虎加人參湯或仲景竹葉石膏

湯宜明桂苓甘露飲之類主之○若眩暈少氣雖煩渴而火不甚者宜生脉散主之○以上諸法用治陽中之陽皆古法之善者若雖壯熱口渴而脉虛無力或重按全無及神困氣促者此脾胃氣虛元陽不足假火之證若誤用白虎等劑其危立至

一凡中暑熱者人皆知爲陽證而不知陽中有陰也蓋外中熱邪而內亦熱者此表裏俱熱方是陽證治宜清補如前○若內本無熱而因熱傷氣但氣虛於中者便有伏陰之象故凡治暑熱之證最當辨其陰陽虛實若脉虛無力或爲惡寒背寒或爲嘔惡或爲腹痛泄瀉或四肢鼻尖微冷或不喜涼茶冷水或息短氣促無力以動之類皆陽中之陰證也凡見此類但當專顧元氣惟宜獨參湯徐徐與之爲最妙若兼微嘔惡寒者宜加煨薑與人參等分主之○而其甚者則養中煎

理中湯五君子煎或五福飲理陰煎之類皆當隨宜用之若虛寒之甚則舍時從證桂附皆所必用切不可因暑熱之名而執用寒涼解暑等劑再伐陽氣則變有不可測也○若夏月於盛暑中過於勞倦因而中暑者其勞倦既已傷脾暑熱又以傷氣此本內傷大虛之候當專以調補爲先然後察其有火無火或有邪無邪而兼治如前可也

夏月因暑致病而醫有不知伏陰誤投寒劑以致吐瀉腹痛或外熱內寒煩躁多渴狀若傷寒但察其脈微神困便是陰盛格陽之證速宜溫藥以救其內

夏月既傷暑熱復傷生冷外熱內寒者當專以內寒爲主有滯者清其滯無滯者益其氣但溫中理脾脾氣既復而暑無不退也

論香薷飲

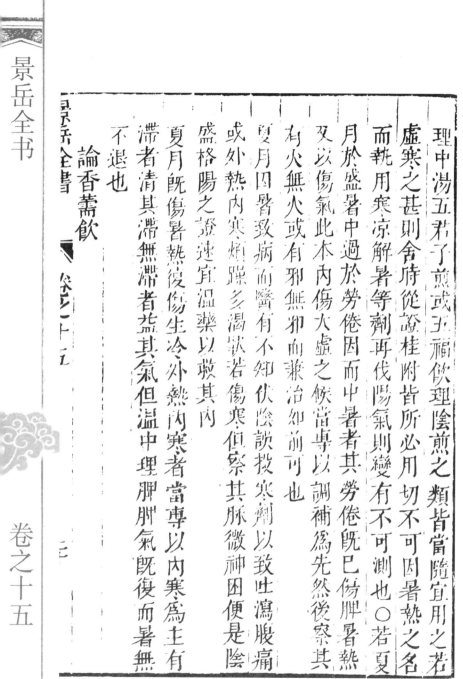

香薷飲乃夏月通用之藥餌常見富貴之家多有備此令老少時常服之用以防暑而不知人之宜此者少不宜此者多也若誤用之必反致疾何也蓋香薷一物氣香竄而性沉寒惟其氣竄所以能通達上下而去菀蒸之濕熱惟其性寒所以能解渴除煩而清搏結之火邪然必果屬陽臓果有火邪果脾胃氣強肥甘過度而宜寒畏熱者乃足以當之且賴其清涼未必無益若氣本不充則服之最能損氣火本非實而服之乃以敗陽凡素禀陰柔及年質將半飲食不健軀體素弱之輩不知利害而效尤妄用者未有不反助伏陰損傷胃氣而致為吐瀉腹痛及陰寒危敗等證若加黃連其寒尤甚厚朴破氣均非所宜用者不可不辨

述古 共六條

仲景曰其傷於四時之氣皆能為病冬時嚴寒中而即病者名

曰傷寒不即病者寒毒藏於肌膚至春變爲溫病至夏變爲暑病暑病者熱極重於溫也是以辛苦之人春夏多溫熱病皆由冬時觸寒所致非時行之氣也凡時行者春時應煖而復大寒夏時應大熱而反大涼秋時應涼而反大熱冬時應寒而反大溫此非其時而有其氣是以一歲之中長幼之病多相似者此則時行之氣也

曰太陽中熱者暍是也其人汗出惡寒身熱而渴白虎加人參湯主之○太陽中暍者身熱疼痛而脉微弱此亦夏月傷冷水水行皮中所致也一物瓜蒂湯吐之○太陽中暍者發熱惡寒身重而疼痛其脉弦細芤遲小便已洒洒然毛聳手足逆冷小有勞身即熱口開前板齒燥若發汗則惡寒甚加溫鍼則發熱甚數下之則淋甚

潔古曰靜而得之爲中暑動而得之爲中熱中暑者陰證中熱

者陽證

陳無擇曰暑熱喜歸心心中之使人噎悶昏不知人入肝則眩暈頑痺入脾則昏睡不覺入肺則喘滿痿躄入腎則消渴凡中暍死者治之切不可用冷惟宜溫養道途中無湯卽以熱土熨臍中仍使更溺其土取以罨於臍上槩可見矣凡覺中暑急嚼生薑一大塊水送下如已迷悶嚼大蒜一大瓣水送下如不能嚼水研灌之立醒

戴氏曰夏月卒倒不省人事名曰暑風

王節齋曰治暑之法清心利小便最好暑傷氣宜補真氣爲要又有惡寒或四肢逆冷甚者迷悶不省而爲霍亂吐利痰滯嘔逆腹痛瀉痢此則非暑傷人乃因暑而自致之病也以其因暑而得故亦謂之暑病治法不同○若中暑脈沉微甚者不可用涼藥可用附子大順散或附子理中湯加芍藥○若

夏月多食冷物及過飲茶水致傷脾胃則吐瀉霍亂故治暑藥多宜溫脾消食治濕利小便醫者要識此意

薛立齋曰按東垣先生云暑熱之時無病之人或避暑熱納涼於深堂大廈得之者名曰中暑其病必頭痛惡寒身形拘急肢節疼痛煩熱無汗爲房室陰寒之氣所遏使周身陽氣不得伸越以大順散熱藥主之若行人或農夫於日中勞役得之者名曰中熱其病必苦頭痛躁熱惡熱肌熱大渴汗泄懶動爲天熱外傷肺氣以蒼术白虎湯凉劑主之若人元氣不足用前藥不應宜補中益氣湯主之大抵夏月陽氣浮於外陰氣伏於内若人飲食勞倦内傷中氣或酷暑勞役外傷陽氣者多患之法當調補元氣爲主而佐以解暑若中暑乃陰寒之證法當補陽氣爲主少佐以解暑故先哲多用薑桂附子之類此推内經舍時從證之良法也今患暑證殁而手足

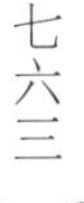

指甲或肢體青黯此皆不究其因不溫補其内而泛用香薷飲之類所誤也○又曰前證當分別中暑中暍脉虛脉沉無汗有汗發熱不熱作渴不渴或瀉不瀉飲寒飲熱辨其陰陽虛實不可泛投寒涼之劑蓋謂夏月伏陰在内古人用附子大順散之類溫補陽氣厥有旨哉何今人之老弱至夏月患食少體倦發熱作渴或吐瀉腹痛頭痛諸證反服香薷飲復傷元氣無不招引暑證以致不起至若清暑益氣湯内用澤瀉蒼朮黄柏之類必審其果有濕熱壅滯方可用之否則反致虧損其陰用當審察

暑證論列方

理中湯　熱一　　理陰煎　新熱三

柴胡白虎煎　新散十二　　益元散　寒百十二

玉泉散　新寒十五　　竹葉石膏湯　寒五

三柴胡飲 新散三　　一物瓜蒂湯 攻百五

宣明桂苓甘露飲 寒八

論外備用方

五物香薷飲 和百七十　　十味香薷飲 和一七一

黃連香薷飲 和一七二 中熱　　縮脾飲 和一七三 暑毒吐瀉

四物地榆散 寒九六 昏迷　　子和桂苓甘露飲 寒九 虛熱渴

火證

經義

天元紀大論曰君火以明相火以位○神在天爲風在地爲木在天爲熱在地爲火在天爲濕在地爲土在天爲燥在地爲金在天爲寒在地爲水故在天爲氣在地爲形形氣相感而化生萬物矣○天地者萬物之上下也左右者陰陽之道路

也水火者陰陽之徵兆也金木者生成之終始也○寒暑燥濕風火天之陰陽也三陰三陽上奉之木火土金水火地之陰陽也生長化收藏下應之天以陽生陰長地以陽殺陰藏○甲己之歲土運統之乙庚之歲金運統之丙辛之歲水運統之丁壬之歲木運統之戊癸之歲火運統之○厥陰之上風氣主之少陰之上熱氣主之太陰之上濕氣主之少陽之上相火主之陽明之上燥氣主之太陽之上寒氣主之所謂本也是謂六元

五運行大論曰燥勝則地乾暑勝則地熱風勝則地動濕勝則地泥寒勝則地裂火勝則地固矣

六微旨大論曰顯明之右君火之位也君火之右退行一步相火治之復行一步土氣治之復行一步金氣治之復行一步水氣治之復行一步木氣治之復行一步君火治之○相火

之下水氣承之君火之下陰精承之○君位臣則順臣位君則逆所謂二火也

至眞要大論曰少陰司天爲熱化在泉爲苦化不司氣化居氣爲灼化○少陽司天爲火化在泉爲苦化司氣爲丹化間氣爲明化

藏氣法時論曰五行者金木水火土也更貴更賤以知死生以決成敗而定五臟之氣間甚之時死生之期也

陰陽應象大論曰水爲陰火爲陽○壯火之氣衰少火之氣壯壯火食氣氣食少火壯火散氣少火生氣

逆調論曰一水不能勝二火故不能凍慄病名曰骨痹是人當攣節也詳列寒熱門

解精微論雷公請問哭泣之水所從生涕所從出也帝曰水之精爲志火之精爲神水火相感神志俱悲是以目之水生也

○帝曰厥則目無所見夫人厥則陽氣并於上陰氣并於下陽并於上則火獨光也陰并於下則足寒足寒則脹也夫一水不勝五火故目眥盲是以氣衝風泣下而不止夫風之中目也陽氣內守於精是火氣燔目故見風則泣下也有以此之夫火疾風生乃能雨此之類也

示從容論曰二火不勝三水是以脉亂而無常也

保命全形論曰木得金而伐火得水而滅土得木而達金得火而缺水得土而絕萬物盡然不可勝竭

至真要大論帝曰願聞病機何如岐伯曰諸風掉眩皆屬於肝○諸寒收引皆屬於腎○諸氣膹鬱皆屬於肺○諸濕腫滿皆屬於脾○諸熱瞀瘛皆屬於火○諸痛痒瘡皆屬於心○諸厥固泄皆屬於下○諸痿喘嘔皆屬於上○諸禁鼓慄如喪神守皆屬於火○諸痙項強皆屬於濕○諸逆衝上皆屬

於火○諸脹腹大皆屬於熱○諸躁狂越皆屬於火○諸暴強直皆屬於風○諸病有聲鼓之如鼓皆屬於熱○諸病胕腫疼酸驚駭皆屬於火○諸轉反戾水液渾濁皆屬於熱○諸病水液澄澈清冷皆屬於寒○諸嘔吐酸暴注下迫皆屬於熱○故大要曰謹守病機各司其屬有者求之無者求之盛者責之虛者責之盛者瀉之虛者補之必先五勝疏其血氣令其調達而致和平此之謂也

論君火相火之病

經曰君火以明相火以位此就火德辨陰陽而悉其形氣之理也蓋火本陽也而陽之在上者爲陽中之陽故曰君火陽之在下者爲陰中之陽故曰相火此天地生成之道也其在於人則上爲君火故主於心下爲相火故出於腎主於心者爲神明之主故曰君火以明出於腎者爲發生之根故曰相火

以位至其爲病則以明者其化虛故君火之氣有晦有明以位者其化實故相火之病能焚能燎何也蓋化虛者無形者也故其或衰或王惟見於神明神惟貴足衰則可畏也化實者有形者也故其爲熱爲寒必著於血氣確有證據方可言火也此其一清一濁有當辨者如此然清濁雖二而氣禀則一故君火衰則相火亦敗此以無形者虧及有形者也相火熾則君火亦災此以有形者病及無形者也夫生以神全病惟形見故火邪之爲病必依於有位有形之相火所謂邪火者即所謂凡火也即所謂燎原之火也惟不得其正所以爲病故別以邪火名之而實非可以君相並言也故在内經則又謂之畏火正以此火有形故可畏也夫病以有形之火須治以有形之物故形而火盛者可瀉以苦寒之物形而火衰者可助以甘溫之物此以形治形而治火之道止於是矣至

若無形之火則生生息息窈窈冥冥爲先天之化爲後天之神爲死生之母爲玄牝⑨之門又豈於形迹之間可能摹擬者哉故有形之火不可縱無形之火不可殘有能知火之邪正而握其盈虛伸縮之權者則神可全病可却而生道在我矣即吾有形吾又何患

論病機火證

觀内經至眞要大論所列病機凡言火者五言熱者四似皆謂之火也然諸病之見於諸篇者復有此言熱而彼言寒此言實而彼言虚者豈果本經之自爲矛盾耶蓋諸篇所言在專悉病情故必詳必盡在本篇所言亦不過總言五運六氣之大約原非確指爲實火實熱也故於篇末復以有無虚實四字總結於後此軒岐之明見萬世正恐後人誤以火熱二字悉認爲眞因而曉示如此此其火有虚實熱有眞假從可知

矣余以刘河间原病式之谬故于类经惟引经释经不敢杜撰一言冀花解人之惑以杜将来之误耳前三卷中别有详辨并类经详注俱当互阅求正

论虚火 共三条

凡虚火证即假热证也余于首卷寒热真假篇已言之详矣然犹有未尽者如虚火之病源有二虚火之外证有四何也盖一曰阴虚者能发热此以真阴亏损水不制火也二曰阳虚者亦能发热此以元阳败竭火不归源也此病源之二也至若外证之四则一曰阳戴于上而见于头面咽喉之间者此其上虽热而下则寒所谓无根之火也二曰阳浮于外而发于皮肤肌肉之间者此其外虽热而内则寒所谓格阳之火也三曰阳陷于下而见于便溺二阴之间者此其下虽热而中则寒所谓失位之火也四曰阳亢乘阴而见于精血髓液

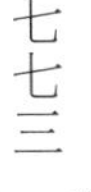

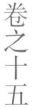

之間者此其金水敗而鉛汞乾所謂陰虛之火也此外證之四也然證雖有四而本則惟二或在陰虛或在陽虛而盡之矣第陰虛之火惟一曰金水敗者是也陽虛之火有三曰上中下者是也凡治此者若以陰虛火盛則治當壯水壯水之法只宜甘涼不宜辛熱若以陽虛發熱則治宜益火益火之法只宜溫熱大忌清涼第溫熱之效速每於一二劑間便可奏功甘涼之力緩非多服不能見效也然清涼之藥終不宜多多則必損脾胃如不得已則易以甘平其庶幾耳倘甘平未效則惟有甘溫一法斯堪實濟尚可望其成功否則生氣之機終非清涼所能致也此義最微不可不察

一氣本屬陽陽氣不足則寒從中生寒從中生則陽無所存而浮散於外是即虛火假熱之謂也而假寒之證其義亦然是以虛火實火亦總由中氣之有虛實耳凡氣實於內而爲寒

矣余以劉河間原病式之謬故於類經惟引經釋經不敢枉譔一言冀在解人之惑以敉將來之誤耳前三卷中别有詳辨并類經詳註俱當互閱求正

論虚火 共三條

凡虚火證即假熱證也余於首卷寒熱眞假篇已言之詳矣然猶有未盡者如虚火之病源有二虚火之外證有四何也蓋一曰陰虚者能發熱此以眞陰虧損水不制火也二曰陽虚者亦能發熱此以元陽敗竭火不歸源也此病源之二也至若外證之四則一曰陽戴於上而見於頭面咽喉之間者此其上雖熱而下則寒所謂無根之火也二曰陽浮於外而發於皮膚肌肉之間者此其外雖熱而内則寒所謂格陽之火也三曰陽陷於下而見於便溺二陰之間者此其下雖熱而中則寒所謂失位之火也四曰陽亢乘陰而見於精血髓液

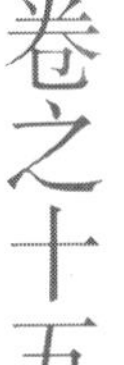

之間者此其金水敗而鉛汞乾所謂陰虛之火也此外證之四也然證雖有四而本則惟二或在陰虛或在陽虛而盡之矣第陰虛之火惟一曰金水敗者是也陽虛之火有三曰上中下者是也凡治此者若以陰虛火盛則治當壯水壯水之法只宜甘涼不宜辛熱若以陽虛發熱則治宜益火益火之法只宜溫熱大忌清涼第溫熱之效速每於一二劑間便可奏功甘涼之力緩非多服不能見效也然清涼之藥終不宜多多則必損脾胃如不得已則易以甘平其庶幾耳倘甘平未效則惟有甘溫一法斯堪實濟尚可望其成功否則生氣之機終非清涼所能致也此義最微不可不察

一氣本屬陽陽氣不足則寒從中生寒從中生則陽無所存而浮散於外是即虛火假熱之謂也而假寒之證其義亦然是以虛火實火亦總由中氣之有虛實耳凡氣實於內而爲寒

者有如嚴冬陽伏於下而陰凝於上故氷雪滿地而井泉溫煖也氣虛於內而爲熱者有如盛夏陰盛於中而陽浮於外故炎暑逼人而淵源清冷也天地間理原如此故不可見熱即云熱見寒即云寒而務察其寒熱之本

一火有虛實故熱有假眞而察之之法總當以中氣爲之主而外證無足憑也故凡假熱之證本中寒也假寒之證本內熱也中寒者原是陰證內熱者原是陽證第以惑者不明故妄以寒證爲假熱熱證爲假寒而不知內熱者當遠熱內寒者當遠寒內有可據本皆眞病又何假之有

論五志之火

經曰天有四時五行以生長收藏以生寒暑燥濕風人有五臟化五氣以生喜怒思憂恐是即所謂五志也此五志之化由乎五臟而五臟之化由乎五行故在心爲喜心主火也在肝

爲怒肝主木也在脾爲思脾主土也在肺爲憂肺主金也在腎爲恐腎主水也此五志各有分屬本不可以混言者也且人有此生即有此志使無此志生亦何爲是生之與志本不能離亦不可離而人於食息之常孰不以五志爲生亦孰不以五志爲用而未聞以五志之動皆爲火也第或以用志失宜則未免有傷臟氣故在內經則但言五臟之傷各有所屬五氣之傷各有所病亦未聞以五志之傷皆云火也而五火之說乃始於劉河間云五志所傷皆熱也丹溪述河間而衍之曰五志之動各有火起劉宗厚又述丹溪而衍之曰大怒則火起於肝醉飽則火起於胃房勞則火起於腎悲哀動中則火起於肺心爲君主自焚則死矣自三子之說行則似乎五行悉化而爲火理豈然乎余嘗察五志所傷之人但見其憔悴日增未見其俱爲熱病也即因志動火者非曰必無但

傷氣者十之九動火者十之一又豈五志皆能動火乎而經以怒動肝氣者最易傷脾脾傷者不可以言火也醉飽能動胃火胃强者固自無恙脾弱而致病者不可以言火也房勞本動腎火精去而陽亢者可以火言精去而氣亦去者不可以言火也外如五志之傷則無非傷氣敗陽之證尚可謂之火乎無火治火則無有不敗者矣三卷中辨丹溪第二條下仍有一論當互閱之

論火證 共三條

火爲熱病是固然矣然火得其正即爲陽氣此火之不可無亦不可衰衰則陽氣之虛也火失其正是以邪熱此火之不可有尤不可甚甚則眞陰傷敗也然陽以元氣言火以病氣言故凡病在元氣者不得以火論何也蓋人之元氣止於充足焉得有餘既非有餘則何以言火所謂無形者其化虛即此

是也惟病在形體者乃可以察火證蓋其不在氣即在血所謂有形者其化實即此是也故凡火之爲病其在外者必見於皮肉筋骨其在內者必見於臟腑九竅若於形質之間本無熱證可據而曰此火也此熱也則總屬莫須有之妄談也矧如火證悉具而猶有虛實之殊眞假之異其可不爲詳辨乎若果有火病則火性急烈誠可畏也然實火止隨形質余因謂之凡火又謂之邪火火之爲病病之標耳洗之滌之又何難哉惟虛火之病則本於元氣元氣既虛而再攻其火非梃即刃矣是以諸病之殺人而尤惟火病爲最者正以凡火未必殺人而以虛作實則無不殺之矣不忍見也

一凡五臟之火肺熱則鼻乾甚則鼻涕出○肝熱則目眵濃○心熱則言笑多○脾熱則善飢善渴○腎熱則小水熱痛○凡此之類宜從淸也諸所不盡詳一卷寒熱篇

凡察火證必須察其虛實雖其元氣不虛然必虛中挾實者乃爲易治何以見之如或大便乾結或善饑多食或神氣短明或聲音強壯而脈見有力此皆虛中有實也俱可隨證清解之若或內外俱熱而反見溏泄或飲食少進或聲微氣精諸虛皆見而反不利溫補者此其胃氣已敗生意已窮非吉兆也

論治火　共五條

治實火諸法凡微熱之氣惟涼以和之宜徙薪飲四陰煎二陰煎或加減一陰煎黃芩芍藥湯黃芩清肺飲之類酌宜用之○大熱之氣必寒以除之宜抽薪飲白虎湯太清飲黃連解毒湯玉泉散三補丸之類主之○火甚而兼脹滿閉結實熱者宜涼膈散八正散三黃丸大金花丸之類主之○凡火盛虛煩乾渴或有熱毒難解者宜用綠豆飲或雪梨漿間藥朝

久飲之退火解毒最速且無所傷誠妙法也

一鬱熱之火宜散而解之如外邪鬱伏爲熱者宜正柴胡飲小柴胡湯或升陽散火湯之類主之○若鬱熱在經而爲癰疽爲瘡疹者宜連翹歸尾煎或芍藥蒺藜煎或當歸蒺藜煎之類主之或於本門求法治之此皆火鬱發之之謂也

一虛火之與假熱其氣皆虛本若相類然陰陽偏勝亦有不同如陰虛生熱者此水不足以濟火也治當補陰其火乃息宜一陰煎左歸飲左歸丸六味地黃丸之類主之此所謂壯水之主也○如寒極生熱而火不歸原即陰盛隔陽假熱證也治宜溫補血氣其熱自退宜理陰煎右歸飲理中湯大補元煎六味回陽飲之類主之此所謂益火之源也又曰溫能除大熱也○凡假熱之證以腎陰大虛則陽無所附而浮散於外故反多外熱此內真寒外假熱也若非峻補真陰何以復

其元氣，元氣不復則必由散而盡矣。但外入熱證甚多，見口燥舌裂，唇焦乾，咽痛煩渴，喜冷等證，而辛熱溫補之劑難以入口。故薛立齋治韓州同之勞熱，以加減八味丸料一斤，内肉桂一兩，煎五六碗，用水浸冰冷與服，此法最善。余因效之，嘗以崔氏八味丸料或右歸飲用治陰虛假熱、傷寒及勞熱煩渴等證，服後頓退，而虛寒悉見，乃進溫補，無不愈者。此真神妙法也。

一實火宜瀉，虛火宜補，固其法也。然虛中有實者，治宜以補爲主，而不得不兼乎清，如加減一陰煎、保陰煎、天王補心丹、丹溪補陰丸之類是也。○若實中有虛者，治宜以清爲主，而酌兼乎補，如清化飲、徙薪飲、大補陰丸之類是也。○凡此虛中之實，實中之虛，本無限則，故不得謂熱者必無虛，虛者必無熱，但微虛者宜從微補，微熱者宜從微清，若熱倍於虛而清

之不及漸增無害也若虛倍於熱而清之太過則伐及元陽矣凡治火者不可不知此義

一瀉火諸藥○黃連梔子瀉心肝大腸之火○山梔仁降火從小便出其性能屈曲下行○石膏瀉腸胃之火陽明經有實熱者非此不可○黃芩清脾肺大腸之火○黃柏瀉肝腎諸經之火○知母清肺胃肝腎之火○地骨皮退陰中之火善除骨蒸夜熱○生地麥門冬清肝肺涼血中之火○天門冬瀉肺與大腸之火○桑白皮川貝母土貝母解上焦肺胃之火○柴胡乾葛解肝脾諸經之鬱火○龍膽草瀉肝腎膀胱之火○槐花清肝腎大腸之火能解諸毒○芍藥石斛清脾胃之火○滑石利小腸膀胱之火○天花粉清痰止渴解上焦之火○連翹瀉諸經之浮火○玄參清上焦之浮火○山豆根解咽喉之火○膽星開心脾胃脘之痰火○青黛蘆薈胡

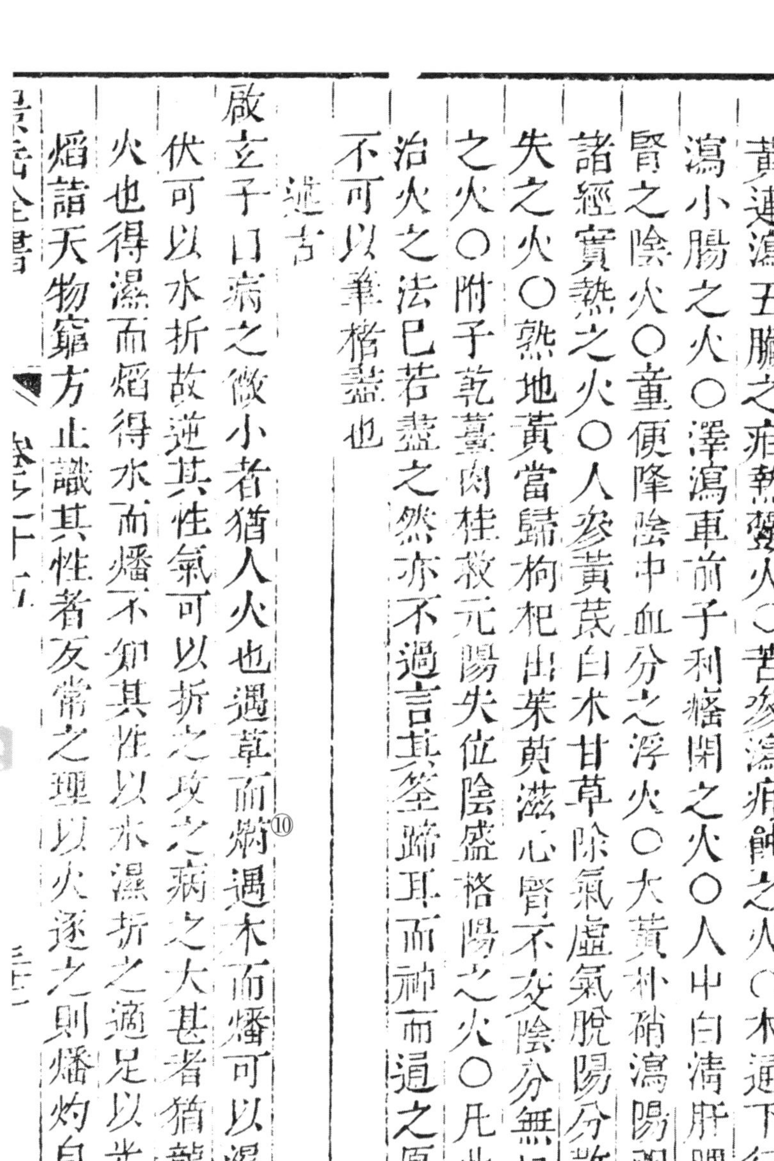
黄連瀉五臟之痏熱鬱火○苦參瀉痏蝕之火○木通下行瀉小腸之火○澤瀉車前子利癃閉之火○人中白清肝脾腎之陰火○童便降陰中血分之浮火○大黄朴硝瀉陽明諸經實熱之火○人參黄芪白术甘草除氣虚氣脱陽分散失之火○熟地黄當歸枸杞山茱萸滋心腎不交陰分無根之火○附子乾薑肉桂救元陽失位陰盛格陽之火○凡此治火之法已若盡之然亦不過言其筌蹄耳而神而通之原不可以筆楮盡也

述古

啟玄子曰病之微小者猶人火也遇草而焫⑩遇木而燔可以濕伏可以水折故逆其性氣可以折之攻之病之大甚者猶龍火也得濕而焰得水而燔不知其性以水濕折之適足以光焰詣天物窮方止識其性者反常之理以火逐之則燔灼自

消焰火撲滅矣

火證論列方

白虎湯 寒二
抽薪飲 新寒三
徙薪飲 新寒四
玉泉散 新寒十五
涼膈散 攻十九
清化飲 新因十三
三補丸 寒一六二
三黃丸 攻六八
八正散 寒百十五
綠豆飲 新寒十四
雪梨漿 新寒十六
太清飲 新寒十三
一陰煎 新補八
保陰煎 新寒一
理中湯 熱一
理陰煎 新熱三
左歸飲 新補二
左歸丸 新補四
右歸飲 新補三
大金花丸 攻五五
大補元煎 新補一
小柴胡湯 散十九

論外備用方
凡寒陣所列古方新方俱可酌用

校注

①俛：『俯』的异体字。
②虙：通『伏』。
③頞（è）：鼻梁。
④蠛（miè）：污血。
⑤䐃（jùn）：肘膝关节后的肌肉。
⑥撅骨：尾骶骨。『撅』通『髍』。
⑦囓：『啮』的异体字。
⑧蘓：『苏』的异体字。
⑨玄牝：衍生万物的本源。
⑩焫：同『爇』，烧也。

景岳全書卷之十六理集

雜證謨

會稽　張介賓　會卿著

會稽　魯　超　謙菴訂

虚損

經義

上古天真論曰：今時之人，以酒爲漿，以妄爲常，醉以入房，以欲竭其精，以耗散其真，不知持滿，不知御神，務快其心，逆於生樂，起居無節，故半百而衰也。

陰陽應象大論曰：年四十而陰氣自半也，起居衰矣。

宣明五氣篇曰：久視傷血，久卧傷氣，久坐傷肉，久立傷骨，久行傷筋。

評熱病論曰：邪之所湊，其氣必虚。陰虚者，陽必湊之。

本神篇曰五臟主藏精者也不可傷傷則失守而陰虛陰虛則無氣無氣則死矣

通評虛實論曰邪氣盛則實精氣奪則虛

經脈別論曰勇者氣行則已怯者則著而為病

口問篇曰邪之所在皆為不足故上氣不足腦為之不滿耳為之苦鳴頭為之苦傾目為之眩○中氣不足溲便為之變腸為之苦鳴○下氣不足則乃為痿厥心悗

逆調論曰營氣虛則不仁衛氣虛則不用營衛俱虛則不仁且不用肉如故也人身與志不相有曰死

玉機真藏論曰五虛死五實死○帝曰願聞五實五虛岐伯曰脈盛皮熱腹脹前後不通悶瞀此謂五實○脈細皮寒氣少泄利前後飲食不入此謂五虛○帝曰其時有生者何也曰漿粥入胃泄注止則虛者活身汗得後利則實者活此其候

也
脉要精微論曰得守者生失守者死得強則生失強則死○言而微終日乃復言者此奪氣也
海論曰氣海有餘者氣滿胸中悗息面赤氣海不足則氣少不足以言○血海有餘則常想其身大怫然不知其所病血海不足亦常想其身小狹然不知其所病○水穀之海有餘則腹滿水穀之海不足則饑不受穀食○髓海有餘則輕勁多力自過其度髓海不足則腦轉耳鳴脛痠眩冒目無所見懈怠安臥
衛氣篇曰下虛則厥上虛則眩
本輸篇曰三焦者並太陽之正入絡膀胱約下焦實則癃閉虛則遺溺
五癃津液別篇曰陰陽不和則使液溢而下流於陰髓液皆減

而下下過度則虛虛故腰背痛而脛痠

調經論曰心藏神神有餘則笑不休神不足則悲〇肺藏氣氣有餘則喘欬上氣不足則息利少氣〇肝藏血血有餘則怒不足則恐〇脾藏肉形有餘則腹脹涇溲不利不足則四肢不用〇腎藏志志有餘則腹脹飧泄不足則厥

脈解篇曰內奪而厥則爲瘖俳此腎虛也

決氣篇曰精脫者耳聾〇氣脫者目不明〇津脫者腠理開汗大泄〇液脫者骨屬屈伸不利色夭腦髓消脛痠耳數鳴〇血脫者色白夭然不澤〇其脈空虛此其候也

奇病論曰身熱如炭頸膺如格人迎躁盛喘息氣逆此有餘也有癃者一日數十溲此不足也太陰脈細微如髮者此不足也今外得五有餘內得二不足此其身不表不裏亦正死明矣

五禁篇帝曰何謂五奪岐伯曰形肉已奪是一奪也大奪血之後是二奪也大汗出之後是三奪也大泄之後是四奪也新産及大血之後是五奪也此皆不可瀉

藏氣法時論曰肝虛則目䀮䀮無所見耳無所聞恐懼如人將捕之○心虛則胸腹大脇下與腰相引而痛○脾虛則腹滿腸鳴飧泄食不化○肺虛則少氣不能報息耳聾嗌乾○腎虛則胸中痛大腹小腹痛清厥意不樂

調經論曰氣之所并爲血虛血之所并爲氣虛○有者爲實無者爲虛故氣并則無血血并則無氣今血與氣相失故爲虛焉○血之與氣并走於上則爲大厥厥則暴死氣復反則生不反則死○帝曰陰之生實奈何岐伯曰喜怒不節則陰氣上逆上逆則下虛下虛則陽氣走之故曰實矣○帝曰陰之生虛奈何曰喜則氣下悲則氣消消則脉虛空因寒飲食寒

氣薰滿則血泣氣去故曰虛矣○陽虛則外寒陰虛則內熱

刺志論曰氣實形實氣虛形虛此其常也反此者病○穀盛氣盛穀虛氣虛此其常也反此者病○脉實血實脉虛血虛此其常也反此者病○氣虛身熱此謂反也穀入多而氣少此謂反也穀不入而氣多此謂反也脉盛血少此謂反也脉少血多此謂反也○大實者氣入也虛者氣出也氣實者熱也氣虛者寒也

根結篇曰形氣不足病氣有餘是邪勝也急瀉之形氣有餘病氣不足急補之形氣不足病氣不足此陰陽俱不足也不可刺之刺之則重不足重不足則陰陽俱竭血氣皆盡五臟空虛筋骨髓枯老者絕滅壯者不復矣○形氣有餘病氣有餘此謂陰陽俱有餘也急瀉其邪調其虛實故曰有餘者瀉之不足者補之此之謂也

本神篇曰：故智者之養生也，必順四時而適寒暑，和喜怒而安居處，節陰陽而調剛柔。如是則僻邪不至，長生久視。

論虛損病源 共十一條

凡勞傷虛損，五臟各有所主，而惟心臟最多。且心爲君主之官，一身生氣所係，最不可傷，而人多忽而不知也。何也？夫五臟之神，皆禀於心，故憂生於心，肺必應之。憂之不已，而戚戚幽幽，則陽氣日索，營衛日消，勞傷及肺，弗亡弗已。如經曰：嘗貴後賤，雖不中邪，病從內生，名曰脫營；嘗富後貧，名曰失精。五氣留連，病有所并。暴樂暴苦，始樂後苦，皆傷精氣，精氣竭絕，形體毀沮。故貴脫勢，雖不中邪，精神內傷，身必敗亡之類，無非慮禍將來，追窮已往，而二陽並傷。第其潛消暗爍於冥冥之中，人所不覺，而不知五臟之傷，惟心爲本。凡値此者，速宜舒情知命，力挽先天，要知人生在世，喜一日則得一日，憂一

日則失一日但使靈明常醒尚何壓魔敢犯哉及其既病而用參芪歸朮益氣湯之類亦不過後天之末着耳知者當知所先也

一喜因欲遂而發若乎無傷而經曰喜傷心又曰暴喜傷陽又曰喜樂者神憚散而不藏又曰肺喜樂無極則傷魄魄傷則狂狂者意不存人皮革焦毛悴色夭死於夏蓋心藏神肺藏氣二陽藏也故暴喜過甚則傷陽而神氣因以耗散或縱喜無節則淫蕩流亡以致精神疲竭不可救藥或偶爾得志則氣盈載滿每多驕恣傲慢自取敗亡而莫知其然者多矣然則喜爲人所忽而猶有不可忽者如此

一思本乎心經曰心怵惕思慮則傷神神傷則恐懼自失破䐃脫肉毛悴色夭死於冬此傷心則然也然思生於心脾必應之故思之不已則勞傷在脾經曰思傷脾又曰思則心有所

存神有所歸正氣留而不行故氣結矣凡此爲病脾氣結則爲噎膈爲嘔吐而飲食不能運食不運則血氣日消肌肉日削精神日減四肢不爲用而生脹滿泄瀉等證此傷心脾之傷也夫人孰無思而苦思難釋則勞傷至此此養生者所當戒也然思本傷脾而憂亦傷脾經曰脾愁憂而不解則傷意意傷則悗亂四肢不舉毛悴色夭死於春蓋人之憂思本多兼用而心脾肺所以並傷故致損上焦陽氣而二陽之病發自心脾以漸成虛勞之證者斷由乎此

一淫慾邪思又與憂思不同而損惟在腎蓋心耽慾念腎必應之凡君火動於上則相火應於下夫相火者水中之火也靜而守位則爲陽氣熾而無制則爲龍雷而涸澤燎原無所不至故其在腎則爲遺淋帶濁而水液漸以乾枯炎上入肝則逼血妄行而爲吐爲衄或爲營虛筋骨疼痛又上入脾則脾

陰受傷或爲發熱而飲食恶化痰涎再上至肺則皮毛無以扃固而以陽喘嗽甚至喑啞聲嘶是皆無根虛火陽不守舍而光燄詣天自下而上由腎而肺本源漸槁上實下虛是誠剝極之象也凡師尼室女失偶之輩雖非房室之勞而私情繫戀思想無窮或對面千里所願不得則慾火揺心真陰日削遂致虛損不救凡五勞之中莫此爲甚苟知重命愼毋蹈之

一七精傷腎恐亦居多蓋恐畏在心腎則受之故經曰恐傷腎又曰恐則精却又曰恐懼而不解則傷精精傷則骨痠痿厥精時自下余嘗診一在官少年因恐而致病病稍愈而陽痿及其病復終不可療又嘗見猝恐者必陰縮或遺尿是皆傷腎之徵也然恐固傷腎而怒亦傷腎經曰腎盛怒而不止則傷志志傷則喜妄其前言腰背不可以俛仰屈伸毛悴色夭

死於季夏是知盛怒不惟傷肝而腎亦受其害也

一怒生於心肝必應之怒不知節則勞傷在肝經曰怒傷肝又曰怒則氣逆甚則嘔血及飧泄故氣上矣蓋肝爲陰中之陽藏故肝之爲病有在陰者有在陽者如火因怒動而逼血妄行以致氣逆於上而脹痛喘急者此傷其陰者也又或氣以怒傷而木鬱無伸以致侵脾氣陷而爲嘔爲脹爲泄爲痛爲食飲不行者此傷其陽者也然隨怒隨消者未必致病藏氣堅固者未必致病惟先天稟弱而三陰易損者使不知節則東方之實多致西方之敗也然怒本傷肝而悲哀亦最傷肝經曰肝悲哀動中則傷魂魂傷則狂妄不精不精則不正當人陰縮而攣筋兩脇骨不舉毛悴色夭死於秋蓋怒盛傷肝肝氣實也悲哀傷肝肝氣虛也但實不終實而虛則終虛耳虛而不顧則必至勞損而治當察其邪正也

一驚氣本以入心而實通於肝膽經曰驚則心無所依神無所歸慮無所定故氣亂矣又曰東方色青入通於肝其病發驚駭此所以驚能動心而尤能傷及肝膽心爲君主固不可傷而膽以中正之官實少陽生氣所居故十一臟陽剛之氣皆取決於膽若或損之則諸臟生氣因皆消索致敗其危立見嘗見微驚致病者惟養心安神神復則病自却若驚畏日積或一時大驚損膽或致膽汁泄而通身發黃默默無言者皆不可救　一膽黃證論詳黃疸門

一色慾過度者多成勞損蓋人自有生以後惟賴後天精氣以爲立命之本故精強神亦強神強必多壽精虛氣亦虛氣虛必多夭其有先天所稟原不甚厚者但知自珍而培以後天則無不獲壽設禀賦本薄而且恣情縱慾再伐後天則必成虛損此而傷生咎將誰委○又有年將未冠壬水方生保養

萌芽正在此日而無知孺子遽摇女精余見苞萼未成而蜉蝣旦暮者多矣亦可悲也此其責不在孺子而在父師使不先有明誨俾知保生之道則彼以童心豈識利害而徒臨期懇禱號呼悲戚將何濟於事哉

一勞倦不顧者多成勞損夫勞之於人孰能免之如奔走食力之夫終日營營而未聞其勞者豈非勞乎但勞有不同耳蓋貧賤之勞作息有度無關榮辱習以爲常何病之有惟安閒柔脆之輩而苦竭心力斯爲害矣故或勞於名利而不知寒暑之傷或勞於色慾而不知旦暮之疲困或勞於遊蕩而忍饑竭力於呼盧馳驟之場或勞於疾病而剥削傷殘於無術庸醫之手或爲詩書困厄每緣螢雪①成災或以好勇逞强遂致絕筋乏力總之不知自量而務從勉强則一應妄作妄爲皆能致損凡勞倦之傷雖曰在脾而若此諸勞不同則凡

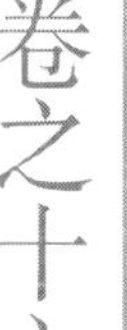

傷筋傷骨傷氣傷血傷精傷神傷皮毛肌肉則實兼之五臟矣嗚呼嗜慾迷人其害至此此其故則在但知有彼而忘其有我耳廣成子曰無勞女形無搖女精乃可以長生若此二言者人因其簡故多易之而不知養生之道於此八字而盡之矣顧可以忽之也耶

一少年縱酒者多成勞損夫酒本狂藥大損真陰惟少飲之未必無益多飲之難免無傷而耽飲之則受其害者十之八九矣且凡人之禀賦臟有陰陽而酒之性質亦有陰陽蓋酒成於釀其性則熱月化於水其質則寒若以陰虛者縱飲之則質不足以滋陰而性偏動火故熱者愈熱而病爲吐血衄血便血尿血喘嗽躁煩狂悖等證此酒性傷陰而然也若陽虛者縱飲之則性不足以扶陽而質留爲水故寒者愈寒而病爲臌脹泄瀉腹痛吞酸少食亡陽暴脫等證此酒質傷陽而

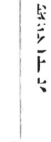

然也故縱酒者既能傷陰尤能傷陽害有如此人果知否矧酒能亂性每致因酒妄為則凡傷精竭力動氣失機及遇病不勝等事無所不至而陰受其損多罔覺也夫縱酒之時固不慮其害之若此及病至沉危猶不知為酒困之若此故余詳明於此以為縱酒者之先覺云（泄瀉脹滿二門俱有酒論）

一疾病誤治及失於調理者病後多成虛損蓋病有虛實治有補瀉必補瀉得宜斯為上工奈見世俗之醫固不知神理為何物而且并邪正緩急俱不知之故每致伐人元氣敗人生機而隨藥隨斃者已無從訴其有幸而得免而受其殘剝以致病後多成虛損而不能復振者此何以故也故凡醫有未明萬毋輕率是誠仁人積德之一端也至若失於調治致不能起則俗云小孔不補大孔叫苦亦自作之而自受之耳又何尤焉

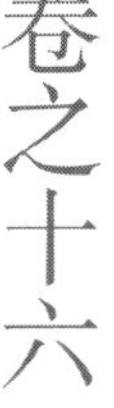

凡虛損之由具道如前無非酒色勞倦七情飲食所致故或先傷其氣氣傷必及於精或先傷其精精傷必及於氣但精氣在人無非謂之陰陰分蓋陰爲天一之根形質之祖故凡損在形質者總曰陰虛此大目也若分而言之則有陰中之陰虛者其病爲發熱躁煩頭紅面赤脣乾舌燥咽痛口瘡吐血衄血便血尿血大便燥結小水痛澁等證有陰中之陽虛者其病爲怯寒憔悴氣短神疲頭運目眩嘔惡食少腹痛飧泄二便不禁等證甚至咳嗽吐痰遺精盜汗氣喘聲瘖筋骨疼痛心神恍惚肌肉盡削夢與鬼交婦人月閉等證則無論陰陽凡病至極皆所必至總由眞陰之敗耳然眞陰所居惟腎爲主蓋腎爲精血之海而人之生氣即同天地之陽氣無非自下而上所以腎爲五臟之本故腎水虧則肝失所滋而血燥生腎水虧則水不②歸源而脾痰起腎水虧則心腎不交而神

乃敗腎水虧則盜傷肺氣而喘嗽頻腎水虧則孤陽無主而虚火熾凡勞傷等證使非傷入根本何以危篤至此故凡病甚於上者必其竭甚於下也余故曰虚邪之至害必歸陰五臟之傷窮必及腎窮而至此吾末如之何也矣夫所貴乎君子者亦貴其知微而已

一凡損傷元氣者本皆虚證而古方以虚損勞瘵各分門類則病若有異亦所宜辨蓋虚損之謂或有發見於一證或有困憊於暫時凡在經在臟但傷元氣則無非虚損病也至若勞瘵之有不同者則或以骨蒸或以乾嗽甚至吐血吐痰營衛俱敗尫羸日甚此其積漸有日本末俱竭而然但虚損之虚有在陰分有在陽分然病在未深多宜温補若勞瘵之虚深在陰中之陰分多有不宜温補者然凡治虚證宜温補者病多易治不宜温補者病多難治此虚勞若乎有異而不知勞

癆之損即損之深而虛之甚者耳凡虛損不愈則日甚成勞矣有不可不慎也

虛損兩顴紅赤或唇紅者陰虛於下逼陽於上也仲景曰其面戴陽者下虛故也○虛而多渴者腎水不足引水自救也○瘖啞聲不出者由腎氣之竭蓋聲出於喉而根於腎經曰內奪而厥則為瘖俳此腎虛也○虛而喘急者陰虛肺格氣無所歸也○喉乾咽痛者真水下虧虛火上浮也○不眠恍惚者血不養心神不能藏也○時多煩躁者陽中無陰柔不濟剛也○易生嗔怒或筋急痠痛者水虧木燥肝失所資也○飲食不甘肌肉漸削者脾元失守化機日敗也○心下跳動怔忡不寧者氣不歸精也經曰胃之大絡名曰虛里出於左乳下其動應衣宗氣泄也○盜汗不止者有火則陰不能守無火則陽不能固也○虛而多痰或如清水或多白沫者

此水泛爲痰，脾虚不能制水也○骨痛如折者，腎主骨，眞陰敗竭也○腰脇痛者，肝腎虚也○膝以下冷者，命門衰絶，火不歸源也○小水黄澁淋瀝者，眞陰虧竭，氣不化水也○足心如烙者，虚火爍陰，涌泉涸竭也

一凡陽虚之人，因氣虚也，陽氣既虚，即不能嚏。仲景曰：欲嚏不能，此人肚中寒。故凡以陽虚之證而忽見嚏者，便有回生之兆

論脉 共三條

虚損之脉，凡甚急、甚數、甚細、甚弱、甚澁、甚滑、甚短、甚長、甚浮、甚沉、甚弦、甚緊、甚洪、甚實者，皆勞傷之脉。然無論浮沉大小，但漸緩則漸有生意，若弦甚者病必甚，數甚者病必危，若以弦細而再加緊數，則百無一生矣

要畧曰：脉芤者爲血虚○沉遲而小者爲脱氣○大而無力爲

陽虛○數而無力爲陰虛○脉大而芤者爲脫血○平人脉大爲勞○虛氣亦爲勞○脉微細者盜汗○寸弱而軟爲上虛○尺弱軟澁爲下虛○尺軟滑疾爲血虛○兩關沉細爲胃虛

脉經曰脉來軟者爲虛○緩者爲虛○微弱者爲虛○弦者爲中虛○細而微小者氣血俱虛

辨爪

凡勞損之病本屬陰虛陰虛必血少而指爪爲精血之餘故凡於診候之際但見其指爪乾黄覺有枯槁之色則其髮膚營氣具在吾目中矣此於脉色之外便可知其有虛損之候而損之微甚亦可因之以辨也

論治 共七條

病之虛損變態不同因有五勞七傷證有營衛臟腑然總之則

人賴以生者惟此精氣而病爲虛損者亦惟此精氣氣虛者即陽虛也精虛者即陰虛也凡病有火盛水虧而見營衛燥津液枯者即陰虛之證也有水盛火虧而見臟腑寒脾腎敗者即陽虛之證也此惟陰陽偏困所以致然凡治此者但當培其不足不可伐其有餘夫既緣虛損而再去所餘則兩敗俱傷矣豈不殆哉惟是陰陽之辨猶有不易謂其陰陽之中復有陰陽其有似陽非陽似陰非陰者使非確有真見最易惑人此不可不詳察也且復有陰陽俱虛者則陽爲有生之本而所重者又弟在陽氣耳知乎此則虛損之治如指諸掌矣

一陽虛者多寒非謂外來之寒但陽氣不足則寒生於中也若待既寒則陽已敗矣而不知病見虛弱而别無熱證者便是陽虛之候即當温補元氣使陽氣漸回則真元自復矣蓋陽

虚之候多得之愁憂思慮以傷神或勞役不節以傷力或色慾過度而氣隨精去或素稟元陽不足而寒涼致傷等病皆陽氣受損之所由也欲補陽氣惟辛甘溫燥之劑爲宜萬勿兼清涼寒滑之品以殘此發生之氣如生地芍藥天麥門冬沙參之屬皆非所宜而石斛玄參知柏芩連龜膠之類則乂切不可用○若氣血俱虚者宜大補元煎或八珍湯或十全大補湯○五臓俱虚宜平補者五福飲○命門陰分不足者左歸飲左歸丸○命門陽分不足者右歸飲右歸丸○氣分虚寒者六氣煎○脾腎陰分虚寒諸變不一者理陰煎○三焦陽氣大虚者六味回陽飲○氣虚脾寒者一炁丹○胃氣虚寒者溫胃飲理中湯○血虚寒滯者五物煎

一陰虚者多熱以水不濟火而陰虚生熱也此病多得於酒色嗜慾或憤怒邪思流蕩狂勞以動五臓之火而先天元陰不

足者尤多此病凡患虛損而多熱多燥不宜熱食者便是陰虛之候欲滋其陰惟宜甘涼醇靜之物凡陰中有火者大忌辛溫如乾薑桂附破故紙白朮蒼朮半夏之屬皆不可輕用即如人參黃芪枸杞當歸杜仲之類是皆陰中有陽亦當酌宜而用之蓋恐陽旺則陰愈消熱增則水益涸耳然陰虛者因其水虧而水虧者又忌寒涼蓋苦劣之流斷非資補之物其有火盛之甚不得不從清涼者亦當兼壯水之劑相機間用而可止即止以防其敗斯得滋補之大法諸治如左

一虛損夜熱或午後發熱或喜冷便實者此皆陰虛生熱水不制火也宜加減一陰煎○若火在心腎而驚悸失志者宜二陰煎○若外熱不已而內不甚熱則但宜補陰不可清火宜一陰煎或六味地黃湯○其有元氣不足而虛熱不已者必用大補元煎庶乎久之自愈○寒熱門論治尤詳所當參閱

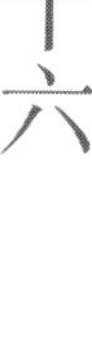

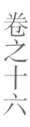

一虛損欬嗽雖五臟皆有所病然專主則在肺腎葢肺爲金臟金之所畏者火也金之化邪者燥也燥則必癢癢則必嗽正以腎水不能制火所以尅金陰精不能化氣所以病燥故爲欬嗽喘促咽痛喉瘡聲啞等證凡治此者只宜甘涼至靜之劑滋養金水使肺腎相生不受火制則真陰漸復而嗽可漸愈○火盛者宜四陰煎加減主之○火微者宜一陰煎六味地黃湯或左歸飲○兼受風寒而嗽者宜金水六君煎○貝母丸治嗽最佳

一虛損吐血者傷其陰也故或吐或衂所不能免但當察其有火無火及火之微甚而治之○凡火之盛者以火載血上而脉證之間自有熱證可辨急則治標此不得不暫用芩連梔柏竹葉童便之屬或單以抽薪飲徙薪飲之類主之○若陰虛而兼微火者宜保陰煎或清化飲或加減一陰煎主之血

止即當養血不宜過用寒涼也○若無實火而全屬傷陰則陰虛水虧血由傷動而爲吐爲衄者此宜甘純養陰之品以靜制動以和治傷使陰氣安靜得養則血自歸經宜一陰煎六味地黃湯或小營煎之類主之○若陰虛連肺而兼嗽兼血者宜四陰煎加減主之○若因勞役則無火證心脾腎三陰受傷而動血者宜五陰煎五福飲六味地黃丸之類主之○若陰虛於下格陽於上六脉無根而大吐大衄者此火不歸源眞陽失守而然宜右歸飲加減主之或八味地黃湯亦可此惟思慮勞倦過傷者多有此證○若因勞倦而素易嘔瀉多有脾不攝血而爲吐血下血者宜六味回陽飲大加白术主之萬不可用涼藥○若大吐大衄而六脉細微手足厥冷危在傾刻而血猶不止者速宜用鎮陰煎其血自止○若血脫至甚氣亦隨之因至厥逆昏憒者速當益氣以固生機

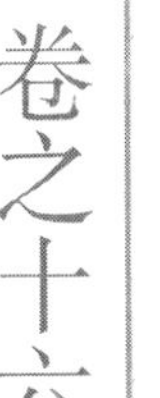

宜六味回陽飲或四味回陽飲主之若再用寒涼即死○總之失血吐血必其陰分大傷使非加意元氣培養真陰而或虛用寒涼則其陰氣愈損血雖得止而病必日敗矣

一虛損傷陰本由五臟雖五臟各有所主然五臟證治有可分者有不可分者如諸氣之損其治在肺神明之損其治在心飲食肌肉之損其治在脾諸血筋膜之損其治在肝精髓之損其治在腎此其可分者也然氣主於肺而化於精神主於心而化於氣肌肉主於脾而土生於火諸血藏於肝而血化於脾胃精髓主於腎而受之於五臟此其不可分者也及乎既甚則標本相傳連及臟腑此又方之不可執言也故凡補虛之法但當明其陰陽升降寒熱溫涼之性精中有氣氣中有精之因且凡上焦陽氣不足者必下陷於腎也當取之至陰之下下焦真陰不足者多飛越於上也可不引之歸源乎

所以治必求本方爲盡善然余用補之法則悉在新方八畧八陣中惟細察之可得其槩其有諸證未備者如遺精夢泄聲啞盜汗及婦人血枯經斷等證但於各門求之則無不俱有照應

辨似損非損

凡似損非損之證惟外感寒邪者乃有之蓋以外邪初感不爲解散而誤作内傷或用清涼或用消導以致寒邪鬱伏久留不散而爲寒熱往來或爲潮熱欬嗽其證則全似勞損若用治損之法以治此證則滋陰等劑愈以留邪熱蒸既久非損成損矣余嘗治愈數人皆其證也欲辨此者但當詳察表裏而審其致病之由蓋虚損之證必有所因而外感之邪其來則驟若或身有疼痛而微汗則熱退無汗則復熱或見大聲欬嗽脉雖弦緊而不甚數或兼和緩等證則雖病至一兩月

而邪有不解病終不退者本無勞損毋誤治也○若寒熱往來不止者宜一二三四五柴胡飲酌宜用之或正柴胡飲亦可○若兼欬嗽者柴陳煎○若脾腎氣虛而兼欬嗽者金水六君煎或邪有未解而兼寒熱者仍加柴胡

虛損危候

凡虛損既成不補將何以復而有不能服人參熟地及諸補之藥者此爲虛不受補何以望生○若勞損吐血失血之後嗽不能止而痰多甚者此以脾肺虛極飲食無能化血而隨食成痰此雖非血而實血之類也經曰白血出者死故凡痰之最多最濁者不可治○一左右者陰陽之道路其有不得左右眠而認邊難轉者此其陰陽之氣有所偏竭而然多不可治○一凡病虛損者原無外邪所以病雖至困中不憒亂其有患虛證別無邪熱而譫妄失倫者此心臟之敗神去之兆

也必死○一勞嗽喑啞聲不能出或喘急氣促者此肺臟之敗也必死○一勞損肌肉脫盡者此脾臟之敗也必死○一筋爲疲極之本凡病虛損者多有筋骨疼痛若痛有至極不可忍者乃血竭不能榮筋此肝臟之敗也必死○一勞損既久再及大便泄瀉不能禁止者此腎臟之敗也必死

述古 共四條

難經曰損脉之爲病奈何然一損損於皮毛皮聚而毛落二損損於血脉血脉虛少不能榮於五臟六腑三損損於肌肉肌肉消瘦飲食不能爲肌膚四損損於筋筋緩不能自收持五損損於骨骨痿不能起於床反此者至脉之病也從上下者骨痿不能起於床者死從下上者皮聚而毛落者死○治損之法損其肺者益其氣損其心者調其營衛損其脾者調其飲食適其寒溫損其肝者緩其中損其腎者益其精此治損

之法也○不能治其虛安問其餘故曰實實虛虛損不足而益有餘此中工之所害也

實按此上損下損之說其義極精然有未盡者猶宜悉也蓋凡思慮勞倦外感等證則傷陽傷於陽者病必自上而下也色慾醉飽內傷等證則傷陰傷於陰者病必自上而下也如經曰二陽之病發心脾有不得隱曲女子不月之類此即自上而下者也又經曰五臟主藏精者也不可傷傷則失守而陰虛陰虛則無氣無氣則死矣此即自下而上者也蓋自上而下者先傷乎氣故一損損於肺則病在聲息膚腠二損損於心則病在血脈顏色三損損於胃則病在飲食不調四損損於肝則病爲瘈瘲疼痛五損損於腎則病爲骨痿二便不禁此先傷於陽而後及乎陰陽竭於下則孤陰無以獨存不可爲也自下而上者先傷乎精故一損損於腎則病爲泉源

乾涸二損損於肝則病爲血動筋枯三損損於脾則病爲痰涎壅盛四損損於心則病爲神魂失守五損損於肺則病爲喘急短氣此先傷乎陰而後及乎陽陰竭於上則孤陽無以獨生不可爲也故曰心肺損而神衰肝腎虛而形敝脾胃損而食飲不歸血氣凡明哲之士則當察所由而預防其漸又何虛損之可慮若待源流俱竭而後歸罪於藥之不效醫之不良此其愚也亦甚矣

巢氏病源曰夫虛勞者五勞七傷六極是也一曰志勞二曰思勞三曰心勞四曰憂勞五曰瘦勞○又有肺勞者短氣而面浮鼻不聞香臭肝勞者面目乾黑口苦精神不守恐畏不能獨臥目視不明心勞者忽忽喜忘大便苦難或時鴨溏口內生瘡脾勞者舌本苦直不得嚥唾腎勞者背難以俛仰小便不利色赤黃而有餘瀝莖內痛陰囊濕生瘡小腹滿急

○六極者一曰氣極令人內虛五臟不足邪氣多正氣少不欲言二曰血極令人無顔色眉髮落忽忽喜忘三曰筋極令人數轉筋十指爪甲皆痛苦倦不能久立四曰骨極令人痠削齒苦痛手足煩疼不可以立不欲行動五曰肌極令人羸瘦無潤澤飲食不生肌肉六曰精極令人少氣噏噏然內虛五臟氣不足髮毛落悲傷喜忘

○七傷者一曰太飽傷脾脾傷善噫欲卧面黃二曰大怒逆氣傷肝肝傷少氣目闇三曰强力舉重久坐濕地傷腎腎傷少精腰背痛厥逆下冷四曰形寒寒飲傷肺肺傷少氣欬嗽鼻鳴五曰憂愁思慮傷心心傷苦驚喜忘喜怒六曰風雨寒暑傷形形傷髮膚枯夭七曰大恐懼不節傷志志傷恍惚不樂○又曰七傷者一曰陰寒二曰陰痿三曰裏急四曰精連五曰精少陰下濕六曰精清七曰小便苦數臨事不卒

王節齋曰：人若色慾過度，傷損精血，必生陰虛火動之病。睡中盜汗，午後發熱，咯咯欬嗽，倦怠無力，飲食少進，甚則痰涎泄血，或欬血、吐血、衄血，身熱，脈沉數，肌肉消瘦，此名勞瘵。最為難治，輕者用藥數十服，重者期以歲年。然必須病人惜命，堅心定志，絕房室，息妄想，戒惱怒，節飲食，以自培其根，此謂內外交治，庶可保全。

薛立齋曰：勞瘵之證，大抵屬足三陰虧損，虛熱無火之證，故晝發夜止，夜發晝止，不時而作。當用六味地黃丸為主，以補中益氣湯調補脾胃。若脾胃先損者，當以補中益氣湯為主，以六味地黃溫存肝腎，多有得生者。若誤用黃柏、知母之類，則復傷脾胃，飲食日少，諸臟愈虛，元氣下陷，腹痞作瀉，則不可救矣。夫衄血、吐血之類，因虛火妄動，血隨火而泛行；或陽氣虛不能攝血歸經而妄行。其脈弦洪，乃無根之火浮於外也。

大抵此證多因火土大旺金水衰涸之際不行保養及三冬火氣潛藏不遠幃幙戕賊真元故至春末夏初患頭疼腳軟食少體熱而爲注夏之病 或少有老態不耐寒暑不勝勞役四時迭病此因氣血方長而勞心虧損精神未滿而早爲斵喪故其見證難以名狀若左尺脈虛弱或細數是左腎之真陰不足也用六味丸右尺脈遲軟或沉細而數欲絕是命門之相火不足也用八味丸至於兩尺微弱是陰陽俱虛也用十補丸此皆滋其化源也仍須參前後發熱欬嗽諸證治之

附按

立齋治韓州同色慾過度煩熱作渴飲水不絕小便淋澀大便閉結唾痰如涌面目俱赤滿舌生刺時或身熱或身如芒刺而無定處兩足心如烙左三部脈洪而無倫此腎陰虛陽無所附而發於外蓋大熱而甚寒之不寒是無水也當峻補其

陰遂以加減八味丸料一斤用肉桂一兩以水頓煎六碗冷與服半餉熟睡至曉又溫飲一碗諸證悉退翼日畏寒足冷諸證仍至是無火也當補其陽急與八味丸四劑諸證俱退

又治府庠王以道元氣素弱復以科場歲考積勞致疾至十二月病大作大熱淚出隨凝目赤露胸氣息沉沉欲絶脈洪大鼓指按之如無舌乾如刺此内眞寒而外假熱也遂先服十全大補湯余曰服此藥其脈當收斂爲善少頃熟睡覺而惡寒增衣脈頓微細如絲此虚寒之眞象也余以人參一兩加熟附三錢水煎頓服而安夜間脈復脱乃以參二兩熟附五錢仍愈後以大劑參术歸身炙甘草等藥調理而愈

又治一童子年十四歲發熱吐血余謂宜補中益氣以滋化源不信乃用寒涼降火前證愈甚或謂曰童子未室何腎虚之

有參朮補氣奚爲用之余述丹溪先生曰腎主閉藏肝主疎泄二藏俱有相火而其系上屬於心心爲君火爲物所感則相火翕然而起雖不交會而精已暗耗矣又褚氏精血篇曰男子精未滿而御女以通其精則五臟有不滿之處異日有難狀之疾正此謂也遂用補中益氣湯及地黄丸而瘥

虛損論列方

大補元煎 新補一　　五福飲 新補六

十全大補湯 補二十　　左歸飲 新補二

左歸丸 新補四　　補中益氣湯 補三一

右歸飲 新補三　　右歸丸 新補五

四味回陽飲 新熱一　　一陰煎 新補八

二陰煎 新補十　　六味回陽飲 新熱二

四陰煎 新補十二　　五陰煎 新補十三

六味地黃湯補一 二一

理陰煎新熱三

五物煎新因三

加減八味丸補一二三

小營煎新補十五

鎮陰煎新熱十三

加減一陰煎新補九二

十補丸熱一七四

抽薪飲新寒三

柴陳煎新散九

正柴胡飲新散六

論外備用方

附子理中湯熱二虛

理中湯熱一

八味地黃湯補一二二

六氣煎新因二一

溫胃飲新熱五

金水六君煎新和一

保陰煎新寒一

一炁丹新補二

八珍湯補十九

徙薪飲新寒四

貝母丸新和十八

諸柴胡飲新散一二三四五

安腎丸熱一六七下元虛冷

小安腎丸熱一二一 下元虛冷　黑錫丹熱百九十
黃芪鱉甲煎寒九十 虛勞煩熱　大兔絲子丸固三一八
鱉甲地黃湯寒八九 虛勞煩熱　地黃膏寒九一 滋陰退熱
人參平肺湯因一八六 腎虛聲啞　退熱湯寒九三 急勞大熱
加味虎潛丸寒六四 補虛滋陰　人參五味子湯外一五三
封勞散婦一二四　三才封髓丹
麥門冬湯寒四五 氣熱血焦　大補地黃丸寒一五九
丸補陣所載古方新方俱宜酌用

勞倦內傷

經義

調經論帝曰陰虛生內熱奈何岐伯曰有所勞倦形氣衰少穀氣不盛上焦不行下脘不通胃氣熱熱氣熏胸中故內熱○

夫邪之生也或生於陰或生於陽其生於陽者得之風雨寒暑其生於陰者得之飲食居處陰陽喜怒

太陰陽明論曰故犯賊風虛邪者陽受之飲食不節起居不時者陰受之陽受之則入六腑陰受之則入五臟入六腑則身熱不時臥上爲喘呼入五臟則䐜滿閉塞下爲飧泄久爲腸澼

舉痛論曰勞則氣耗勞則喘息汗出外內皆越故氣耗矣

痹論曰陰氣者靜則神藏躁則消亡飲食自倍腸胃乃傷

本病論曰飲食勞倦即傷脾

論證 六五條

勞倦一證即東垣所謂內傷證也凡疾病在人有不因外感而受病於內者則無非內傷而東垣乃獨以飲食失節勞役不足之病爲內傷其故何也蓋外感內傷俱有惡寒發熱等證

外感寒熱者即傷寒也內傷寒熱者即勞倦也傷寒以外邪有餘多宜攻散勞倦以內傷不足多宜溫補然此二者病多相類最易惑亂故東垣特用內傷二字以爲外感之別蓋恐以勞倦之傷作傷寒之治則必致殺人矣此其大義所當先辨

一內傷之證東垣以飲食勞倦爲言然飲食之傷有二而勞倦之傷亦有二當辨如左

一飲食內傷之證凡饑飽失時者太饑則倉廩空虛必傷胃氣太飽則運化不及必傷脾氣然時饑時飽而致病者其傷在饑故當以調補爲主是即東垣之所謂也○其有不因饑飽而惟以縱肆口腹遂致留滯不化者當以化滯消食爲主方治當從飲食門○以上飲食二證一以傷饑不足一以留滯有餘治當知辨也

勞倦內傷之證有因困倦而忽然發熱或怠惰嗜臥懶於言語其脈緩而大或浮或細而無外邪者此即時人之所謂勞發也單宜溫補爲主○有因積勞饑飽致傷脾腎則最易感邪而病爲發熱頭痛脈緊惡寒類傷寒等證此內傷外感兼而有之是即所謂勞力感寒證也若以此爲真傷寒則既由勞傷已因不足是傷寒正治之法不可用也若以此爲非傷寒則甚至發斑發狂結胸譫語等證無不有之而不曰傷寒則人不服也觀東垣云大梁受圍之後死者多人豈俱感風寒者誠至言也蓋爲兵革所困者則爲利名所困者猶故今人多以勞倦而患傷寒者無非此類昧者不知而妄治殺人豈其天年之果盡耶誠可憫也○以上勞倦二證皆爲內傷而一以無邪一以有邪當辨而治也

一凡饑飽勞倦皆能傷人蓋人以飲食爲生飲食以脾胃爲主

今饑飽不時則胃氣傷矣又脾主四肢而勞倦過度則脾氣傷矣夫人以脾胃爲養生之本根本既傷焉有不病而人不知愼病斯及矣故有以勞倦致動虛火而病者有以饑餒致傷中氣而病者或以勞倦之後加之忍饑或以忍饑之後加之勞倦然而兩者之中則尤以受饑爲甚所以饑時不可臨病饑時不可勞形饑時不可受寒饑時不可任性饑時不可傷精饑時不可酬應知此數者是即却病養生之道也凡犯此者豈惟貧賤者爲然而富貴者尤多有之蓋有勢不容已則未免勞心竭力而邪得乘虛而入者皆內傷不足之證也奈時醫不能察無論虛實悉曰傷寒但知瀉火逐邪及汗吐下三法不知忘食忘勞既困於已而攻再削又困於醫標本俱竭其能生乎余目覩受此害者多矣恨不一時救正其如沿習成風釋疑未易故特演東垣大意詳著於此用救長夜

之燈也觀者其三思焉

論治 共四條

凡因勞倦而無外感者，或身雖微熱而脈見緩大無力全不緊數，或懶言嗜臥，或身常有汗，此即勞發之證，自與外感之頭疼脈緊筋骨痠痛者不同。治宜以補養爲主，氣復則愈。○虛在陽分者，宜四君子湯、五君子煎。○虛在陰分者，三陰煎、五陰煎，或大小營煎。○若脾胃中氣受傷者，理中湯、養中煎。○若血氣俱虛者，五福飲、八珍湯，或十全大補湯。

一 勞倦饑飽不時而致寒熱往來者，以饑時臟氣餒，勞時腠理開。腠理開則邪易感，臟氣餒則邪易入，所以饑飽勞倦不慎者，多令人爲頭痛發熱惡寒等證。雖曰此由內傷，而實有外感；雖有外感，而實以內傷。故東垣製補中益氣湯，以參芪歸术而加之升柴，以助生長之氣，使胃氣上升，則氣復於中而

陽達於外　此實和解之良法也若令人以勞倦傷陰而精血受病者爲尤多則芪术之屬亦有不相宜者茲余復製補陰益氣煎凡陽虛於下水虧不能作汗而邪有不解者此方尤勝之○愚有治脾三方并補中益氣湯論在後飲食門當參閱之

一勞倦感邪以致傷寒發熱頭疼身痛凡脈緊邪盛者不得不從解散治之○若虛本不甚而表邪不解者宜正柴胡飲○若外邪兼火者一柴胡飲○外邪兼寒者二柴胡飲○若氣血微虛者三柴胡飲或四柴胡飲○其有虛甚而邪不易解者宜理陰煎或大溫中飲所不可緩也

一夏月暑熱之時或於道途或於田野過於勞倦而身體薄弱者最易傷暑此亦勞倦之屬論治詳暑證門陽暑條中

辨脈

東垣曰：古人以脈上辨內外傷於人迎氣口，人迎脈大於氣口爲外傷，氣口脈大於人迎爲內傷。此辨固是，但其說有所未盡耳。外感風寒，皆有餘之證，是從前客邪來也，其病必見於左手，左手主表，乃行陽二十五度。內傷飲食及飲食不節，勞役所傷，皆不足之病也，必見於右手，右手主裏，乃行陰二十五度。故外感寒邪，則獨左手人迎脈浮緊，按之洪大。緊者後甚於弦，是足太陽寒水之脈；按之洪大而有力，中見手少陰心火之脈，丁與壬合，內顯洪大，乃傷寒脈也。若外感風邪，則人迎脈緩而大於氣口一倍，或兩倍、三倍。內傷飲食，則右寸氣口脈大於人迎一倍，傷之重者，過在少陰則兩倍，太陰則三倍，此內傷飲食之脈。

愚謂東垣發明內傷一證，其功誠爲不小。凡其所論有的確不易者，茲俱辨述於後；或稍有疑似者，姑已置之。至若辨脈

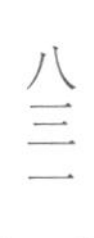

一條則有不容不辨者乃以左爲人迎主表右爲氣口主裏外感則左手人迎浮緊內傷則右手氣口脉大此其長中之短也夫人迎本陽明胃脉在結喉兩旁氣口本太陰肺脉兩手所同稱也迨晋之王叔和不知何所取義突謂左爲人迎右爲氣口左以候表右以候裏而東垣宗之故亦以爲言則大謬矣且內傷外感之分乃一表一裏不容紊也如肝腎在左豈無裏乎腸胃在右豈非表乎即如仲景之論傷寒亦但以浮大爲表沉細爲裏歷遡仲景之前以至倉扁軒岐初未聞有以左右言表裏者迨自叔和之後則悉宗其謬而傳始訛矣即無論六經之表裏而但以親歷所見者言之如脉見緊數此寒邪外感也然未有左數而右不數者又如所云左大者爲風邪右大者爲飲食則尤其不然夫人生稟賦之常凡右脉大者十居八九左脉大者十居一二若果陽邪在表

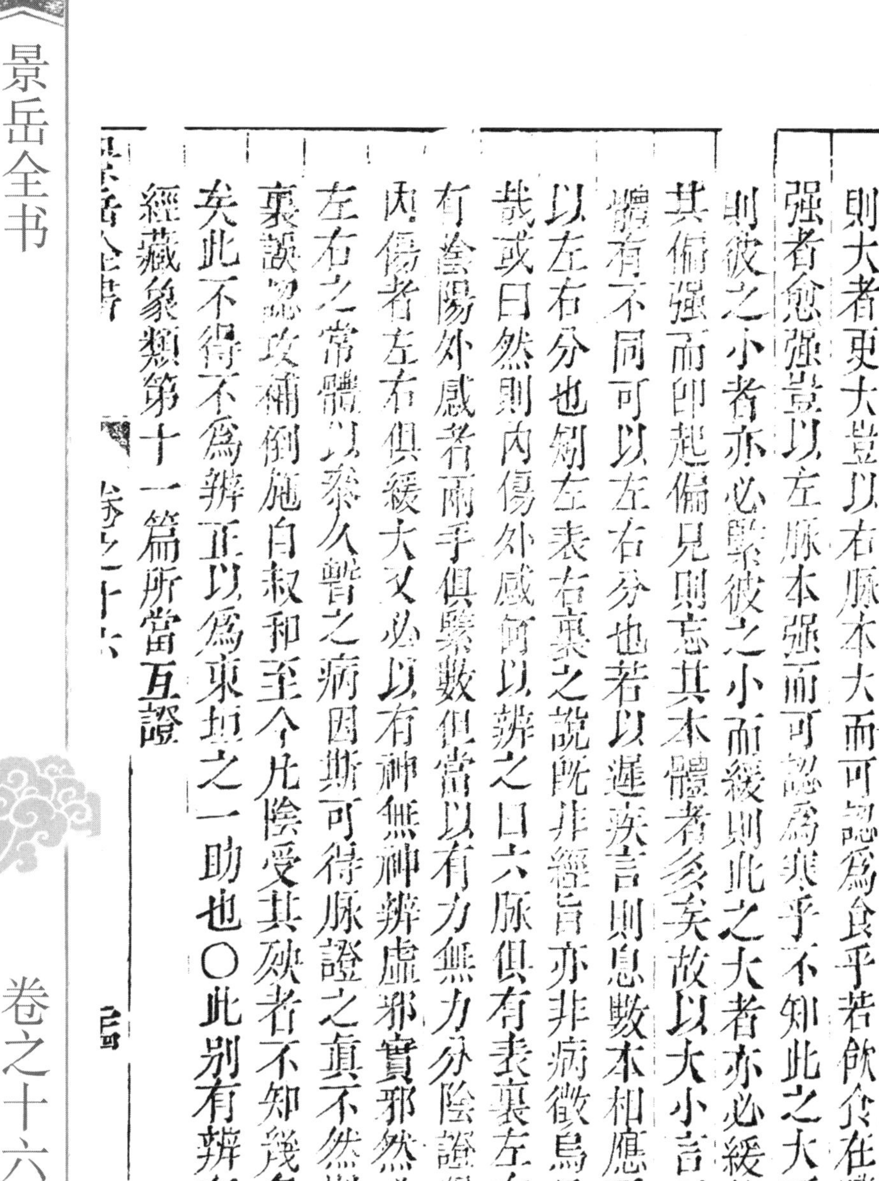

則大者更大豈以右脈本大而可認爲食乎若飲食在臟則强者愈强豈以左脈本强而可認爲寒乎不知此之大而緊則彼之小者亦必緊彼之小而緩則此之大者亦必緩若因其偏强而即起偏見則忘其本體者多矣故以大小言則脈體有不同可以左右分也若以遲疾言則息數本相應不可以左右分也矧左表右裏之説既非經旨亦非病徵烏足信哉或曰然則内傷外感何以辨之曰六脈俱有表裏左右各有陰陽外感者兩手俱緊數但當以有力無力分陰證陽證内傷者左右俱緩大又必以有神無神辨虚邪實邪然必察左右之常體以参久暫之病因斯可得脈證之眞不然則表裏誤認攻補倒施自叔和至今凡陰受其殃者不知幾多人矣此不得不爲辨正以爲東垣之一助也〇此别有辨在類經藏象類第十一篇所當互證

景岳全書　卷之十六　八

述古　共三條

李東垣曰：古之至人，窮陰陽之造化，究乎生死之際，所著內經悉言人以胃氣為本。蓋人受水穀之氣以生，所謂元氣、穀氣、營氣、衛氣、清氣、春升生發之氣，此六者以穀氣上行，皆胃氣之別稱也。使穀氣不得升浮，是生長之令不行，則無陽以護其營衛，不任風寒，乃生寒熱，皆脾胃之氣不足所致也。然而與外感風寒之證顏同而理異。內傷脾胃，乃傷其氣；外感風寒，乃傷其形。傷外為有餘，有餘者瀉之；傷內為不足，不足者補之。汗之、下之、吐之、克之，皆瀉也；溫之、和之、調之、養之，皆補也。內傷不足之病，苟誤認作外感有餘之病而反瀉之，則虛其虛也。難經曰：實實虛虛，損不足而益有餘，如此死者，醫殺之耳。然則奈何？曰：惟當以甘溫之劑補其中，升其陽，甘寒以瀉其火則愈。內經曰：勞者溫之，損者溫之。蓋溫能除大熱，大

忌苦寒之劑瀉胃止耳今立補中益氣湯

○又曰夫喜怒不節起居不時有所勞傷皆損其氣氣衰則火旺火旺則乘其脾土脾主四肢故困熱無氣以動懶於言語動作喘乏表熱自汗心煩不安當病之時宜安心靜坐以養其氣以甘寒瀉其熱火以酸味收其散氣以甘温補其中氣經言勞者温之損者温之是也金匱要畧曰平人脉大爲勞虛極亦爲勞夫勞之爲病其脉浮大手足煩熱春夏劇秋冬火差以黄耆建中湯治之此亦温之之意也

○又曰脾胃受勞役之疾飲食又復失節耽病日久事息心安飽食太甚病乃大作故肉傷飲食則亦惡風寒是營衛失守皮膚間無陽以滋養不能任風寒也皮毛之絶則心肺之本亦絶矣蓋胃氣不升元氣不至無以滋養心肺乃不足之證也計受病不一飲食失節勞役所傷因而飽食肉傷者極

多外傷者間而有之舉世醫者往往將元氣不足之證便作外傷風寒表實之證而反治心肺是重絕其表也安得不死乎若曰不然請以衆人之耳聞目見者證之向者壬辰改元京師戒嚴迨三月下旬受敵者凡半月解圍之後都人之不受病者萬無一二既病而死者繼踵而不絕都門十有二所每日各門所送多者二千少者不下一千似此者幾三月此百萬人豈俱感風寒外傷者耶大都人在圍城中飲食失節勞役所傷不待言而知由其朝饑暮飽起居不時寒温失所動經三兩月胃氣虧之久矣一旦飽食太過感而傷人而又調治失宜其死也無疑矣非惟大梁爲然遠在貞祐興定間如東平如太原如鳳翔解圍之後病傷而死無不皆然余在大梁凡所親見有發表者有以巴豆推之者有以承氣湯下之者俄而變結胸發黄又以陷胸湯丸及茵陳湯下之無不

死者蓋例非傷寒，以調治差誤，變而似真傷寒之證，皆藥之罪也。往者不可追，來者猶可及。輒以生平已試之效，著內外傷辨論一篇，推明前哲之餘論，歷舉近世之變故，庶幾同志者審其或中，觸類而長之，免後人之橫夭耳。

東垣辨氣少氣盛曰：外傷風寒者，其氣壅盛而有餘；內傷飲食勞役者，其口鼻中氣皆短促不足以息。何以分之？蓋④內傷風寒者，心肺元氣初無減損，又添邪氣助之，使鼻氣壅塞不利，面赤不通，其鼻中氣不能出，併從口出，但發一言，必前輕後重，其聲壯厲而有力者，乃有餘之驗也。傷風則決然鼻流清涕，其聲嗄，其言響如從甕中出，亦前輕而後重，高揭而有力，皆氣盛有餘之驗也。內傷飲食勞役者，心肺之氣先損，為熱所傷，熱既傷氣，四肢無力以動，故口鼻中皆短氣少氣，上喘懶語，人有所問，十不欲對，其一縱勉强答之，其氣亦怯，其聲

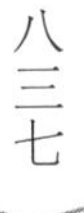

亦低是其氣短少不足之驗也明白如此雖婦人女子亦能辨之豈有醫者反不能辨之乎

東垣辨頭痛曰內證頭痛有時而作有時而止外證頭痛常常有之直須傳入裏實方罷此內外證之不同也

勞倦論列方

五福飲新補六　養中煎新熱四

八珍湯補十九　理中湯熱一

理陰煎新熱三　大營煎新補十四

小營煎新補十五　四君子湯補一

五君子煎新熱六　大溫中飲新散八

一柴胡飲新散一　二柴胡飲新散

三柴胡飲新散三　正柴胡飲新散六

十全大補湯補二十　補中益氣湯補三一

關格

經義

六節藏象論曰人迎一盛病在少陽二盛病在太陽三盛病在陽明四盛已上為格陽○寸口一盛病在厥陰二盛病在少陰三盛病在太陰四盛已上為關陰○人迎與寸口俱盛四倍已上為關格關格之脈羸不能極於天地之精氣則死矣

終始篇曰人迎一盛病在足少陽一盛而躁病在手少陽人迎二盛病在足太陽二盛而躁病在手太陽人迎三盛病在足

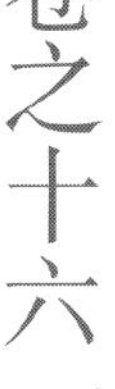

陽明三盛而躁病在手陽明人迎四盛且大且數名曰溢陽溢陽爲外格○脈口一盛病在足厥陰一盛而躁在手心主脈口二盛病在足少陰二盛而躁在手少陰脈口三盛病在足太陰三盛而躁在手太陰脈口四盛且大且數者名曰溢陰溢陰爲內關內關不通死不治○人迎與太陰脈口俱盛四倍以上命曰關格關格者與之短期○以上俱有刺法詳載類經鍼刺類

禁服篇曰寸口主中人迎主外兩者相應俱往俱來若引繩大小齊等春夏人迎微大秋冬寸口微大如是者名曰平人○人迎四倍者且大且數名曰溢陽溢陽爲外格死不治必審按其寒熱以驗其臟腑之病○寸口四倍者名曰內關內關者且大且數死不治必審察其本末之寒溫以驗其臟腑之病

脉度篇曰：五臓不和則七竅不通，六腑不和則留結爲癰。故邪在腑則陽脉不和，陽脉不和則氣留之，氣留之則陽氣盛矣。陽氣太盛則陰不利，陰脉不利則血留之，血留之則陰氣盛矣。陰氣太盛則陽氣不能榮也，故曰關。陽氣太盛則陰氣弗能榮也，故曰格。陰陽俱盛，不得相榮，故曰關格。關格者，不得盡期而死也。

論證 共四條

關格一證，在内經本言脉體，以明陰陽離絶之危證也。如六節藏象論、終始篇、禁服篇及脉度、經脉等篇，言之再四，其重可知。自秦越人三難曰：上魚爲溢，爲外關内格；入尺爲覆，爲内關外格。此以尺寸言關格，已失本經之意矣。又仲景曰：在尺爲關，在寸爲格；關則不得小便，格則吐逆。故後世自叔和、東垣以來，無不以此相傳，而竟置關格一證於烏有矣。再至丹

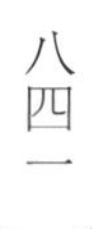

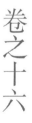

溪則曰此證多死寒在上熱在下脈兩寸俱盛四倍以上法當吐以提其氣之橫格不必在出痰也愚謂兩寸俱盛四倍又安得爲寒在上耶且脈大如此則浮豁無根其虛可知又堪吐乎謬而又謬莫此甚矣夫內經云人迎四倍寸口四倍既非尺寸之謂而曰吐逆者特隔食一證耳曰不得小便者特癃閉一證耳二證自有本條其與關格何涉數子且然況其他乎又安望治此者之無謬哉

關格證在內經本以人迎察六腑之陽寸口察五臟之陰人迎盛至四倍已上此陽明經孤陽獨見水不濟火也故曰格陽格陽者陰格於陽也氣口盛至四倍已上此太陰經元陰無主氣不歸精也故曰關陰關陰者陽關於陰也若人迎寸口俱盛至四倍以上且大且數此其陽氣不藏故陰中無陽陰氣不升故陽中無陰陰陽相離故名關格也凡見此者總

由酒色傷腎情慾傷精以致陽不守舍故脉浮氣露亢極如此此則真陰敗竭元海無根是誠亢龍有悔之象最危之候也

一內經以人迎寸口俱診關格今後世診法則但取寸口而不察人迎似於法有未盡然寸口為脉之大會而脉見於彼未有不見於此者所以但察氣口則人迎之脉亦可槩見故凡見寸口弦大至極甚至四倍已上且大且數者便是關格之脉不得誤認為火證余嘗診此數人察其脉則如弦如革洪大異常故云四倍察其證則脉動身亦動凡乳下之虛與臍傍之動氣無不舂舂然振振然與脉俱應者察其形氣則上有微喘而動作則喘甚肢體無力而藉藉多慌張謂其為虛損則本無欬嗽失血等證謂其為痰火則又無實邪發熱等證此關格之所以異也然惟富貴之人及形體豐肥者多有

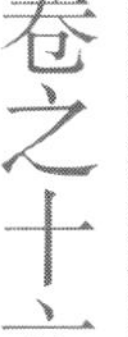

此證求其所因則無非耽嗜少艾中年酒色所致是雖與勞損證若有不同而實即勞損之别名也此老成之人所以當知慎也○有喘論在喘證門互閱可也

一本經脉度篇所云陰氣太盛則陽氣不能榮也故曰關陽氣太盛則陰氣弗能榮也故曰格陰陽俱盛不能相榮故曰關格關格者不得盡期而死此舉脉證而兼言之也若以脉言則如前之四倍者是也若以證言則又有陰陽俱盛者以陽病極於陽分而陰病極於陰分也凡陽盛於陽者若乎當瀉而陰分見陰有不可瀉陰極於陰者若乎當補而陽分見陽又不可補病若此者陽自陽而陽中無陰陰自陰而陰中無陽上下否隔兩顧弗能補之不可瀉之又不可是亦關格之證也有死而已此與真寒假熱真熱假寒之證大有不同學者當辨其疑似

論治 共三條

關格之脉必弦大至極夫弦者爲中虛浮大者爲陰虛此腎水大虧有陽無陰之脉也治此者宜以峻補眞陰爲主然又當察其虛中之寒熱陰中之陰陽分別處治斯盡善也

關格證凡兼陽臟者必多熱宜一陰煎左歸飲左歸丸之類主之○兼陰臟者不多寒宜大營煎右歸飲右歸丸之類主之○若不熱不寒臟氣本平者宜五福飲三陰煎及大補元煎之類主之

關格證所傷根本已甚雖藥餌必不可廢如精虛者當助其精氣虛者當助其氣其有言難盡悉者宜於古今補陣諸方中擇宜用之斯固治之之法然必須遠居別室養靜澄心假以歲月斯可全愈若不避絕人事加意調理而但靠藥餌則恐一暴十寒得失相半終無濟於事也凡患此者不可不知

關格論列方

五福飲 新補六　　大營煎 新補十四

大補元煎 新補一　　一陰煎 新補八

三陰煎 新補十　　左歸飲 新補二

左歸丸 新補四　　右歸飲 新補三

右歸丸 新補五

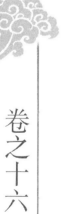

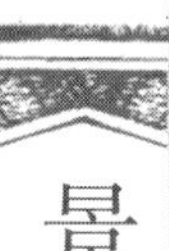

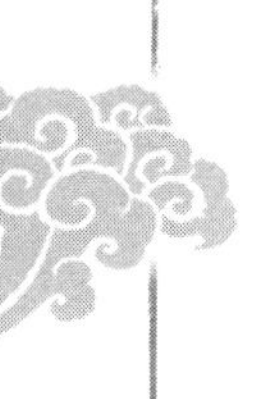

校注

①螢雪：即囊萤映雪，形容家境贫穷，勤学苦读。『囊萤』，晋代车胤少时家贫，夏天以练囊装萤火虫照明读书。『映雪』，晋代孙康冬天常利用雪的反光读书。

②□：藜照楼本此处模糊，四库本作『不』，可从。

③炁：同『气』。

④内：据文义，当作『外』。

景岳全書卷之十七理集

雜證謨
會稽　張介賓　會卿著
會稽　魯　超　謙菴訂

飲食門

經義

平人氣象論曰：平人之常氣稟於胃，胃者平人之常氣也。人無胃氣曰逆，逆者死。○人以水穀爲本，故人絕水穀則死，脉無胃氣亦死。所謂無胃氣者，但得真臟脉，不得胃氣也。

營衛生會篇曰：人受氣於穀，穀入於胃，以傳於肺，五臟六腑皆以受氣。其清者爲營，濁者爲衛，營在脉中，衛在脉外。

五味篇曰：天地之精氣，其大數常出三入一，故穀不入，半日則氣衰，一日則氣少矣。

平人絶穀篇曰腸胃之中常留穀二斗水一斗五升故平人日再後後二升半一日中五升七日五七三斗五升而留水穀盡矣故平人不食飲七日而死者水穀精氣津液皆盡故也

六節藏象論曰天食人以五氣地食人以五味五氣入鼻藏於心肺上使五色修明音聲能彰五味入口藏於腸胃味有所藏以養五氣氣和而生津液相成神乃自生

刺節眞邪論曰眞氣者所受於天與穀氣并而充身也

經脉別論曰食氣入胃散精於肝淫氣於筋○食氣入胃濁氣歸心淫精於脉脉氣流經經氣歸於肺肺朝百脉輸精於皮毛毛脉合精行氣於腑腑精神明留於四臟氣歸於權衡權衡以平氣口成寸以決死生○飲入於胃游溢精氣上輸於脾脾氣散精上歸於肺通調水道下輸膀胱水精四布五經並行合於四時五臟陰陽揆度以爲常也

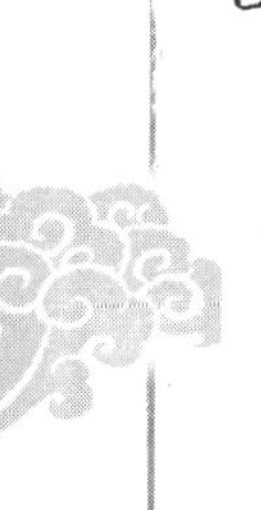

口問篇曰：穀入於胃，胃氣上注於肺。

營氣篇曰：營氣之道，內穀爲寶。穀入於胃，乃傳之肺，流溢於中，布散於外，精專者行於經隧。

病能論曰：食入於陰，長氣於陽。

陰陽應象大論曰：水穀之寒熱，感則害於六腑。○形不足者，溫之以氣；精不足者，補之以味。

五臟別論曰：胃者，水穀之海，六腑之大源也。五味入口，藏於胃以養五臟氣。

至眞要大論曰：五味入胃，各歸所喜，故酸先入肝，苦先入心，甘先入脾，辛先入肺，鹹先入腎。久而增氣，物化之常也；氣增而久，夭之由也。詳諸氣門治氣條中。

藏氣法時論曰：肝苦急，急食甘以緩之。心苦緩，急食酸以收之。脾苦濕，急食苦以燥之。肺苦氣上逆，急食苦以泄之。腎苦燥

急食辛以潤之○肝欲散急食辛以散之心欲耎急食鹹以耎之脾欲緩急食甘以緩之肝欲收急食酸以收之腎欲堅急食苦以堅之

宣明五氣篇曰辛走氣氣病無多食辛鹹走血血病無多食鹹苦走骨骨病無多食苦甘走肉肉病無多食甘酸走筋筋病無多食酸○九鍼論曰病在骨無食鹹病在血無食苦

五味篇曰肝病禁辛心病禁鹹脾病禁酸腎病禁甘肺病禁苦

五味論曰酸走筋多食之令人癃鹹走血多食之令人渴辛走氣多食之令人洞心苦走骨多食之令人變嘔甘走肉多食之令人悗心

生氣通天論曰陰之所生本在五味陰之五宮傷在五味是故味過於酸肝氣以津脾氣乃絕味過於鹹大骨氣勞短肌心氣抑味過於甘心氣喘滿色黑腎氣不衡味過於苦脾氣不

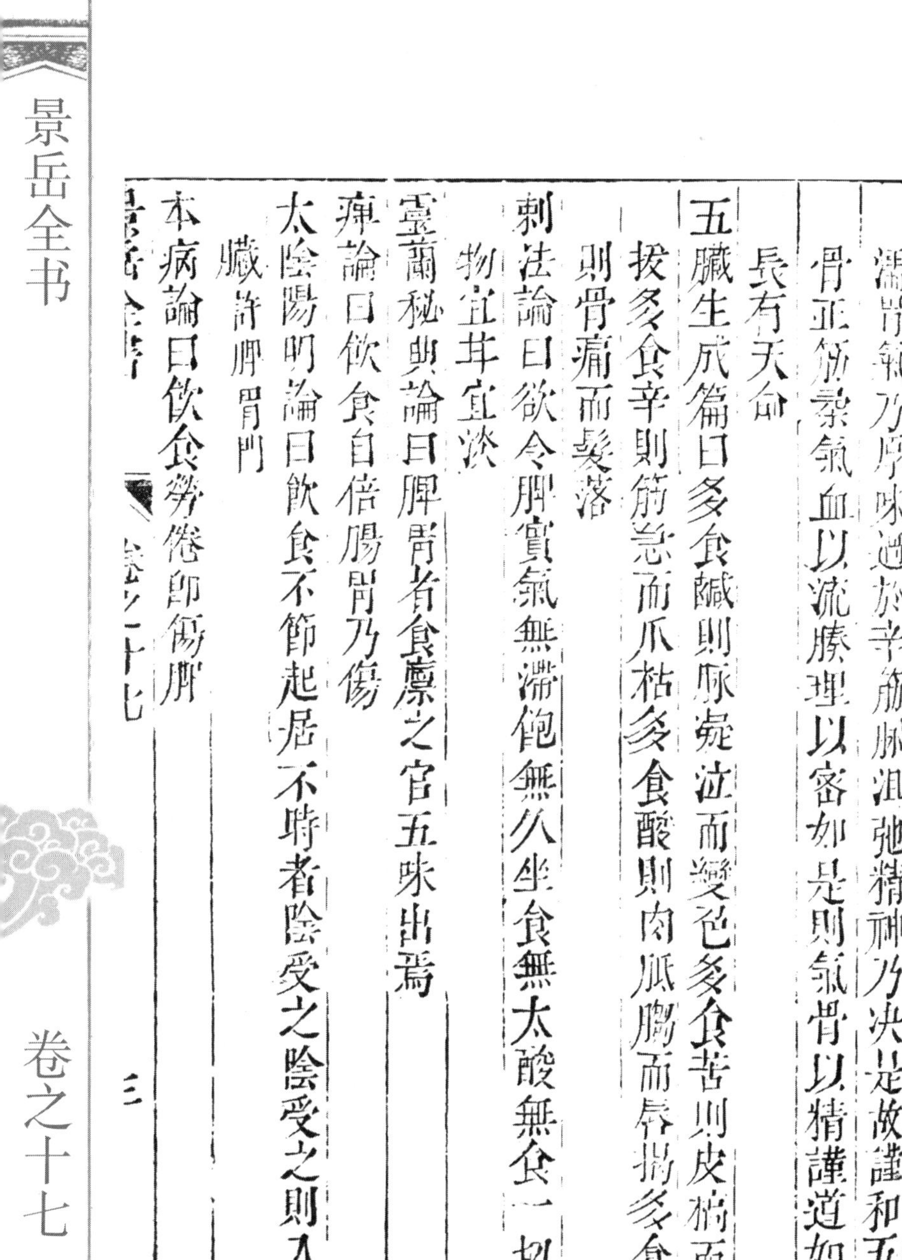

濡胃氣乃厚味過於辛筋脉沮弛精神乃决是故謹和五味骨正筋柔氣血以流腠理以密如是則氣骨以精謹道如法長有天命

五臟生成篇曰多食鹹則脉凝泣而變色多食苦則皮槁而毛拔多食辛則筋急而爪枯多食酸則肉胝䐢而唇揭多食甘則骨痛而髮落

刺法論曰欲令脾實氣無滯飽無久坐食無太酸無食一切生物宜甘宜淡

靈蘭秘典論曰脾胃者倉廩之官五味出焉

痺論曰飲食自倍腸胃乃傷

太陰陽明論曰飲食不節起居不時者陰受之陰受之則入五臟詳脾胃門

本病論曰飲食勞倦即傷脾

邪氣臟腑病形篇曰形寒寒飲則傷肺○腎脉微緩爲洞洞者食入還出

刺志論曰穀盛氣盛穀虛氣虛此其常也反此者病穀入多而氣少此謂反也穀不入而氣多此謂反也穀入多而氣少者得之有所脫血濕居下也穀入少而氣多者邪在胃及與肺也

脉解篇曰少陰所謂惡聞食臭者胃無氣故惡聞食臭也

論證 共五條

凡飲食傷脾之證有寒傷有熱傷有暫病有久病有虛證有實證但熱者暫者實者人皆易知而寒者久者虛者人多不識如今人以生冷瓜果致傷胃氣而爲瀉爲痢爲痛之類者人猶以爲火證而治以寒涼者是不識寒證也有偶因停滯而爲脹爲痛者人皆知其實也然脾胃强壯者即滯亦易化惟

其不能化者則最有中虛之證故或以不食亦知饑少食即作脹或以無饑無飽全然不思飲食或以胃虛兼嘔而腹滿膨膨或以火不生土而時食時吐或中氣不化則胸喉若有所哽而本非飲食之滯者或因病致傷胃氣則久不思食而本非中滿之病者且胃病於暫者多實脾病於久者多虛時醫於此無論邪正久暫鮮有不用開胃消導等劑是不知虛證也蓋脾胃之職原以化食爲能今既不能化食乃其所能者病而尚可專意剋伐以害其能乎且凡欲治病必須先藉胃氣以爲行藥之主若胃氣實者攻之則去而疾常易愈此以胃氣强而藥力易行也胃氣虛者攻亦不去此非藥不去病也以胃虛本弱攻之則益弱而藥力愈不能行也若久攻之非惟藥不能行必致元氣愈傷病必愈甚盡去其能必於死矣矧體質貴賤尤有不同凡藜藿壯夫及新暴之病自宜

消伐惟速去為善若以弱質弱病而不顧虛實槩施欲速攻治之法則無不危矣

一停食者必惡食

一素喜冷食者內必多熱素喜熱食者內必多寒故內寒者不喜寒內熱者不喜熱然熱者嗜寒多生中寒寒者嗜熱多生內熱此內經所謂久而增氣物化之常也氣增而久夭之由也故凡治病養生者又當於素稟中察其嗜好偏勝之弊

一飲食致病凡傷於熱者多為火證而停滯者少傷於寒者多為停滯而全非火證大都飲食之傷必因寒物者居多而溫平者次之熱者又次之故治此者不可不察其所因

一偶病之人多有非食而疑食者曰某日曾食某物或某肉某麵其日即病醫者不論虛實但聞此言且見胃口不開必先治食夫未病之人誰有不食豈必預為停食而待病至者斯

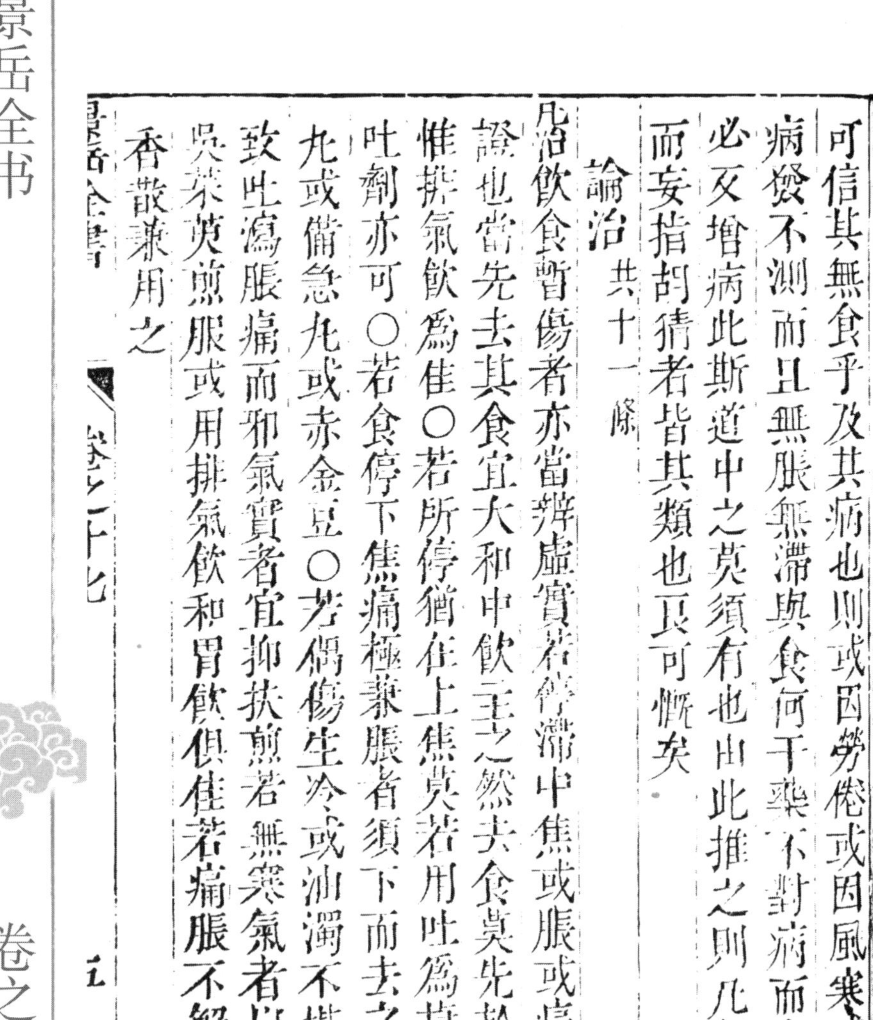

可信其無食乎及其病也則或因勞倦或因風寒或因七情病發不測而且無脹無滯與食何干藥不對病而妄行剝削必反增病此斯道中之莫須有也由此推之則凡無據無證而妄指胡猜者皆其類也亦可概矣

論治 共十一條

凡治飲食暫傷者亦當辨虛實若停滯中焦或脹或痛者此實證也當先去其食宜大和中飲主之然夫食莫先於理氣又惟排氣飲爲佳○若所停猶在上焦莫若用吐爲捷法或用吐劑亦可○若食停下焦痛極兼脹者須下而去之宜神祐丸或備急丸或赤金豆○若偶傷生冷或油膩不堪等物以致吐瀉脹痛而邪氣實者宜抑扶煎若無寒氣者以本方去吳茱萸煎服或用排氣飲和胃飲俱佳若痛脹不解者宜神香散兼用之

飲食傷脾而吐瀉已甚者，但察其無中滿無腹痛而惟嘔惡不能止，此其食物必已盡去，而以中氣受傷大虛而然，或其人困倦不寧，少氣多汗，六脈豁大無神者，宜理中湯、五君子煎，或溫胃飲之類主之〇若吐甚極虛者，宜四味回陽飲、瀉甚極虛者，宜胃關煎〇凡大吐大瀉之後，多爲腹脹，若但外脹而內不覺脹，或惡聞食氣，不欲飲食者，皆脾氣大虛之候，速宜用前溫補諸法調治之

一凡少年小兒輩多有縱肆口腹，以致胃氣不清，或時微脹，或時疼痛，或膨膨然不思飲食，此皆傷脾而然，而實亦食滯使然也，滯多者宜和胃飲，滯少者宜枳朮丸，或芍藥枳朮丸，日漸服之，仍節飲食，自可全愈

一凡失饑傷飽，損及脾胃，多令人胸膈痞悶，不能消化飲食，少思，口中無味，或噯氣吞酸，神體困倦，此皆脾氣受傷，中虛而

然宜木香人參枳朮丸或大健脾丸去黄連主之其虚甚者宜理中湯或温胃飲○若虚在下焦而陰中無陽不能生土者惟理陰煎加减主之爲善

一病後胃口不開飲食不進者有二證蓋一以濁氣未淨或餘火未清但宜以小和中飲加减主之○一以脾胃受傷病邪雖去而中氣未復故或有數日不能食或旬日不能開或咽喉中若有所哽如梅核氣者此中本無停積但以陽氣未舒陰翳作滯胃氣太虚不能運化而然輕則温胃飲甚則必加人參附子但使陽氣得行則胃口自開也

一凡飲酒致傷者多宜除濕利水若或傷氣亦宜間用人參然其證有三不可不辨○一以酒濕傷脾致生痰逆嘔吐胸膈痞塞飲食減少者宜葛花解醒湯胃苓湯五苓散之類主之○一以酒熱傷陰或致發熱動血者宜黄芩芍藥湯清化飲

徙薪飲之類主之〇一以酒質傷臟致生泄瀉不已若氣強力壯者惟五苓散胃苓湯之類皆可除濕止瀉若因濕生寒以瀉傷陰致損命門陽氣者非胃關煎及五德丸九炁丹之類不可

一怒氣傷肝則肝木之氣必侵脾土而胃氣受傷致妨飲食此雖以肝氣之逆然肝氣無不漸散而脾氣之傷則受其困矣此所以不必重肝而重當在脾也故凡遇此證但當察其逆滯之有無如無脇痛脹滿等證則不必疏氣單宜以養脾益氣爲主如五味異功散歸脾湯之屬是也或於補養藥中少加烏藥青皮白豆蔻以佐之亦可

凡時食時吐或朝食暮吐等證詳載反胃門

善食而瘦者多因有火然當察火之微甚微火者微清之如生地芍藥丹皮沙參麥冬石斛竹葉地骨皮黄芩知母細甘

草之屬是也若火甚者或隨食隨饑隨飲隨渴或肌膚燥熱二便濇結則石膏黄連梔子黄柏龍膽草苦參之屬斷不可免此當察其三焦五臟隨所在而治之然陽盛者陰必虚如一陰煎二陰煎四陰煎之屬皆當擇而用也○一不能食而瘦者必其脾胃虚弱不能健運而然故或爲嗳氣吞酸痞滿不饑等證宜四君子湯歸脾湯○若兼寒者宜五君子煎養中煎理中湯○其命門火衰者宜右歸飲右歸丸八味地黄丸之類主之

一凡喜食茶葉喜食生米者多因胃有伏火所以能消此物余嘗以清火滋陰之藥愈此者數人蓋察其脉證有火象故隨用隨效也○又有喜食炭者必其胃寒而濕故喜此燥澀之物亦當詳察脉證宜以健脾温胃爲主

一食飲所傷治當從類如麥芽神麯能消米麵之積砂仁厚朴

蘿蔔子阿魏能消肉食之積山查枳實能消瓜果之積凡因濕者宜治以燥如半夏蒼术草果澤瀉之屬因寒者宜治以熱如薑桂吳茱萸肉豆蔻之屬因熱者宜治以寒如芩連梔子青皮之屬氣滯者當行其氣宜木香烏藥香附白芥子之屬血滯者當行其血宜桃仁紅花蘇木玄胡之屬食聚積堅行故不易者宜巴豆大黃三稜蓬术之屬凡治食積所停古法不過如此雖然此不過言其大槩耳至若淺深虛實貴酌權宜凡欲攻有形須從乎味欲散凝滯須從乎氣未有氣行而食不隨者則此中之氣味通變又自有相濟之妙故不可以不察也〇一食停小腹治按詳心腹痛門當參閱之

論脾胃三方

人賴脾胃爲養生之本則在乎健與不健耳而健脾三方如潔古之枳术丸東垣之平胃散及補中益氣湯俱當今之相傳

以爲準繩者也夫所謂平胃者欲平治其不平也此東垣爲胃强邪實者設故其性味從辛從燥從苦而能消能散惟有滯有濕有積者宜之今見方家每以此爲常服健脾之劑動輒用之而不察可否其誤甚矣

一潔古枳朮丸以白朮爲君脾得其燥所以能健然佐以枳實其味苦峻有推墻倒壁之功此實寓攻於守之劑惟脾氣不清而滯勝者正當用之若脾氣已虚非所宜也今人不察相傳爲補脾之藥而朝吞暮餌或以小兒瘦弱而製令常服則適足以傷其氣助其瘦耳用宜酌也

一補中益氣湯乃東垣獨得之心法蓋以脾胃屬土爲水穀之海凡五臟生成惟此是賴者在賴其發生之氣運而上行故由胃達脾由脾達肺而生長萬物滋溉一身即如天地之土其氣皆然凡春夏之土能生能長者以得陽氣而上升升則

向生也秋冬之土不生不長者以得陰氣而下降降則向死也今本方以升柴助升氣以參芪歸术助陽氣此東垣立方之意誠盡善矣第肺本象天脾本象地地天既交所以成泰然不知泰之前猶有臨臨之前猶有復此實三陽之元始故余再製補陰益氣煎正所以助臨復之氣庶乎得根本之道而足補東垣之未盡也○又補中益氣湯之用原為補中扶陽而設然補陽之義則亦有宜否之辨用者不可不知如東垣用此以治勞倦內傷發熱等證雖曰為助陽也非發汗也然實有不散而散之意故於勞倦感寒或陽虛痎瘧及脾氣下陷等證則最所宜也若全無表邪寒熱而但有中氣虧甚者則升柴之類大非所宜何也蓋升柴之味皆兼苦寒升柴之性皆專疏散雖曰升麻入脾胃柴胡入肝胆能引清氣上升然惟有邪者固可因升而散之使或無邪能不因散而愈

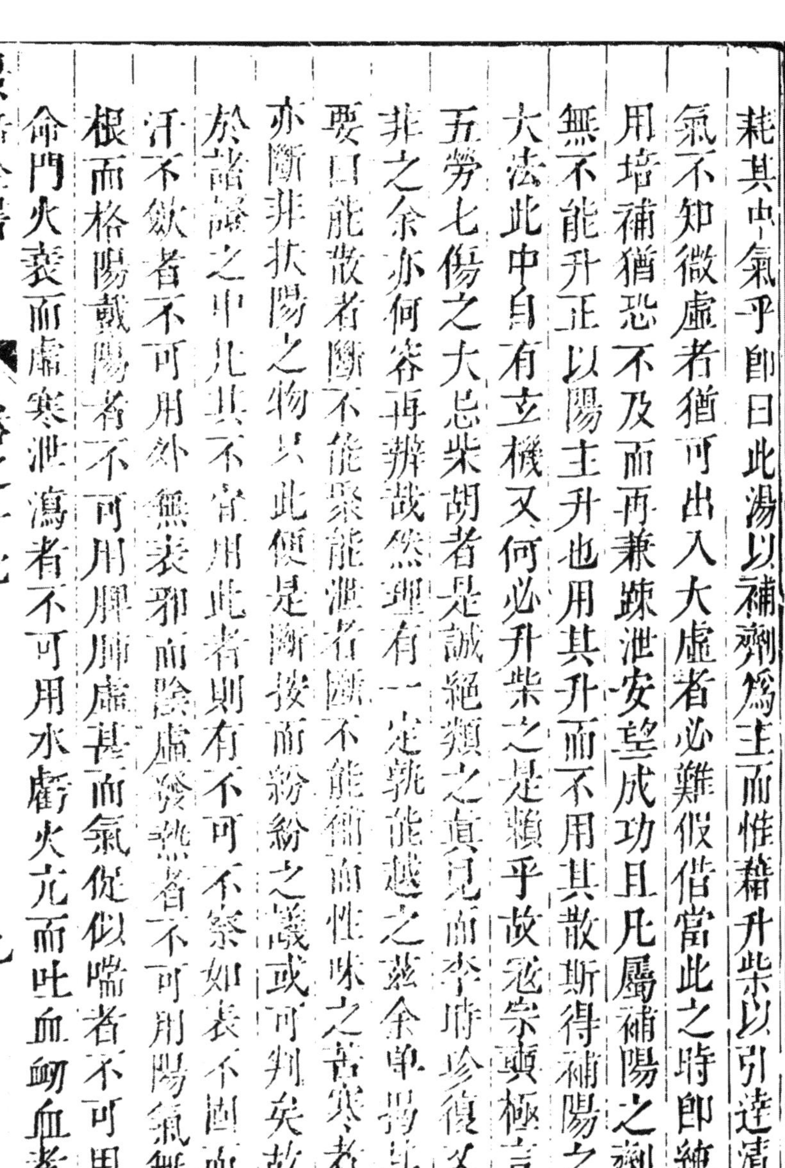

耗其中氣乎即曰此湯以補劑爲主而惟藉升柴以引達清氣不知微虛者猶可出入大虛者必難假借當此之時即純用培補猶恐不及而再兼疏泄安望成功且凡屬補陽之劑無不能升正以陽主升也用其升而不用其散斯得補陽之大法此中自有玄機又何必升柴之是賴乎故寇宗奭極言五勞七傷之大忌柴胡者是誠絕類之真見而李時珍復又非之余亦何容再辨哉然理有一定孰能越之茲余單揭其要曰能散者斷不能聚能泄者斷不能補而性味之苦寒者亦斷非扶陽之物只此便是斷按而紛紛之議或可判矣故於諸證之中凡其不當用此者則有不可不察如表不固而汗不斂者不可用外無表邪而陰虛發熱者不可用陽氣無根而格陽戴陽者不可用脾肺虛甚而氣促似喘者不可用命門火衰而虛寒泄瀉者不可用水虧火亢而吐血衄血者

不可用四肢厥逆而陽虛欲脫者不可用總之元氣虛極者毫不可泄陰陽下竭者毫不可升真火虧敗者毫不可用清凉今人但知補中益氣湯可以補虛一槩尚之而不知病當緊急則此時幾微關係判於一舉指之間而纖微不可紊誤者正此類也余亦安能以筆盡哉

述古 共四條

王太僕曰內格嘔逆食不得入是有火也病嘔而吐食入反出是無火也

李東垣曰胃中元氣盛則能食而不傷過時而不饑脾胃俱旺則能食而肥脾胃俱虛則不能食而瘦或少食而肥雖肥而四肢不舉蓋脾實而邪氣盛也又有善食而瘦者胃伏火邪於氣分則能食脾虛則肌肉削即食㑊也脾病則怠惰嗜臥四肢不收大便泄瀉脾既病則不能與胃行津液故亦從而

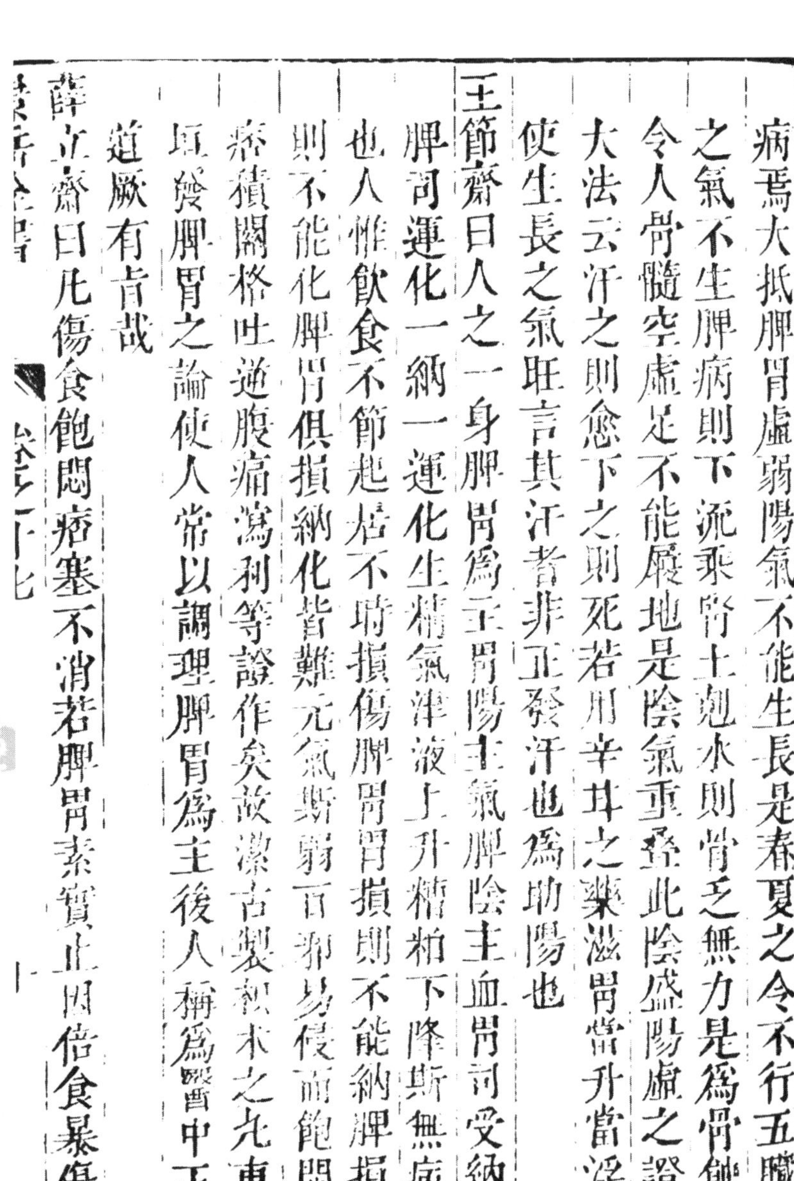
病焉大抵脾胃虛弱陽氣不能生長是春夏之令不行五臟之氣不生脾病則下流乘腎土剋水則骨乏無力是爲骨蝕令人骨髓空虛足不能履地是陰氣重疊此陰盛陽虛之證大法云汗之則愈下之則死若用辛甘之藥滋胃當升當浮使生長之氣旺言其汗者非正發汗也爲助陽也

王節齋曰人之一身脾胃爲主胃陽主氣脾陰主血胃司受納脾司運化一納一運化生精氣津液上升糟粕下降斯無病也人惟飲食不節起居不時損傷脾胃胃損則不能納脾損則不能化脾胃俱損納化皆難元氣斯弱百邪易侵而飽悶痞積關格吐逆腹痛泄瀉等證作矣故潔古製枳朮之丸東垣發脾胃之論使人常以調理脾胃爲主後人稱爲醫中王道厥有旨哉

薛立齋曰凡傷食飽悶痞塞不消若脾胃素實止因倍食暴傷

而患者宜用神麴山查輩消耗之否則當慎也東垣曰脾胃之氣壯則多食而不傷過時而不饑若脾氣虛弱不能腐化者宜培補之若脾胃虛寒者宜溫養之若命門火衰者宜溫補之大凡食積痞塊證爲有形所謂邪氣盛則實眞氣奪則虛惟當養正則邪積自除矣雖云堅者削之客者除之若胃氣未虛元氣尚實乃可用也或病久虛羸或元氣素弱者亦當固本爲主而佐以消導不然反致痞滿不食而益其病矣又曰若傷性熱之物者用二陳加黃連山查傷濕麵之物者用二陳加神麴麥芽傷米食用六君加穀蘖傷麵食者用六君加麥芽傷肉食者用六君加山查傷魚腥者用六君加陳皮傷角黍炊飯者用六君倍加神麴若物已消而瀉未愈者此脾胃受傷也宜用六君子若飲食減少食而難化者屬脾胃虛寒也加炮薑木香肉果不應加五味吳茱萸補骨脂

腎虛寒者須服八味丸否則多患脾虛中滿之證其神麴麥芽雖助戊土以腐熟水穀然麥芽一味余嘗以治婦人喪子乳房脹痛欲成癰者用一二兩炒熟煎服即消其破血散氣可知矣丹溪云麥芽消腎婦人良方云神麴善下胎皆恐伐之功多而補益之功少亦不宜輕用○今有能食難化而食後反飽者乃脾氣虛弱不能腐化水穀也若服清胃平胃等劑或加熱渴嘔吐或腹脹泄瀉等證者乃是脾胃復傷可用六君子加芍藥木香炮薑補之亦有屬脾氣鬱結者當解鬱健脾若用清涼降火以致中氣虛痞而不食或食而反出又以爲噎膈用行氣化痰者必致不救也

飲食論列方

排氣飲新和六　　和胃飲新和五

大和中飲新和七　　神香散新和二

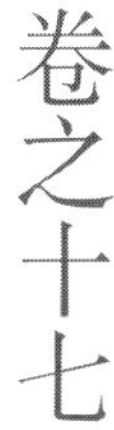

論外備用方

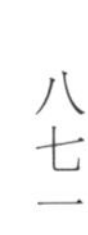

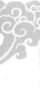

麴术丸　和二百一　化食

龍腦雞蘇丸　和三七二

強中湯　熱九三

溫胃化痰丸　熱九九　寒痰

丁香茯苓湯　熱六四　溫胃進食

加味枳术丸　和八三　酒毒

甘露湯　熱七四　和胃進食

參术健脾湯　和六四　行滯

理中化痰丸　熱九　虛痰

八味理中丸　熱七

脾胃

經義

靈蘭秘典論曰脾胃者倉廩之官五味出焉

營衛生會篇曰人受氣於穀穀入於胃以傳於肺五臟六腑皆以受氣其清者爲營濁者爲衛營在脈中衛在脈外

熱論曰陽明者十二經脈之長也　食門

經脈別論曰食氣入胃散精於肝[illegible][illegible]飲

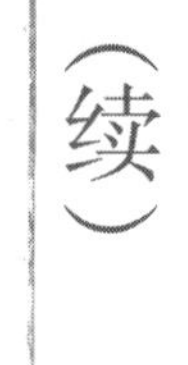

六節藏象論曰：天食人以五氣，地食人以五味。詳前飲食門 脾胃大腸小腸三焦膀胱者，倉廩之本，營之居也，名曰器，能化糟粕，轉味而入出者也。其華在唇口中，其充在肌，其味甘，其色黃，此至陰之類，通於土氣。凡十一藏，皆取決於膽也。

五味篇曰：穀始入於胃，其精微者，先出於胃之兩焦，以溉五臟，別出兩行營衛之道。其大氣之摶而不行者，積於胸中，命曰氣海，出於肺，循喉咽，故呼則出，吸則入。天地之精氣，其大數常出三入一，故穀不入半日則氣衰，一日則氣少矣。

決氣篇帝曰：余聞人有精、氣、津、液、血、脈，余意以為一氣耳，今乃辨為六名，余不知其所以然。岐伯曰：兩神相搏，合而成形，常先身生，是謂精。何謂氣？岐伯曰：上焦開發，宣五穀味，熏膚，充身，澤毛，若霧露之溉，是謂氣。何謂津？岐伯曰：腠理發泄，汗出溱溱，是謂津。何謂液？岐伯曰：穀入氣滿，淖澤注於骨，骨屬屈伸洩澤補益腦髓皮膚潤澤是謂液何謂血岐伯曰中焦受氣取汁變化而赤是謂血何謂脉岐伯曰壅遏營氣令無所避是謂脉黃帝曰六氣者有餘不足氣之多少腦髓之虛實血脉之清濁何以知之岐伯曰精脫者耳聾氣脫者目不明津脫者腠理開汗大泄液脫者骨屬屈伸不利色夭腦髓消脛痠耳數鳴血脫者色白夭然不澤其脉空虛此其候也帝曰六氣者貴賤何如岐伯曰六氣者各有部主也其貴賤善惡可為常主然五穀與胃為大海也

邪客篇曰五穀入於胃也其糟粕津液宗氣分為三隧故宗氣積於胸中出於喉嚨以貫心脉而行呼吸焉○營氣者泌其津液注之於脉化以為血以營四末內注五臟六腑以應刻數焉○衛氣者出其悍氣之慓疾而先於四末分肉皮膚之間謂不休者也

平人絶穀篇曰：平人胃滿則腸虚，腸滿則胃虚，更虚更實，故氣得上下，五臟安定，血氣和，則精神乃居。故神者，水穀之精氣也。

動輸篇曰：胃爲五臟六腑之海，其清氣上注於肺，肺氣從太陰而行之，其行也以息往來，故人一呼脉再動，一吸脉亦再動，呼吸不已，故動而不止。

五臟別論帝曰：氣口何以獨爲五臟主？岐伯曰：胃者水穀之海，六腑之大源也。五味入口，藏於胃以養五臟氣，氣口亦太陰也。是以五臟六腑之氣味，皆出於胃，而變見於氣口。故五氣入鼻，藏於心肺，心肺有病，而鼻爲之不利也。

平人氣象論曰：平人之常氣禀於胃，胃者平人之常氣也。人無胃氣曰逆，逆者死。○人以水穀爲本，故人絶水穀則死，脉無胃氣亦死。所謂無胃氣者，但得真臟脉，不得胃氣也。所謂不得胃氣者肝不弦腎不石也○胃之大絡名曰虛里貫膈絡肺出於左乳下其動應衣脈宗氣也盛喘數絕者則病在中結而橫有積矣絕不至曰死乳之下其動應衣宗氣泄也

玉機真藏論曰五臟者皆稟氣於胃胃者五臟之本也藏氣者不能自致於手太陰必因於胃氣乃至於手太陰也故五臟各以其時自為而至於手太陰也故邪氣勝者精氣衰也故病甚者胃氣不能與之俱至於手太陰故真藏之氣獨見獨見者病勝藏也故曰死○脾脈者土也孤藏以灌溉四傍者也善者不可得見惡者可見其來如水之流者此謂太過病在外如烏之喙者此謂不及病在中太過則令人四肢不舉其不及則令人九竅不通名曰重強○脈弱以滑是有胃氣形氣相失謂之難治色夭不澤謂之難已脈實以堅謂之益甚脈逆四時為不可治必察四難而明告之

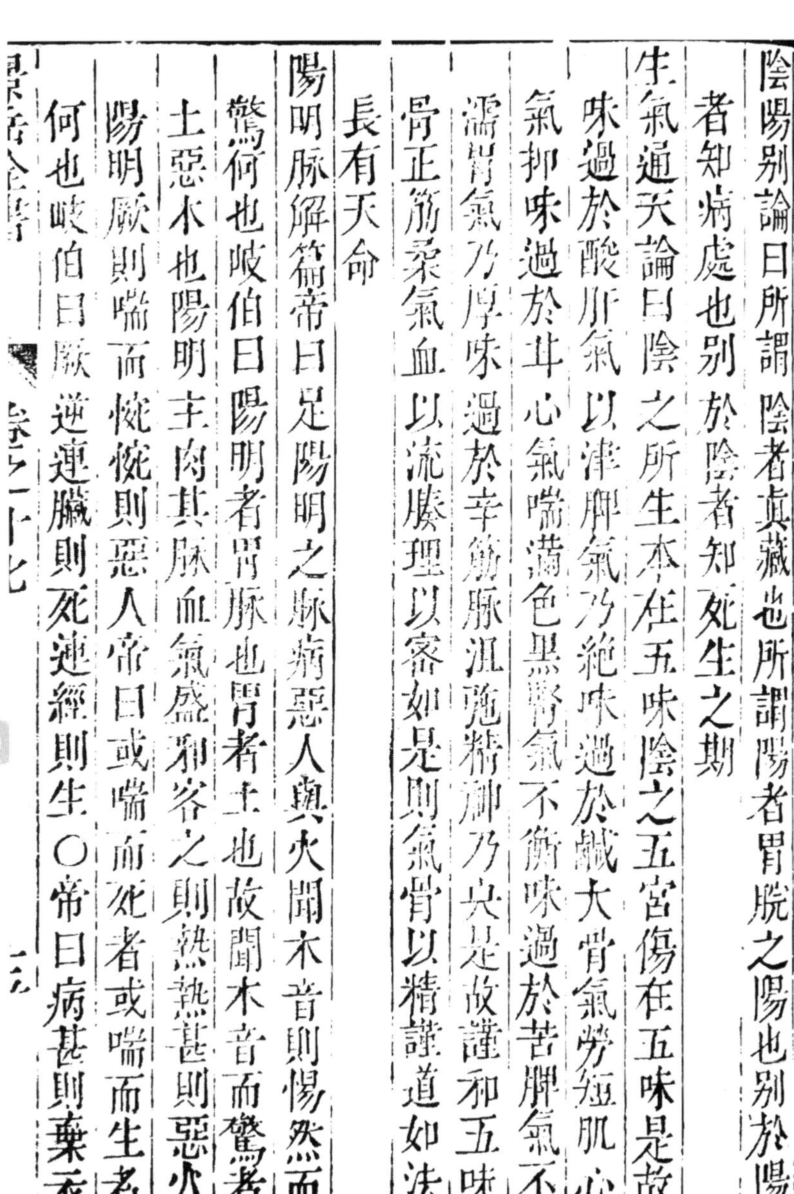

陰陽別論曰：所謂陰者，眞藏也；所謂陽者，胃脘之陽也。別於陽者，知病處也；別於陰者，知死生之期。

生氣通天論曰：陰之所生，本在五味；陰之五宮，傷在五味。是故味過於酸，肝氣以津，脾氣乃絶；味過於鹹，大骨氣勞，短肌，心氣抑；味過於甘，心氣喘滿，色黑，腎氣不衡；味過於苦，脾氣不濡，胃氣乃厚；味過於辛，筋脉沮弛，精神乃央。是故謹和五味，骨正筋柔，氣血以流，腠理以密，如是則氣骨以精。謹道如法，長有天命。

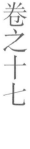

陽明脉解篇帝曰：足陽明之脉病，惡人與火，聞木音則惕然而驚，何也？岐伯曰：陽明者，胃脉也；胃者，土也，故聞木音而驚者，土惡木也。陽明主肉，其脉血氣盛，邪客之則熱，熱甚則惡火。陽明厥則喘而惋，惋則惡人。帝曰：或喘而死者，或喘而生者，何也？岐伯曰：厥逆連臟則死，連經則生。○帝曰：病甚則棄衣

而走登高而歌或至不食數日踰垣上屋所上之處皆非其素所能也病反能者何也岐伯曰四肢者諸陽之本也陽盛則四肢實實則能登高也熱盛於身故棄衣而走也其妄言罵詈不避親踈而歌者陽盛則使人妄言罵詈不避親踈而不欲食不欲食故妄走也

太陰陽明論帝曰太陰陽明為表裏脾胃脉也生病而異者何也岐伯曰陰陽異位更虚更實更逆更從或從內或從外所從不同故病異名也帝曰願聞其異狀也岐伯曰陽者天氣也主外陰者地氣也主內故陽道實陰道虚故犯賊風虚邪者陽受之飲食不節起居不時者陰受之陽受之則入六腑陰受之則入五臟入六腑則身熱不時臥上為喘呼入五臟則䐜滿閉塞下為飧泄久為腸澼故喉主天氣咽主地氣故陽受風氣陰受濕氣故陰氣從足上行至頭而下行循臂至

指故陽氣從手上行至頭而下行至足故曰陽病者上行極而下陰病者下行極而上故傷於風者上先受之傷於濕者下先受之○帝曰脾病而四肢不用何也岐伯曰四肢皆稟氣於胃而不得至經必因於脾乃得稟也今脾病不能爲胃行其津液四肢不得稟水穀氣氣日以衰脈道不利筋骨肌肉皆無氣以生故不用焉○帝曰脾與胃以膜相連耳而能爲之行其津液何也岐伯曰足太陰者三陰也其脈貫胃屬脾絡嗌故太陰爲之行氣於三陰陽明者表也五臟六腑之海也亦爲之行氣於三陽臟腑各因其經而受氣於陽明故爲胃行其津液四肢不得稟水穀氣日以益衰陰道不利筋骨肌肉無氣以生故不用焉

臟氣法時論曰脾病者身重善肌肉痿足不收行善瘈腳下痛虛則腹滿腸鳴飧泄食不化取其經太陰陽明少陰血者○

脾苦濕急食苦以燥之病在脾愈於秋秋不愈甚於春春不死持於夏起於長夏禁溫食飽食濕地濡衣脾欲緩急食甘以緩之苦瀉之甘補之

五邪篇曰邪在脾胃則病肌肉痛陽氣有餘陰氣不足則熱中善饑陽氣不足陰氣有餘則寒中腸鳴腹痛陰陽俱有餘若俱不足則有寒有熱皆調於三里

水熱穴論曰腎者胃之關也關門不利故聚水而從其類也

本病論曰飲食勞倦即傷脾

邪氣臟腑病形篇曰有所擊仆若醉入房汗出當風則傷脾

病能論曰人迎者胃脈也逆而盛則熱聚於胃口而不行故胃脘爲癰也

經水篇曰足陽明五臟六腑之海也其脈大血多氣盛熱壯刺此者不深弗散不留不瀉也

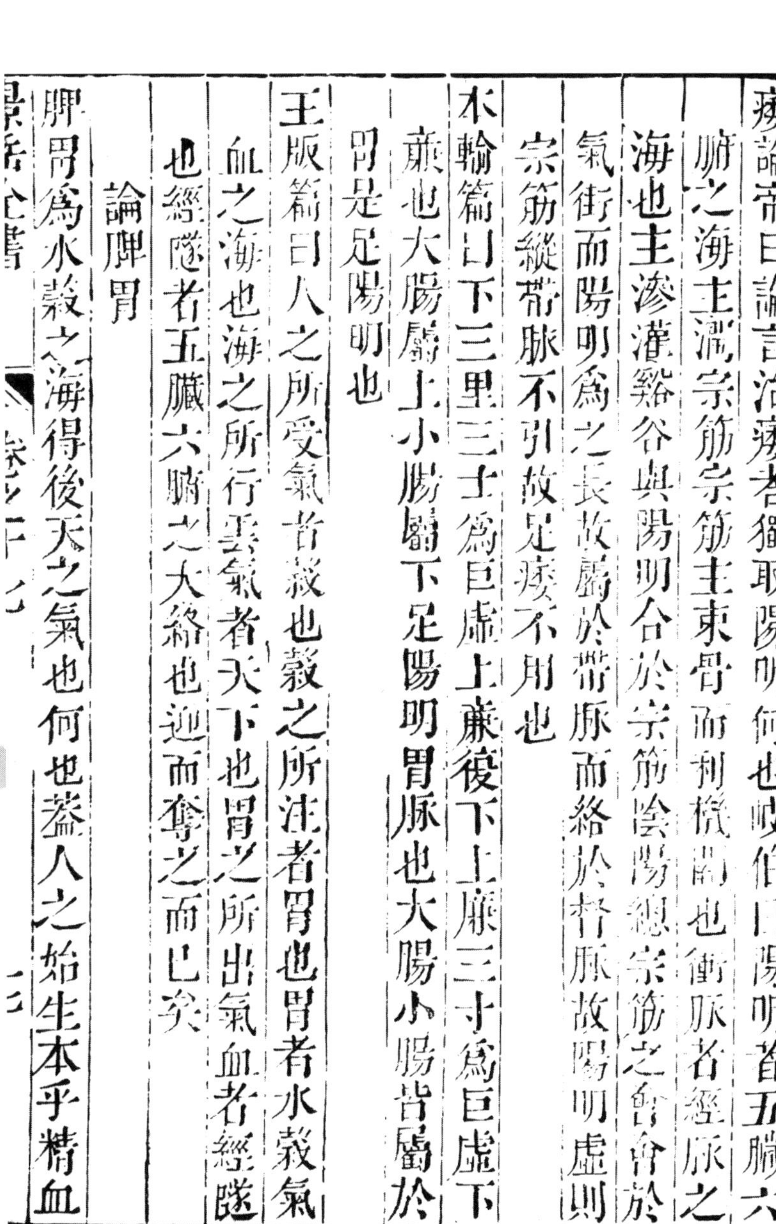

痿論帝曰：論言治痿者獨取陽明何也？岐伯曰：陽明者，五臟六腑之海，主潤宗筋，宗筋主束骨而利機關也。衝脈者，經脈之海也，主滲灌谿谷，與陽明合於宗筋，陰陽總宗筋之會，會於氣街，而陽明爲之長，故皆屬於帶脈而絡於督脈。故陽明虛則宗筋縱，帶脈不引，故足痿不用也。

本輸篇曰：下三里三寸爲巨虛上廉，復下上廉三寸爲巨虛下廉也。大腸屬上，小腸屬下，足陽明胃脈也。大腸小腸皆屬於胃，是足陽明也。

玉版篇曰：人之所受氣者，穀也。穀之所注者，胃也。胃者，水穀氣血之海也。海之所行雲氣者，天下也。胃之所出氣血者，經隧也。經隧者，五臟六腑之大絡也，迎而奪之而已矣。

論脾胃

脾胃爲水穀之海，得後天之氣也。何也？蓋人之始生，本乎精血之原人之旣生由乎水穀之養非精血無以立形體之基非水穀無以成形體之壯精血之司在命門水穀之司在脾胃故命門得先天之氣脾胃得後天之氣也是以水穀之海本賴先天爲之主而精血之海又必賴後天爲之資故人之自生至老凡先天之有不足者但得後天培養之力則補天之功亦可居其强半此脾胃之氣所關於人生者不小且先天如朝庭後天如司道執政在先天布政在後天故人自有生以後無非後天爲之用而形色動定一無胃氣之不可故經曰平人之常氣禀於胃胃者平人之常氣也人無胃氣曰逆逆者死又曰人以水穀爲本人絶水穀則死脈無胃氣亦死正以人之胃氣即土氣也萬物無土皆不可故土居五行之中而王於四季即此義也由此推之則凡胃氣之關於人者無所不至即臟腑聲色脈候形體無不皆有胃氣胃氣若失

便是內候如五臟胃氣之病則凡氣短氣奪而聲啞喘急者此肺之胃敗也神魂失守昏昧日甚而畏寒異常者此心之胃敗也躁擾煩劇囊縮痙強而恐懼無已者此肝膽之胃敗也脹滿不能運飲食不能入肉脫痰壅而服藥不應者此脾之胃敗也關門不能禁水泉不能化熱蒸不能退骨痛之極不能解者此腎之胃敗也又如五色之有胃氣者無論青紅黑白皆宜兼蒼黃明潤若色赤如赭或如衃血色青如藍或如草滋色白如鹽或如枯骨色黃如枳實或如黃土色黑如煤或如地蒼而加之沉晦是皆五色之胃敗也又如五色之有胃氣者經曰脈弱以滑是有胃氣脈實以堅謂之益甚脈逆四時為不可治故無論浮沉遲數皆宜兼見緩滑方是脈中之胃氣若見但弦但鉤但毛但石但代或弦搏之極而全無和氣或微渺之極而全無神氣總云真臟之見是皆五脈

之胃敗也不獨此也即如情性氣質亦無不關於胃氣益土性厚重而輕薄者少胃氣土色蒼固而夭嫩者少胃氣是可知土氣爲萬物之源胃氣爲養生之主胃强則强胃弱則衰有胃則生無胃則死是以養生家必當以脾胃爲先而凡脾胃受傷之處所不可不察也蓋脾胃之傷於外者惟勞倦最能傷脾脾傷則表裏相通而胃受其困者爲甚脾胃之傷於內者惟思憂忿怒最爲傷心心傷則母子相關而化源隔絶者爲甚此脾胃之傷於勞倦情志者較之飲食寒暑爲更多也故經曰二陽之病發心脾有不得隱曲女子不月其傳爲風消其傳爲息賁者死不治再此之外則脾胃屬土惟火能生故其本性則常惡寒喜煖使非真有邪火則寒涼之物最宜慎用實所以防其微也若待受傷救之能無晚乎此脾胃之傷於寒涼生冷者又飲食嗜好之最易最多者也故昔有

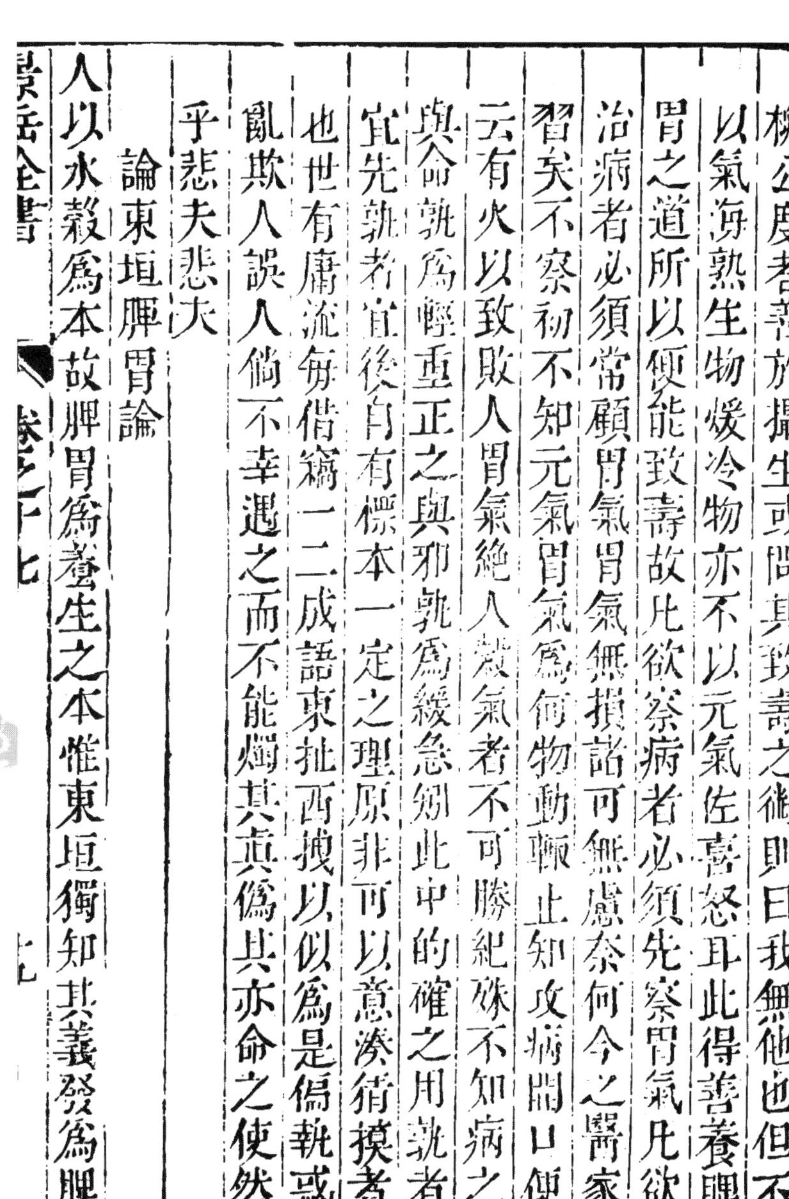

柳公度者善於攝生或問其致壽之術則曰我無他也但不以氣海熟生物煖冷物亦不以元氣佐喜怒耳此得善養脾胃之道所以便能致壽故凡欲察病者必須先察胃氣凡欲治病者必須常顧胃氣胃氣無損諸可無慮奈何今之醫家習矣不察初不知元氣胃氣爲何物動輒止知攻病開口便云有火以致敗人胃氣絶人穀氣者不可勝紀殊不知病之與命孰爲輕重正之與邪孰爲緩急矧此中的確之用誰者宜先孰者宜後自有標本一定之理原非可以意湊猜摸者也世有庸流每借竊一二成語東扯西拽以似爲是偏執惑亂欺人誤人倘不幸遇之而不能燭其眞僞其亦命之使然乎悲夫悲夫

論東垣脾胃論

人以水穀爲本故脾胃爲養生之本惟東垣獨知其義發爲脾

胃論曰歷觀內經諸篇而參考之則元氣之充足皆由脾胃之氣無所傷而後能滋養元氣若胃氣之本弱飲食自倍則脾胃之①論既傷而元氣亦不能充此諸病之所由生也因引內經之義如生氣通天論曰蒼天之氣清淨則志意治順之則陽氣固雖有賊邪弗能害也陽氣者煩勞則強故蒼天之氣貴清淨陽氣惡煩勞此病從脾胃生者一也又引五常政大論曰陰精所奉其人壽陽精所降其人夭陰精所奉謂脾胃既和穀氣上升春夏令行故其人壽陽精所降謂脾胃不和穀氣下流收藏令行故其人夭此病從脾胃生者二也又引六節藏象論曰脾胃大腸小腸三焦膀胱者倉廩之本營之居也此至陰之類通於土氣凡十一藏者皆取決於膽也夫膽者少陽春生之氣春氣升則萬化安故膽氣春升則餘藏從之膽氣不升則飧泄腸澼不一而起此病從脾胃生者

三也。又引本論曰：天食人以五氣，地食人以五味，此之謂氣者，上焦開發，宣五穀味，熏膚充身澤毛，若霧露之溉，是謂氣。氣或乖錯，人何以生，此病從脾胃生者四也。夫內傷脾胃，乃傷其氣；外感風寒，乃傷其形。傷其外爲有餘，有餘者瀉之；傷其內爲不足，不足者補之。內傷不足之病，苟誤認作外感有餘之病而反瀉之，則虛其虛也。實實虛虛，如此死者，醫殺之耳。然則奈何？惟當以辛甘溫之劑，補其中而升其陽，甘寒以瀉其火則愈矣。經曰：勞者溫之，損者溫之。又曰：溫能除大熱，大忌苦寒之藥。諸如此論，皆東垣獨得之見也。茲察其所謂蒼天貴清淨，陽氣惡煩勞者，此指勞倦之爲病也；所謂收藏令行，故其人夭者，此指陰盛陽衰之爲病也；所謂春氣升則萬物安者，此指降則無生之爲病也；所謂氣或乖錯，人何以生者，此指陽氣受傷之爲病也。東垣此言，其乖②患後世開導末學之功誠非小矣獨怪其前論中又有矛盾之談如曰飲食失節寒溫不適脾胃乃傷此固喜怒憂恐損耗元氣資助心火心不主令相火代之相火者下焦包絡之火元氣之賊也火與元氣不兩立火勝則乘其土位此所以爲病若此數語則大見矛盾矣第觀其前四條則總慮陽氣之受傷也故曰大忌苦寒之藥此一節又云火勝之爲病更當何法以治之且所云喜怒憂恐損傷元氣資助心火火勝則乘其土位此何說也夫元氣既損多見生陽日縮神氣日消何以反助心火脾胃屬土得火則生何謂火勝則乘其土位且人之元氣本貴清和寒固能病熱亦能病然熱傷元氣而因勞動火者固常有之此自不得不從清補若因勞犯寒而寒傷脾胃者尤酷尤甚此可槩言爲火乎第熱證顯而寒證隱故熱證易見而寒證不之覺也眞熱證猶易辨而假熱證尤不易辨

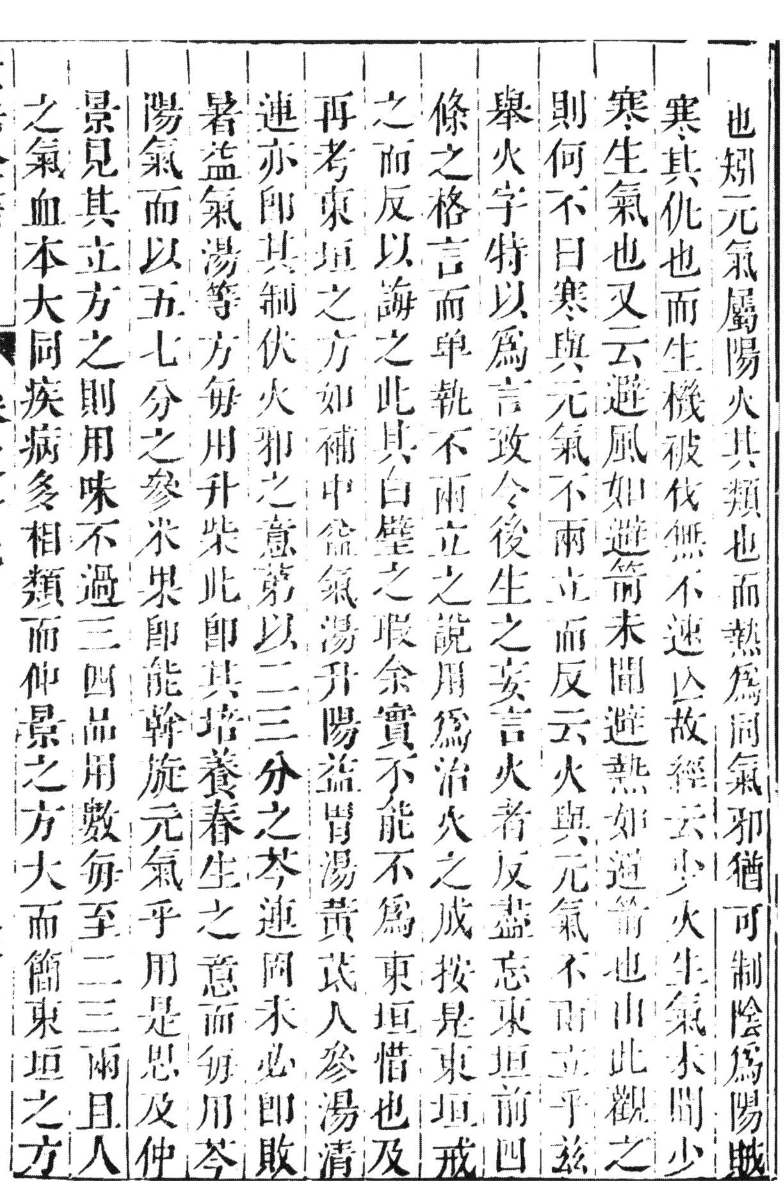

也矧元氣屬陽火其類也而熱爲同氣邪猶可制陰爲陽賊寒其仇也而生機被伐無不速亾故經云少火生氣未聞少寒生氣也又云避風如避箭未聞避熱如避箭也由此觀之則何不曰寒與元氣不兩立而反云火與元氣不兩立乎茲舉火字特以爲言致令後生之妄言火者反盡忘東垣前四條之格言而单執不兩立之說用爲治火之成按是東垣戒之而反以誨之此其白璧之瑕余實不能不爲東垣惜也及再考東垣之方如補中益氣湯升陽益胃湯黄芪人參湯清暑益氣湯等方每用升柴此即其培養春生之意而每用芩連亦即其制伏火邪之意第以二三分之芩連固未必即敗陽氣而以五七分之參朮果即能斡旋元氣乎用是思及仲景見其立方之則用味不過三四品用數每至二三兩且人之氣血本大同疾病多相類而仲景之方大而簡東垣之方

小而難何其懸絶一至如此此其中要必有至道存焉竊以後學固不敢直判其孰是孰非而私心嚮往則不能不胥壤於其間也〇一脾胃三方有論在前飲食門

論治脾胃

脾胃有病自宜治脾然脾爲土臟灌溉四傍是以五臟中皆有脾氣而脾胃中亦皆有五臟之氣此其互爲相使有可分而不可分者在焉故善治脾者能調五臟即所以治脾胃也能治脾胃而使食進胃強即所以安五臟也今人止知參苓枳朮山査麥芽神麴厚朴之類乃爲脾胃之藥而不知風寒濕熱皆能犯脾飲食勞倦皆能傷脾如風邪勝者宜散之則麻黄桂枝柴胡乾葛之類皆是也寒邪勝者宜溫之則桂附乾薑丁香茱萸之類皆是也熱邪勝者宜寒之則芩連知栢梔子石膏之類皆是也濕邪勝者宜燥之則蒼朮白朮半夏豬

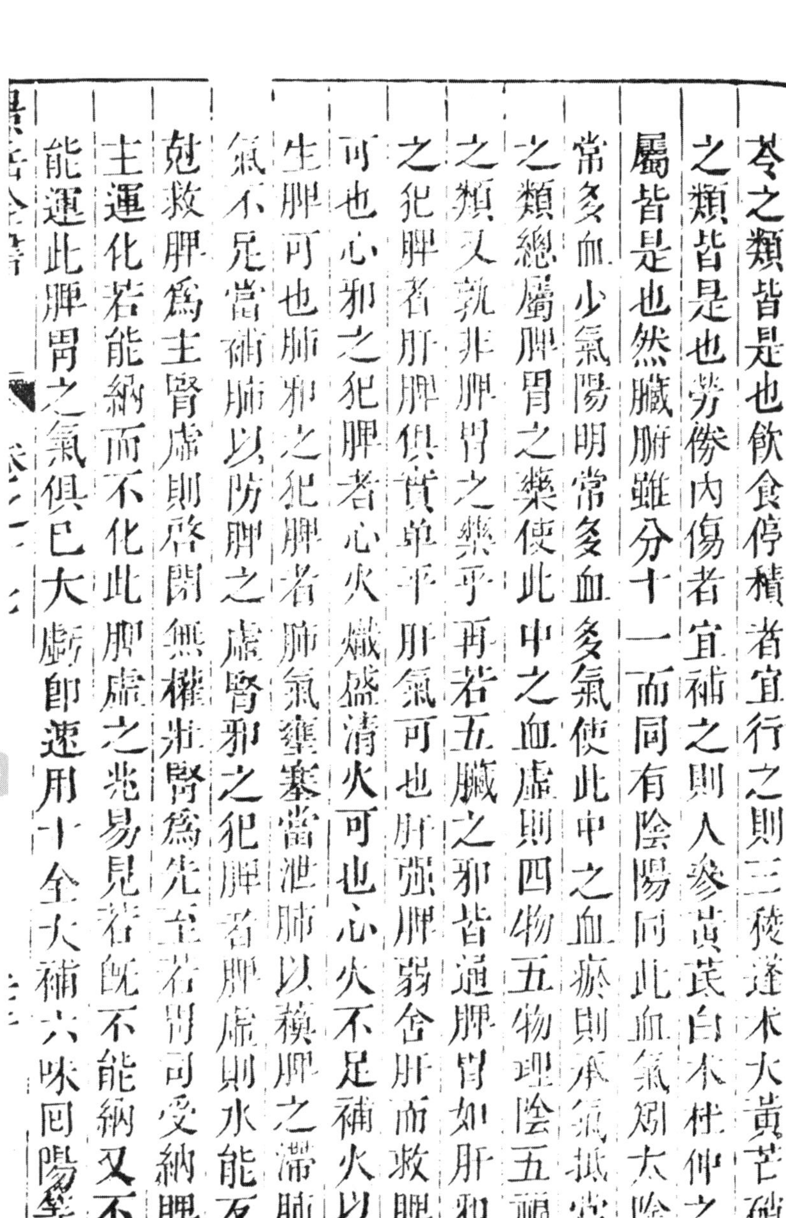
芩之類皆是也飲食停積者宜行之則三稜蓬术大黃芒硝之類皆是也勞傷內傷者宜補之則人參黃芪白朮杜仲之屬皆是也然臟腑雖分十一而同有陰陽同此血氣矧太陰常多血少氣陽明常多血多氣使此中之血瘀則承氣抵當之類總屬脾胃之藥使此中之血虛則四物五物理陰五福之類又孰非脾胃之藥乎再若五臟之邪皆通脾胃如肝邪之犯脾者肝脾俱實單平肝氣可也肝強脾弱舍肝而救脾可也心邪之犯脾者心火熾盛清火可也心火不足補火以生脾可也肺邪之犯脾者肺氣壅塞當泄肺以蘇脾之滯肺氣不足當補肺以防脾之虛腎邪之犯脾者脾虛則水能反剋救脾為主腎虛則啓閉無權壯腎為先至若胃司受納脾主運化若能納而不化此脾虛之兆易見若既不能納又不能運此脾胃之氣俱已大虧即速用十全大補六味回陽等

劑尤恐不及而尚欲以查苓枳朮之類冀爲脾胃之永賴乎是以脾胃受傷但使能去傷脾者即俱是脾胃之藥此中理與機圓姑舉此以見其概而隨宜應變誠有非言能盡悉者且諸藥入口必先入胃而後行及諸經若妄用相妨相礙等物亦豈有既入其臟能不先犯脾胃而竟走他臟者乎倘不明此理而徒執一二成方曰此可攻邪此可健胃則其胸次可知矣

述古　共三條

徐東皋曰百凡治病胃氣實者攻之則去而疾恒易愈胃氣虛者攻之不去蓋以本虛攻之則胃氣益弱反不能行其藥力而病所以自如也非藥不能去病亦以主氣不行藥力故也若峻攻之則元氣傷而病益甚若不知機攻盡元氣則死矣如虛熱者服寒凉之藥而熱反甚何也經曰服寒而反熱者

奈何岐伯曰治其主氣是以反也若胃氣不虛雖有病者不攻自愈故中醫用藥亦當於此焉觀夫藜藿野人之病嘗不藥自愈可知矣故曰治病不察脾胃之虛實不足以爲太醫

又曰漢張仲景著傷寒論專以外傷爲法其中顧盼脾胃元氣之秘世醫鮮有知之者觀其少陽證小柴胡湯用人參則防邪氣之入三陰或恐脾胃稍虛邪乘而入必用人參甘草固脾胃以充元氣是外傷未嘗忘內因也至於陽毒升麻湯人參敗毒散化斑湯黃連湯白通湯理中湯炙甘草湯橘皮湯五味子湯括蔞根湯建中等湯未嘗不用參芪以治小感可見仲景公之立方神化莫測或者只以外傷是其所長而內傷非所知也此誠不知分者也何今世之醫不識元氣之旨惟見王綸雜著戒用人參之謬說執泥不移樂用苦寒攻病之標致誤蒼生死於非命抑何限耶間有病家疑信相半兩

勿之從亦但不速其死耳直以因循俟其元氣自盡終莫之救而致斃者可謂知乎况斯世斯時人物劇繁禀氣益薄兼之勞役名利之場甚至蹈水火而不知恤耽酒色以竭其真不謂內傷元氣吾弗信也觀其雜病稍用攻擊而脾胃遂傷甚則絕穀而死者皆可類推矣

脾胃論列方

理中湯 熱一

十全大補湯 補二十

五福飲 新補六 後

白通湯 熱一四六

括蔞根湯 散百七

橘皮湯 和二九八

黃連湯 寒百三

理陰煎 新熱三

四物湯 補八

建中等湯 補二一

五物煎 新因三

化斑湯 寒三

六味回陽飲 新熱二

炙甘草湯 熱四四

論外備用方

九寶丹 熱一四四 溫理脾胃　　大半夏湯 和十一 痰飲

藿香安胃散 脾虛氣滯 熱七二　　太和餅 小九五

參苓白术散 補五　　木香人參枳术丸 和八二

和中丸 和八八 溫脾胃　　參术健脾丸 和六四 虛滯

八味湯 熱一四二 溫脾氣滯　　溫胃湯 熱十二 煖胃和中

眩運

經義

口問篇曰：上氣不足，腦爲之不滿，耳爲之苦鳴，頭爲之苦傾，目爲之眩。

衛氣篇曰：下虛則厥，下盛則熱；上虛則眩，上盛則熱痛。

海論曰：髓海有餘，則輕勁多力，自過其度；髓海不足，則腦轉耳鳴，脛痠眩冒，目無所見，懈怠安臥。

五臟生成篇曰：徇蒙招尤，目冥耳聾，下實上虛，過在足少陽厥陰，甚則入肝。

脉要精微論曰：浮而散者為眴仆。

決氣篇曰：精脫者耳聾，氣脫者目不明。

厥論曰：巨陽之厥，則腫首頭重，足不能行，發為眴仆。

經脉篇曰：督脉實則脊強，虛則頭重高搖之。○五陰氣俱絕，則目系轉，轉則目運，目運者為志先死，志先死則遠一日半死矣。

至真要大論曰：諸風掉眩，皆屬於肝。○太陽司天，民病善悲，時眩仆。○太陽之復，頭痛，善悲，時眩仆，食減。

氣交變大論曰：歲木太過，風氣流行，脾土受邪，民病飧泄食減，甚則忽忽善怒，眩冒巔疾。

六元正紀大論曰：木鬱之發，甚則耳鳴眩轉，目不識人，善暴僵

仆

論證　共四條

眩運一證虛者居其八九而兼火兼痰者不過十中一二耳原其所由則有勞倦過度而運者有饑飽失時而運者有嘔吐傷上而運者有泄瀉傷下而運者有大汗亡陽而運者有眴目驚心而運者有焦思不釋而運者有被毆被辱氣奪而運者有悲哀痛楚大叫大呼而運者此皆傷其陽中之陽也又有吐血衄血便血而運者有癰膿大潰而運者有金石破傷失血痛極而運者有男子縱慾氣隨精去而運者有婦女崩淋產後去血而運者此皆傷其陰中之陽也而若大醉之後濕熱相乘而運者傷其陰也有大怒之後木肆其強而運者傷其氣也有痰飲留中治節不行而運者脾之弱也此亦有餘中之不足也至若年老精衰勞倦日積而忽患不眠忽苦

眩運者此營衛兩虛之致然也由此察之虛實可辨矣即如內經之言亦無非言虛而何後世諸家每多各逞億說其於病情經義果相合否指南若此後學能無誤乎因摘其尤者悉之如左

一河間之論眩運獨取至真要大論一句曰諸風掉眩皆屬肝木風主動故也所謂風氣甚而頭目眩運者由風木旺必是金衰不能制木而木復生火風火皆屬陽陽主乎動兩動相搏則爲之旋轉故火本動也焰得風則自然旋轉也此釋風木之義固然似矣然不知至真要論之言乃言運氣臟氣所屬之理非所以悉眩運之病情也必若口問篇衛氣篇決氣篇經脈篇海論等義方爲最切最近之論何河間一無引證而獨言風火二字以該眩運一證豈無失乎〇又若丹溪之論眩運曰痰在上火在下火炎上而動其痰也此證屬痰者

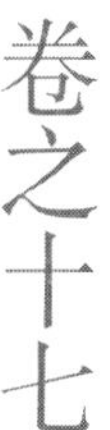

多蓋無痰不能作眩雖因風者亦必有痰挾氣虛者亦宜治痰爲主兼用補氣降火之藥若據此論則凡屬眩運無非痰證也何軒岐之言絕然不及痰飮而但曰上氣不足頭爲之苦傾目爲之眩曰上虛則眩曰督脉虛則頭重高搖之曰髓海不足則腦轉耳鳴而眩冒凡此者豈皆痰證耶又若余前章所列諸證無非眩運之由亦豈皆痰證耶故在丹溪則曰無痰不能作眩當以治痰爲主而兼用他藥余則曰無虛不能作眩當以治虛爲主而酌兼其標孰是孰非余不能必姑引經義以表其大意如此尚俟明者正之

一頭痛之病上實證也頭眩之病上虛證也故内經分別甚明曰頭痛巔疾上實下虛又曰上實下虛爲厥巔疾此以邪氣在上所以爲痛故曰上實也至若眩運之病則曰上氣不足又曰上虛則眩未聞言上之實也而後世諸家如嚴用和楊

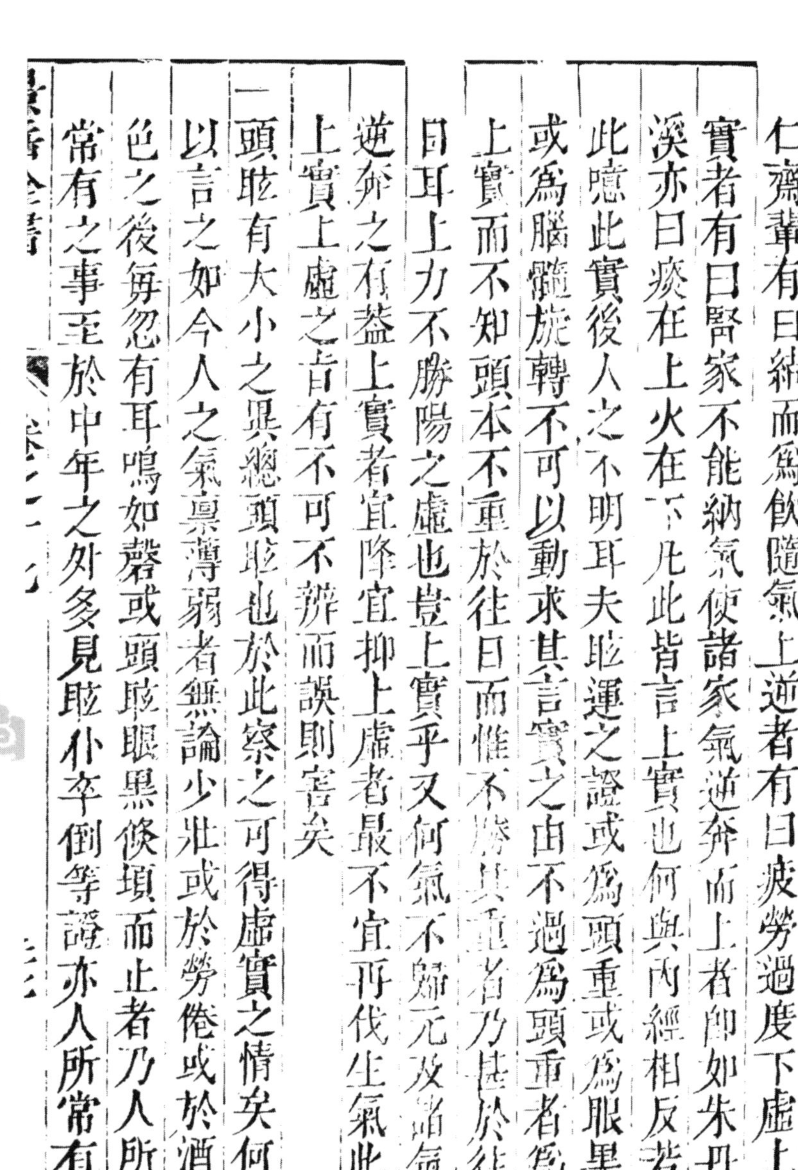

仁齋輩有曰結而為飲隨氣上逆者有曰疲勞過度下虛上實者有曰腎家不能納氣使諸家氣逆奔而上者即如朱丹溪亦曰痰在上火在下凡此皆言上實也何與內經相反若此噫此實後人之不明耳夫眩運之證或為頭重或為眼黑或為腦髓旋轉不可以動求其言實之由不過為頭重者為上實而不知頭本不重於往日而惟不勝其重者乃甚於往日耳上力不勝陽之虛也豈上實乎又何氣不歸元及諸氣逆奔之有蓋上實者宜降宜抑上虛者最不宜再伐生氣此上實上虛之旨有不可不辨而誤則害矣

一頭眩有大小之異總頭眩也於此察之可得虛實之情矣何以言之如今人之氣禀薄弱者無論少壯或於勞倦或於酒色之後每忽有耳鳴如磬或頭眩眼黑倏頃而止者乃人所常有之事至於中年之外多見眩仆卒倒等證亦人所常有

之事但忽運而忽止者人皆謂之頭運眼花卒倒而不醒者人必謂之中風中痰不知忽止者以氣血未敗故旋見而旋止即小中風也卒倒而甚者以根本既虧故遽病而難復即大頭眩也且必見於中年之外而較之少壯益又可知於此察之則其是風非風是痰非痰而虛實從可悟矣何今人不識病機但見眩仆不語等證無不謂之風痰而非消即散吾恐幾微之氣有不堪再加剗削矣深可悲也

論治 共三條

一頭眩雖屬上虛然不能無涉於下蓋上虛者陽中之陽虛也下虛者陰中之陽虛也陽中之陽虛者宜治其氣如四君子湯五君子煎歸脾湯補中益氣湯如兼嘔吐者宜聖术煎大加人參之類是也○陰中之陽虛者宜補其精如五福飲七福飲左歸飲右歸飲四物湯之類是也○然伐下者必枯其

上滋苗者必灌其根所以凡治上虚者猶當以兼補氣血爲最如大補元煎十全大補湯及諸補陰補陽等劑俱當酌宜用之

一眩運證凡有如前論首條所載病源者當各因其證求而治之其或有火者宜兼清火有痰者宜兼清痰有氣者宜兼順氣亦在乎因機應變然無不當以治虚爲先而兼治爲佐也

一古法之治眩運亦有當察者丹溪曰濕痰者多宜二陳湯火者加酒芩挾氣虚者相火也治痰爲先挾氣③藥降火如東垣半夏白朮天麻湯之類○眩運不可當者以大黄酒炒爲末茶湯調下○火動其痰用二陳加黄芩蒼朮羌活散風行濕附錄曰有早起眩運須臾自定日以爲常者正元散下黒錫丹○傷濕頭運腎著湯加川芎各除濕湯○有痰者青州白丸子

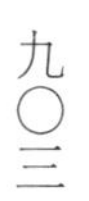

愚謂古法之治眩運如半夏白术天麻湯治脾痰也二陳湯加黄芩治熱痰也青州白丸子治風痰寒痰也腎著湯治濕痰也此外如大黄末之治眩運不可當惟痰火上壅者宜之黑錫丹之重墜惟氣實於上者宜之第恐眩運一證實痰實火者無幾而亦非上盛之病此古方之有宜否用者不可不審

述古

劉宗厚云眩暈一證人皆稱爲上盛下虚所致而不明言其所以然之故蓋所謂虚者血與氣也所謂實者痰涎風火也原病之由有氣虚者乃清氣不能上升或汗多亡陽而致當升陽補氣有血虚者乃因亡血過多陽無所附而然當益陰補血此皆不足之證也有因痰涎鬱遏者宜開痰導鬱重則吐下有因風火所動者宜清上降火若因外感而得者此皆有

飲之證也世有所謂氣不歸元而用丹藥鎮墜沉香降氣之法蓋香竄散氣丹藥助火其不歸之氣豈能因此而復耶內經所謂治病必求其本氣之不歸求其本而用藥則善矣

吐法新

先君壽峰公少壯時頗好酒因致酒病自四旬之外遂絕戒不飲後至七旬因除夜之樂飲一小杯而次早眩暈不能起先君素善吐法有記在痰飲門因吐去清痰而眩暈頓愈原其所由則一杯之酒何遽為痰不過以惡酒之臟而忽被酒氣則真陰清氣為之淆亂而然吐去痰飲酒氣可除吐能升氣清陽可復此非治痰而實以治亂耳故志此以見其義

眩運論列方

五福飲新補六

七福飲新補七

四君子湯新補一

四物湯補八

論外備用方

景岳全書卷之十七終

校注

①論：据文义，疑当作『气』。

②患：四库本作『惠』，据文义当从。

③氣藥：此处指补气药。

雜證謨

會稽　張介賓　會卿著
會稽　魯　超　謙菴訂

怔忡驚恐

經義

平人氣象論曰：胃之大絡，名曰虛里，貫鬲絡肺，出於左乳下，其動應衣，宗氣泄也。詳前脈神章

陰陽應象大論曰：心在志為喜，肝在志為怒，脾在志為思，肺在志為憂，腎在志為恐。

金匱真言論曰：東方色青，入通於肝，其病發驚駭。

脈解篇曰：陽明所謂甚則厥，惡人與火，聞木音則惕然而驚者，陽氣與陰氣相薄，水火相惡，故惕然而驚也。

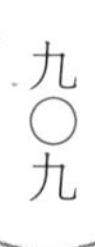

舉痛論曰驚則氣亂○驚則心無所倚神無所歸慮無所定故氣亂矣

六元正紀大論曰少陰所至爲驚惑惡寒戰慄譫妄○少陽所至爲驚躁瞀昧暴病

五常政大論曰委和之紀其發驚駭

至真要大論曰少陽之復大熱將至驚瘛欬衄心熱煩躁○陽明之復清氣大舉甚則入肝驚駭筋攣○諸病胕腫疼酸驚駭皆屬於火

陰陽別論曰二陽一陰發病主驚駭背痛

大奇論曰肝脈驚暴有所驚駭○二陰急爲癇厥二陽急爲驚恐○脉至如數使人暴驚三四日自已

陰陽應象大論曰腎在志爲恐恐傷腎思勝恐

藏象法時論曰肝虛則目䀮䀮無所見耳無所聞善恐如人將

補之

舉痛論曰：恐則氣下○恐則精却，却則上焦閉，閉則氣還，還則下焦脹，故氣不行矣。

本神篇曰：恐懼者，神蕩憚而不收○心怵惕思慮則傷神，神傷則恐懼自失，破䐃脫肉，毛悴色夭，死於冬○恐懼而不解則傷精，精傷則骨痠痿厥，精時自下。

邪氣臟腑病形篇曰：愁憂恐懼則傷心。

壽夭剛柔篇曰：憂恐忿怒傷氣。

五臟生成篇曰：肝氣虛則恐，實則怒。

調經論曰：神有餘則笑不休，神不足則悲○血有餘則怒，不足則恐。

論怔忡

怔忡之病，心胸築築振動，惶惶惕惕，無時得寧者是也。然古無是名其在內經則曰胃之大絡名曰虛里出於左乳下其動應衣宗氣泄也在越人仲景則有動氣在上下左右之辨云諸動氣皆不可汗下也凡此者即皆怔忡之類此證惟陰虛勞損之人乃有之蓋陰虛於下則宗氣無根而氣不歸源所以在上則浮撼於胸臆在下則振動於臍旁虛微者動亦微虛甚者動亦甚凡患此者速宜節欲節勞切戒酒色凡治此者速宜養氣養精滋培根本若或誤認爲痰火而妄施清利則速其危矣〇外傷寒門論下條附有動氣辨宜參證之

論驚恐

驚有二證有因病而驚者有因驚而病者如東方色青入通於肝其病發驚駭及傷寒陽明證聞木音則惕然而驚之類此則或因歲火之盛或因歲木之衰或因風熱之相搏或因金木之相制是當察其別以兼治其標若因驚而病者如驚則

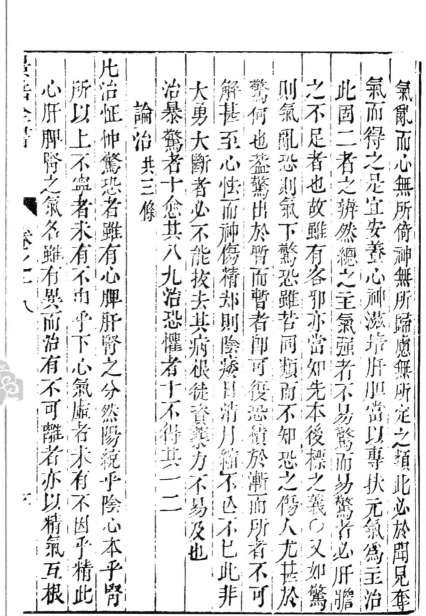

氣亂而心無所倚神無所歸慮無所定之類此必於聞見奪氣而得之是宜安養心神滋培肝膽當以專扶元氣爲主治此固二者之辨然總之主氣强者不易驚而易驚者必肝膽之不足者也故雖有各邪亦當知先本後標之義○又如驚則氣亂恐則氣下驚恐雖若同類而不知恐之傷人尤甚於驚何也蓋驚出於暫而暫者即可復恐積於漸而漸者不可解甚至心怯而神傷精却則陰痿日消肉削不已此非大勇大斷者必不能拔去其病根徒資藥力不易及也

治暴驚者十愈其八九治恐懼者十不得其一二

論治 共三條

凡治怔忡驚恐者雖有心脾肝腎之分然陽統乎陰心本乎腎所以上不寧者未有不由乎下心氣虛者未有不因乎精此心肝脾腎之氣名雖有異而治有不可離者亦以精氣互根

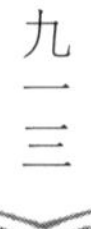

之宜然而君相相資之全力也然或宜先氣而後精或宜先精而後氣或兼熱者之宜清或兼寒者之宜煖此又當因其病情而酌用之故用方者宜圓不宜鑿也

心脾血氣本虛而或為怔忡或為驚恐或偶以大驚猝恐而致神志昏亂者俱宜七福飲甚者大補元煎○命門水虧真陰不足而怔忡不已者左歸飲○命門火虧真陽不足而怔忡者右歸飲○三陰精血虧損陰中之陽不足而為怔忡驚恐者大營煎或理陰煎○若水虧火盛煩躁熱渴而怔忡驚悸不寧者二陰煎或加減一陰煎○若思鬱過度耗傷心血而為怔忡驚悸者逍遥飲或益營湯○若寒痰停蓄心下而怔忡者薑术湯

心虛血少神志不寧而驚悸者養心湯或寧志丸或十四友丸○若因驚失志而心神不寧者寧志膏或遠志丸○心血

不足肝火不清血熱多驚者硃砂安神丸○心神虛怯微兼痰火而驚悸者八物定志丸○心氣鬱滯多痰而驚者加味四七湯○痰迷心竅驚悸者溫胆湯或茯苓飲子甚者硃砂消痰飲○風熱生痰上乘心脾而驚悸者簡要濟衆方○若大恐大懼以致損傷心脾腎氣而神消精却飲食日減者必用七福飲理陰煎或大營煎或大補元煎之類酌宜治之然必宜洗心滌慮盡釋病根則庶可保全也

怔忡論列方

七福飲 新補七
大補元煎 新補一
右歸飲 新補三
寧志丸 補百十五
八物定志丸 補百十八
大營煎 新補十四
左歸飲 新補二
加減一陰煎 新補九
遠志丸 補百十四
寧志膏 補百十六

養心湯 補八十

益營煎 補九二

硃砂消痰飲 和百

二陰煎 新補十

逍遙飲 新因一

簡要濟衆方 和三五六

茯苓飲子 和九四

硃砂安神丸 寒一四二

溫膽湯 和一五一

理陰煎 新熱三

加味四七湯 和九八

薑术湯 熱八九

十四友丸 補百十九

論外備用方

歸脾湯 補三三

人參養營湯 補二一

定志丸 補百十七 通心氣

心腎丸 補百十三 心腎俱虛

加味四君子湯 補二 補脾肺

人參丸 補百六 固精安神

開心散 補八三

秘傳酸棗仁湯 補八六 補心氣

歸神丹 和三五九 風痰虛驚

酸棗仁湯 補八五 清心養心

遠志飲子 補九十 溫補心氣　平補鎮心丹 補百十一 鎮心遺精
天王補心丹 補百九 除驚悸　十味溫膽湯 和一五三 心虛遺精
龍腦雞酥丸 和三七二 虛火煩熱

不寐

經義

邪客篇帝曰夫邪氣之客人也或令人目不瞑不卧出者何氣使然伯高曰五穀入於胃也其糟粕津液宗氣分爲三隧故宗氣積於胸中出於喉嚨以貫心脉而行呼吸焉營氣者泌其津液注之於脉化以爲血以榮四末内注五臟六腑以應刻數焉衛氣者出其悍氣之慓疾而先行於四末分肉皮膚之間而不休者也晝行於陽夜行於陰常從足少陰之分間行於五臟六腑今厥氣客於五臟六腑則衛氣獨衛其外行

於陽不得入於陰行於陽則陽氣盛陽氣盛則陽蹻陷不得入於陰陰虛故目不瞑帝曰善治之奈何伯高曰補其不足瀉其有餘調其虛實以通其道而去其邪飲以半夏湯一劑陰陽已調其臥立至

大惑論帝曰病不得臥者何氣使然岐伯曰衛氣不得入於陰常留於陽留於陽則陽氣滿陽氣滿則陽蹻盛不得入於陰則陰氣虛故目不瞑矣○帝曰病目而不得視者何氣使然岐伯曰衛氣留於陰不得行於陽留於陰則陰氣盛陰氣盛則陰蹻滿不得入於陽則陽氣虛故目閉矣○帝曰人之多臥者何氣使然岐伯曰此人腸胃大而皮膚濕而分肉不解焉腸胃大則衛氣留久皮膚濕則分肉不解其行遲夫衛氣者晝日常行於陽夜行於陰故陽氣盡則臥陰氣盡則寤故腸胃大則衛氣行留久皮膚濕分肉不解則行遲留於陰也

久其氣不精則欲瞑故多臥矣○其腸胃小皮膚滑以緩分肉解利衛氣之留於陽也久故少瞑焉○帝曰其非常經也卒然多臥者何氣使然岐伯曰邪氣留於上焦上焦閉而不通已食若飲湯衛氣留久於陰而不行故卒然多臥焉帝曰善治此諸邪奈何岐伯曰先其臟腑誅其小過後調其氣盛者瀉之虛者補之必先明知其形志之苦樂定乃取之

口問篇帝曰人之欠者何氣使然岐伯曰衛氣晝日行於陽夜半則行於陰陰者主夜夜者臥陽者主上陰者主下故陰氣積於下陽氣未盡陽引而上陰引而下陰陽相引故數欠陽氣盡陰氣盛則目瞑陰氣盡而陽氣盛則寤矣瀉足少陰補足太陽

寒熱病篇曰陰蹻陽蹻陰陽相交陽入陰陰出陽交於目銳眥陽氣盛則瞋目陰氣盛則瞑目

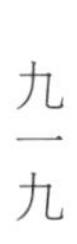

衛氣行篇曰平旦陰盡陽氣出於目目張則氣上行於頭夜行於陰則復合於目故爲一周

營衛生會篇曰夜半爲陰隴夜半後而爲陰衰平旦陰盡而陽受氣矣日中爲陽隴①日西而陽衰日入陽盡而陰受氣矣夜半而大會萬民皆臥命曰合陰平旦陰盡而陽受氣如是無已與天地同紀○帝曰老人之不夜瞑者何氣使然少壯之人不晝瞑者何氣使然岐伯曰壯者之氣血盛則肌肉滑氣道通營衛之行不失其常故晝精而夜瞑老者之氣血衰其肌肉枯氣道濇五臟之氣相搏其營氣衰少而衛氣內伐故晝不精夜不瞑

水熱穴論曰故水病下爲胕腫大腹上爲喘呼不得臥者標本俱病

評熱病論曰不能正偃②者胃中不和也正偃則欬甚上迫肺也

○諸水病者故不得臥臥則驚驚則欬甚也

太陰陽明論曰犯賊風虛邪者陽受之飲食不節起居不時者陰受之陽受之則入六腑陰受之則入五臟入六腑則身熱不時臥上爲喘呼入五臟則䐜滿閉塞下爲飧泄久爲腸澼

逆調論曰不得臥而息有音者是陽明之逆也足三陽者下行今逆而上行故息有音也陽明者胃脉也胃者六腑之海其氣亦下行陽明逆不得從其道故不得臥也下經曰胃不和則臥不安此之謂也○夫不得臥臥則喘者是水氣之客也夫水者循津液而流也腎者水臟主津液主臥與喘也○帝曰人之不得偃臥者何也岐伯曰肺者臟之蓋也肺氣盛則脉大脉大則不得偃臥

論證 共三條

不寐證雖病有不一然惟知邪正二字則盡之矣蓋寐本乎陰

神其主也神安則寐神不安則不寐其所以不安者一由邪氣之擾一由營氣之不足耳有邪者多實證無邪者皆虛證凡如傷寒傷風瘧疾之不寐者此皆外邪深入之擾也如痰如火如寒氣水氣如飲食忿怒之不寐者此皆內邪滯逆之擾也舍此之外則凡思慮勞倦驚恐憂疑及別無所累而常多不寐者總屬真陰精血之不足陰陽不交而神有不安其室耳知此二者則知所以治此矣

一飲濃茶則不寐心有事亦不寐者以心氣之被伐也蓋心藏神爲陽氣之宅也衛主氣司陽氣之化也凡衛氣入陰則靜靜則寐是以陽有所歸故神安而寐也而濃茶以陰寒之性大制元陽陽爲陰抑則神索不安是以不寐也又心爲事擾則神動神動則不靜是以不寐也故欲求寐者當養陰中之陽及去靜中之動則得之矣

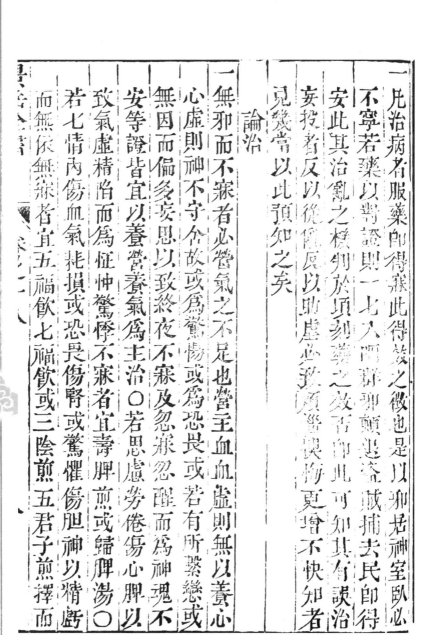

一凡治病者服藥即得寐此得效之徵也是以邪居神室臥必不寧若藥已對證則一匕入咽群邪頓退盜賊捕去民即得安此其治亂之機判於頃刻藥之效否即此可知其有誤治妄投者反以從亂反以助虐必致煩惱懊憹更增不快知者見幾當以此預知之矣

論治

一無邪而不寐者必營氣之不足也營主血血虛則無以養心心虛則神不守舍故或爲驚惕或爲恐畏或若有所繫戀或無因而偏多妄思以致終夜不寐及忽寐忽醒而爲神魂不安等證皆宜以養營養氣爲主治○若思慮勞倦傷心脾以致氣虛精陷而爲怔忡驚悸不寐者宜壽脾煎或歸脾湯○若七情內傷血氣耗損或恐畏傷腎或驚懼傷膽神以精虧而無依無寐者宜五福飲七福飲或三陰煎五君子煎擇而

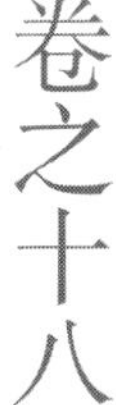

用之○若營衛俱傷血氣大壞神魂無主而晝夜不寐者必用大補元煎加減治之○若勞倦傷心脾中氣不足清陽不升外感不解而寒熱不寐者補中益氣湯○若思慮過度心虛不寐而微兼煩熱者養心湯或酸棗仁湯○若焦思過度耗心血動心火而煩熱乾渴不寐者天王補心丹○若心虛火盛煩亂內熱而怔忡不寐者安神丸○若精血虛耗兼痰氣內蓄而怔忡夜臥不安者秘傳酸棗仁湯痰盛者十味溫胆湯○凡人以勞倦思慮太過者必致血液耗亡神魂無主所以不寐即有微痰微火皆不必顧只宜培養氣血血氣復則諸證自退若兼顧而雜治之則十暴一寒病必難愈漸至元神俱竭而不可救者有矣○予治用公不寐醫按附後三

治門

一有邪而不寐者去其邪而神自安也故凡治風寒之邪必宜

散如諸柴胡飲及麻黄桂枝紫蘇乾葛之類是也火熱之邪必宜涼如竹葉石膏湯及芩連梔柏之屬是也痰飲之邪宜化痰如溫膽湯六安煎導痰湯滾痰丸之屬是也飲食之邪宜消滯如大和中飲平胃散之屬是也水濕之邪宜分利如五苓散五皮散或加金匱腎氣丸之屬是也氣逆之邪宜行氣如排氣飲四磨飲之屬是也陰寒之邪宜溫中如理陰煎理中湯之屬是也諸如此類亦略舉大槩未悉其詳仍當於各門求法治之

徐東皋曰痰火擾亂心神不寧思慮過傷火熾痰鬱而致不眠者多矣有因腎水不足真陰不升而心陽獨亢者亦不得眠有脾倦火鬱不得疏散每至五更隨氣上升而發躁便不成寐此宜用快脾解鬱清痰降火之法也〇有體氣素盛偶爲痰火所致不得眠者宜先用滾痰丸次用安神丸清心涼服

之類○有體素弱或因過勞或因病後此爲不足宜用養血安神之類○凡病後及婦人産後不得眠者此皆血氣虚而心脾二臓不足雖有痰火亦不宜過於攻治仍當以補養爲君或佐以清痰降火之藥其不因病後而不寐者雖以痰火處治亦必佐以養血補虚之藥方爲當也

不寐論列方

半夏湯 和十四　　三陰煎 新補十一
補中益氣湯 補三一　　五福飲 新補六
七福飲 新補七　　天王補心丹 補百九
歸脾湯 補三三　　壽脾煎 新熱十六
金匱腎氣丸 補一二六　　理中湯 熱一
理陰煎 新熱三　　十味溫膽湯 和一五三
養心湯 補八十　　排氣飲 新和六

竹葉石膏湯 寒六　　安神丸 寒一四
四磨飲 四五二　　五君子湯 新熱六
六安煎 新和二一　　溫膽湯 和一五二
大和中飲 新和七　　平胃散 和十七
導痰湯 和九一　　酸棗仁湯 補八五
五苓散 和一八二　　滾痰丸 攻七七
秘傳酸棗仁湯 補八六　　五皮散 和六七六八
大補元煎 新補一

論外備用方

遠志湯 補八九 虛煩　　益營湯 補九二 心血耗傷
茯苓補心湯 補八四 多煩　　聖愈湯 補九一 血虛
酸棗仁湯 補八七 虛熱　　琥珀多寐丸 補百二十 清心養神

三消乾渴

經義

陰陽別論曰二陽之病發心脾其傳爲風消○二陽結謂之消

氣厥論曰心移寒於肺肺消肺消者飲一溲二死不治○心移熱於肺傳爲膈消

五變篇曰五臟皆柔弱者善病消癉

本藏篇曰五臟脆者皆善病消癉易傷

師傳篇曰中熱消癉則便寒○胃中熱則消穀令人懸心善饑○胃中熱腸中寒則疾饑小腹痛脹

脉要精微論曰癉成爲消中

玉機眞藏論曰肝傳之脾病名曰脾風發癉腹中熱煩心出黃

通評虛實論曰凡治消癉仆擊偏枯痿厥氣滿發逆肥貴人則高粱之疾也○帝曰消癉虛實何如岐伯曰脉實大病久可

治脈懸小堅病久不可治

邪氣臟腑病形篇曰：心脈肺脈肝脈脾脈腎脈微小皆爲消癉

腹中論帝曰夫子數言熱中消中不可服高粱芳草石藥石藥發瘨芳草發狂夫熱中消中者皆富貴人也今禁高粱是不合其心禁芳草石藥是病不愈願聞其說岐伯曰夫芳草之氣美石藥之氣悍二者其氣急疾堅勁故非緩心和人不可以服此二者夫熱氣慓悍藥氣亦然二者相遇內恐傷脾脾者土也而惡木服此藥者至甲乙日更論

奇病論帝曰有病口甘者病名爲何何以得之岐伯曰此五氣之溢也名曰脾癉夫五味入口藏於胃脾爲之行其精氣津液在脾故令人口甘也此肥美之所發也肥者令人內熱甘者令人中滿故其氣上溢轉爲消渴治之以蘭除陳氣也

五邪篇曰邪在脾胃則病肌肉痛陽氣有餘陰氣不足則熱中

善饑

論證　共二條

三消之病三焦受病也上消者渴證也大渴引飲隨飲隨渴以上焦之津液枯涸古云其病在肺而不知心脾陽明之火皆能薰炙而然故又謂之膈消也○中消者中焦病也多食善饑不為肌肉而日加削瘦其病在脾胃又謂之消中也○下消者下焦病也小便黃赤為淋為濁如膏如脂面黑耳焦日漸消瘦其病在腎故又名腎消也此三消者古人悉認為火證然有實火者以邪熱有餘也有虛火者以真陰不足也使治消證而不辨虛實則未有不誤者矣

一　消證有陰陽尤不可不察如多渴者曰消渴善饑者曰消穀小便淋濁如膏者曰腎消凡此者多由於火火盛則陰虛是皆陽消之證也至於陰消之義則未有知之者蓋消者消爍

也亦消耗也凡陰陽血氣之屬日見消敗者皆謂之消故不可盡以火證爲言何以見之如氣厥論曰心移寒於肺爲肺消飲一溲二死不治此皆以元氣之衰而金寒水冷故水不化氣而氣悉化水豈非陽虛之陰證乎又如邪氣臟腑病形篇言五臟之脉細小者皆爲消癉豈以微小之脉而爲有餘之陽證乎此內經陰消之義固已顯然言之而但人所未察耳故凡治三消證者必當察其脉氣病氣形氣但見本元虧竭及假火等證必當速救根本以資化源若但知爲火而專務清理未有不陰陽俱敗者矣

論治共五條

凡治消之法最當先辨虛實若察其脉證果爲實火致耗津液者但去其火則津液自生而消渴自止若由真水不足則悉屬陰虛無論上中下急宜治腎必使陰氣漸充精血漸復則

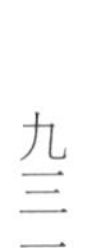

病必自愈若但知清火則陰無以生而日見消敗益以困矣

一上消善渴中消善饑雖曰上消屬肺中消屬胃然總之火在中上二焦者亦無非胃火上炎而然但當微爲分別以治之○若二焦果由實火則皆宜白虎湯主之○若渴多饑少病多在肺者宜人參白虎湯主之○若水虧於下火炎於上有不得不清者宜玉女煎或加減一陰煎之類主之○一云上焦渴是心火刑金所致宜降火清金以蘭香葉白葵花黄栢知母少加升麻以引清氣上升而渴自止此說亦可酌用

一中消火證以善饑而瘦古法直以調胃承氣湯及三黄丸之類主之然既以善饑其無停積可知既無停積則止宜清火豈堪攻擊非有乾結不通等證而用此二劑者非所宜○若其果屬胃火別無虛證則三補丸玉泉散白虎湯及抽薪飲之類皆可擇而用也

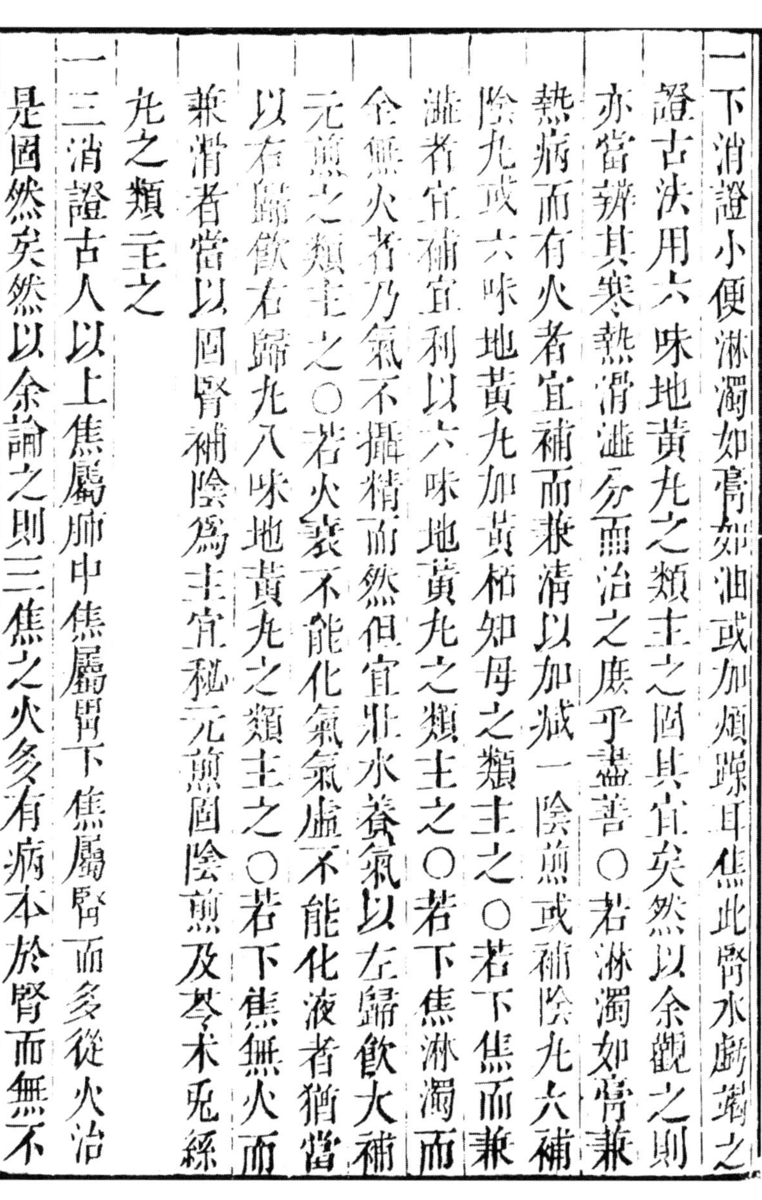
一下消證小便淋濁如膏如油或加煩躁耳焦此腎水虧竭之證古法用六味地黃丸之類主之固其宜矣然以余觀之則亦當辨其寒熱滑澁分而治之庶乎盡善○若淋濁如膏兼熱病而有火者宜補而兼清以加減一陰煎或補陰丸六補陰丸或六味地黃丸加黃柏知母之類主之○若下焦而兼澁者宜補宜利以六味地黃丸之類主之○若下焦淋濁而全無火者乃氣不攝精而然但宜壯水養氣以左歸飲大補元煎之類主之○若火衰不能化氣氣虛不能化液者猶當以右歸飲右歸丸八味地黃丸之類主之○若下焦無火而兼滑者當以固腎補陰爲主宜秘元煎固陰煎及苓术兎絲丸之類主之

一三消證古人以上焦屬肺中焦屬胃下焦屬腎而多從火治是固然矣然以余論之則三焦之火多有病本於腎而無不

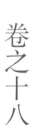

由乎命門者夫命門爲水火之腑凡水虧證固能爲消爲渴而火虧證亦能爲消爲渴者何也蓋水不濟火則火不歸原故有火游於肺而爲上消者有火游於胃而爲中消者有火爍陰精而爲下消者是皆真陰不足水虧於下之消證也○又有陽不化氣則水精不布水不得火則有降無升所以直入膀胱而飲一溲二以致泉源不滋天壤枯涸者是皆真陽不足火虧於下之消證也陰虛之消治宜壯水固有言之者矣陽虛之消謂宜補火則人不必信不知釜底加薪氤氳徹頂槁禾得雨生意歸巔此無他皆陽氣之使然也亦生殺之微權也余因消證多虛難堪剝削若不求其斲喪之因而再伐生氣則消者愈消無從復矣故再筆於此用以告夫明者

述古 共六條

巢氏病源曰夫消渴者渴不止小便多者是也由少年服五石

諸丸散積經年歲石氣結於腎中使人下焦虛熱及至年衰血氣減少不能復制於石石勢獨盛則腎爲之燥故上爲飲水下爲小便不禁也其病變多發癰疽此因熱氣留於經絡血澁不行故成癰膿

陳無擇曰消渴屬心故煩心致心火散漫渴而引飲諸脉軟散皆氣實血虛也消中屬脾癉熱減則爲消中消中復有三有因寒中陰勝陽鬱久必爲熱中經云脉洪大陰不足陽有餘則爲熱中多食數溺爲消中陰狂興盛不交精泄則爲強中病至強中不亦危矣消腎屬腎壯盛之時不謹而縱慾房勞年長腎衰多服金石真氣既喪口乾精溢自泄不飲而利經云不渴而小便自利名曰腎消亦曰內消

潔古老人曰能食而渴者白虎加人參湯不能食而渴者錢氏白朮散倍加乾葛治之上中既平不復傳下消矣前人用藥

厥有旨哉

東垣曰高消者舌上赤裂大渴引飲逆調論云心移熱於肺傳爲膈消者是也以白虎加人參湯治之〇中消者善食而瘦自汗大便硬小便數叔和所謂口乾飲水多食饑虛癉成消中是也以調胃承氣湯三黄丸治之〇下消者煩躁引飲耳輪焦溺如膏所謂焦煩水易虧此腎消也以六味地黄丸治之總録所謂未傳能食者必發癰疽背瘡不能食者必傳中膈鼓脹皆謂不治之證

丹溪曰消渴宜養肺降火生血爲主〇三消者多屬不生津液宜四物湯爲主〇上消者本方加五味子人參麥門冬天花粉煎入生耦汁生地黄汁人乳飲酒人加生葛汁〇中消者本方加知母石膏滑石以降胃火〇下消者本方加黄栢知母熟地黄五味子之類以滋腎水當飲兜絲湯代茶〇天花

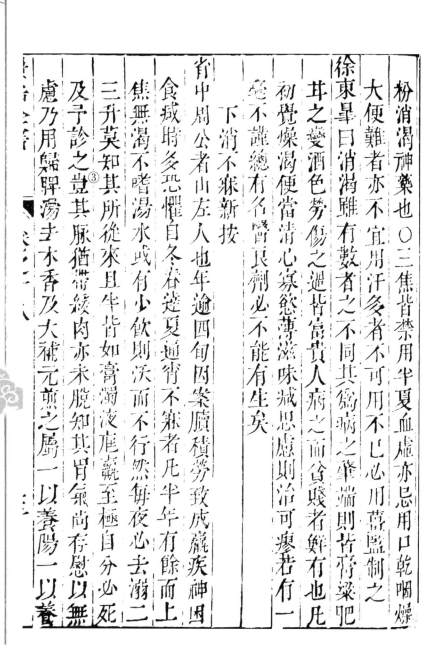

粉消渴神藥也○三焦皆禁用半夏血虚亦忌用口乾咽燥大便難者亦不宜用汗多者不可用不已必用薑鹽制之

徐東皋曰消渴雖有數者之不同其爲病之肇端則皆膏粱肥甘之變酒色勞傷之過皆富貴人病之而貧賤者鮮有也凡初覺燥渴便當清心寡慾薄滋味減思慮則治可瘳若有一毫不謹縱有名醫良劑必不能有生矣

下消不寐新按

省中周公者山左人也年逾四旬因案牘積勞致成羸疾神困食減時多恐懼自冬春達夏通宵不寐者凡半年有餘而上焦無渴不嗜湯水或有少飲則沃而不行然每夜必去溺二三升莫知其所從來且半皆如膏濁液尫羸至極自分必死及予診之③其脈猶帶緩肉亦未脱知其胃氣尚存慰以無慮乃用歸脾湯去木香及大補元煎之屬一以養陽一以養

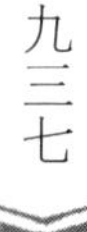

陰出入間用至三百餘劑計人參二十斤乃得全愈此神消於上精消於下之證也可見消有陰陽不得盡言爲火論記此一按以爲治消治不辨者之鑑

三消論列方

白虎湯 寒二　　玉女煎 新寒十二

玉泉散 新寒十五　　四物湯 補八

歸脾湯 補三三　　秘元煎 新固一

固陰煎 新固二　　抽薪飲 新寒三

補陰丸 寒百六十　　左歸飲 新補二

右歸飲 新補三　　右歸丸 新補五

六味丸 補一二一　　八味丸 補一二二

三補丸 寒一六二　　三黃丸 攻六八

大補元煎 新補　　八補陰丸 寒一五七

人參白虎湯 寒三　加減一陰煎 新補九

錢氏白朮散 小七　苓朮菟絲丸 新固五

調胃承氣湯 攻三

論外備用方

玉泉丸 寒七五 熱渴　益元散 寒百十二

龍腦雞蘇散 和三七二 生火須渴　生脈散 補五七

火府丹 寒百二十 消渴　麥門冬飲子 寒四八 膈消渴

鹿茸丸 補一三五 腎虛消渴　小建中湯 補二二 燥渴

人參養營湯 補二一　天花丸 和百四 消渴

五味子湯 補五九 陰虛渴　人參固本丸 補百七 陰虛渴

天花散 寒七三　地骨皮散 寒七四 壯熱渴

天王補心丹 補百九 乾渴　醍醐膏 和三五三 消渴

加減八味丸 補一二三　益陰腎氣丸 補一二五

茯苓澤瀉湯熱七五及胃消渴

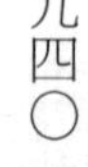

校注

①矓：旺盛。

②偃（yǎn）：仰卧。

③豈：四库本作『觉』，据文义当从。

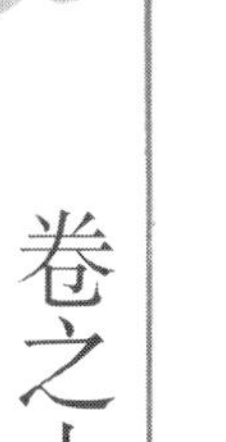

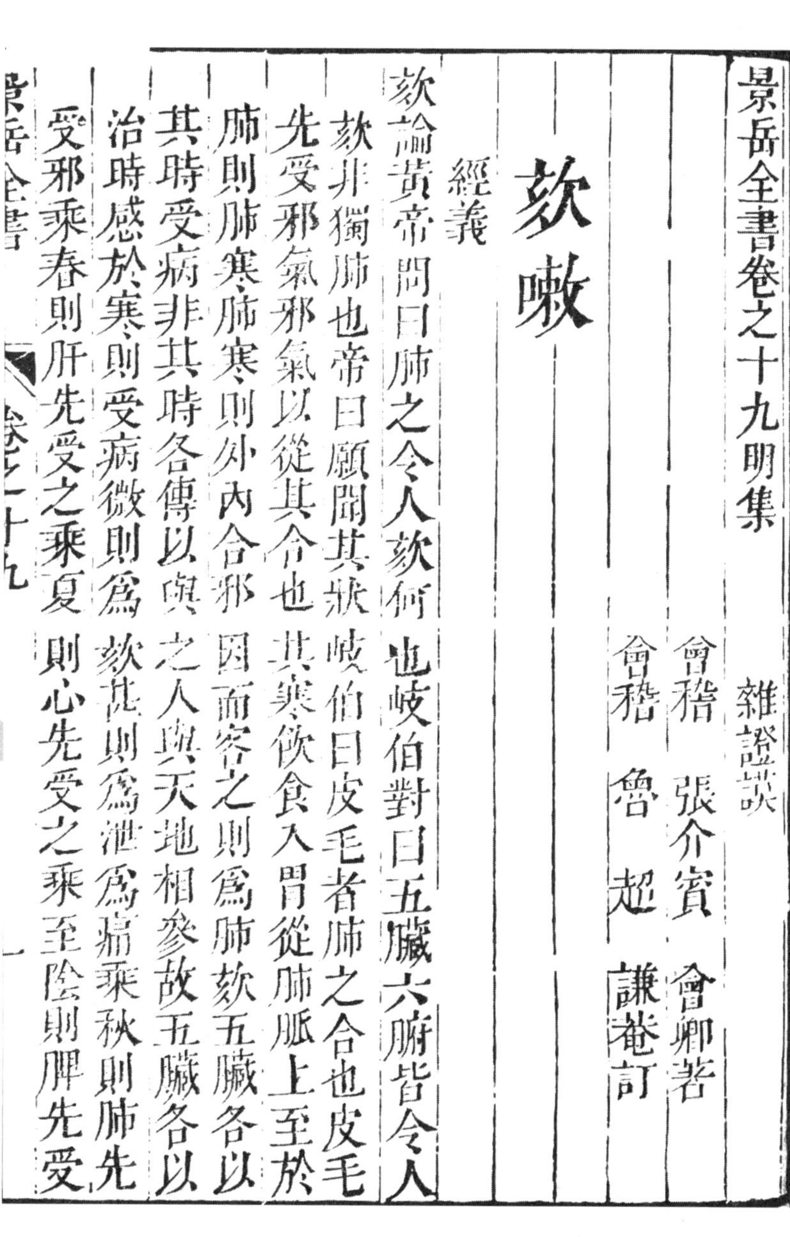

景岳全書卷之十九明集

雜證謨

會稽 張介賓 會卿著
會稽 魯 超 謙菴訂

欬嗽

經義

欬論黄帝問曰肺之令人欬何也岐伯對曰五臟六腑皆令人欬非獨肺也帝曰願聞其狀岐伯曰皮毛者肺之合也皮毛先受邪氣邪氣以從其合也其寒飲食入胃從肺脈上至於肺則肺寒肺寒則外内合邪因而客之則爲肺欬五臟各以其時受病非其時各傳以與之人與天地相參故五臟各以治時感於寒則受病微則爲欬甚則爲泄爲痛乘秋則肺先受邪乘春則肝先受之乘夏則心先受之乘至陰則脾先受

之乘冬則腎先受之。肺欬之狀欬而喘息有音甚則唾血。心欬之狀欬則心痛喉中介介如梗狀甚則咽[1]痛喉痺。肝欬之狀欬則兩脇[2]下痛甚則不可以轉轉則兩胠下滿。脾欬之狀欬則右胠下痛陰陰引肩背甚則不可以動動則欬劇。腎欬之狀欬則腰背相引而痛甚則欬涎。帝曰六腑之欬奈何安所受病岐伯曰五臟之久欬乃移於六腑。脾欬不已則胃受之胃欬之狀欬而嘔嘔甚則長蟲出。肝欬不已則膽受之膽欬之狀欬嘔膽汁。肺欬不已則大腸受之大腸欬狀欬而遺矢。心欬不已則小腸受之小腸欬狀欬而失氣氣與欬俱失。腎欬不已則膀胱受之膀胱欬狀欬而遺溺。久欬不已則三焦受之三焦欬狀欬而腹滿不欲食飲。此皆聚於胃關於肺使人多涕唾而面浮腫氣逆也

帝曰治之奈何岐伯曰治臟者治其俞治腑者治其合浮腫者治其經帝曰善

生氣通天論曰秋傷於濕上逆而欬

陰陽應象大論曰秋傷於濕冬生欬嗽

示從容論曰欬嗽煩冤者是腎氣之逆也○喘欬者是水氣并陽明也

脉解篇曰少陰所謂嘔欬上氣喘者陰氣在下陽氣在上諸陽氣浮無所依從故嘔欬上氣喘也

陰陽別論曰一陽發病少氣善欬善泄

五臟生成篇曰欬嗽上氣厥在胸中過在手陽明太陰

玉機真藏論曰秋脉不及則令人喘呼吸少氣而欬上氣見血下聞病音

刺禁論曰刺中肺三日死其動為欬

評熱病論曰：勞風法在肺下。詳後論證條中

氣交變大論凡歲火太過○歲金太過○歲水太過○歲木不及等年俱有欬證

五常政大論凡審平之紀○從革之紀○堅成之紀○少陽司天等年俱有欬證

至真要大論凡少陰司天○太陰司天○少陽司天○陽明司天○陽明之勝○少陰之復○太陰之復○少陽之復○陽明之復○厥陰司天客勝○少陽司天主勝○太陽司天客勝等年俱有欬證

五邪篇曰：邪在肺則病皮膚痛，寒熱，上氣喘，汗出，欬動肩背。

繆刺論曰：邪客於足少陽之絡，令人脇痛不得息，欬而汗出。

論證 共四條

欬嗽一證，竊見諸家立論太繁，皆不得其要，多致後人臨證莫

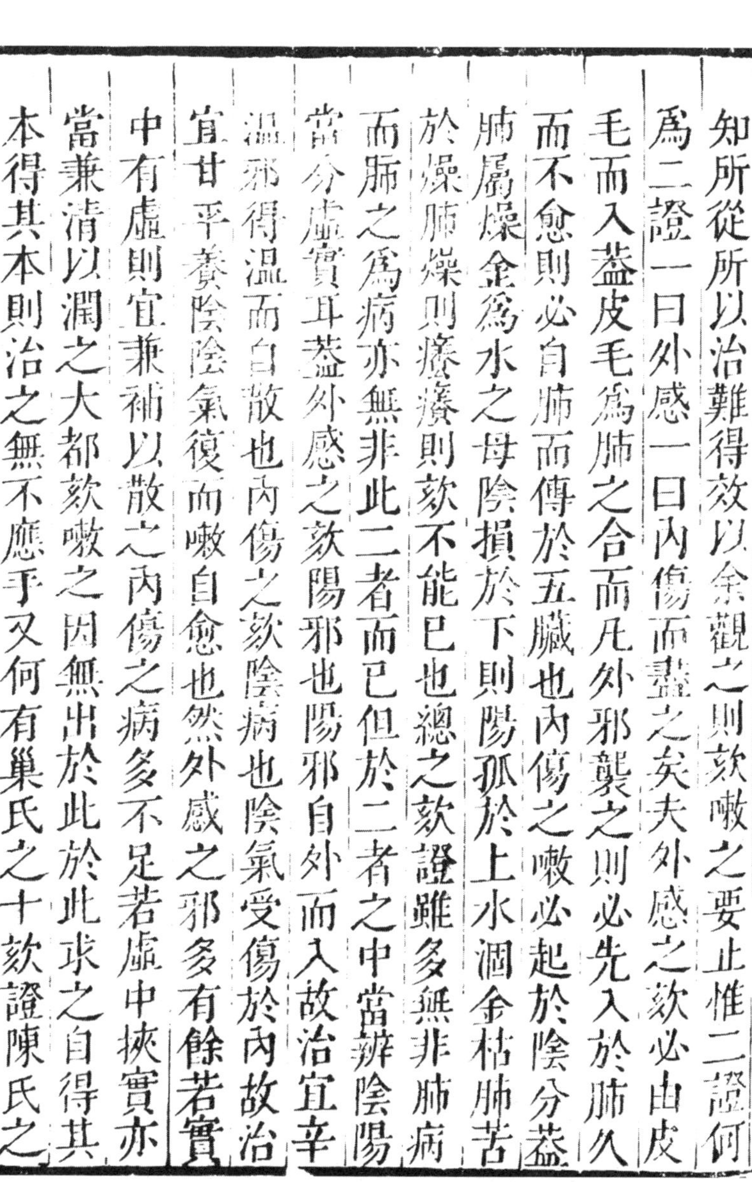
知所從所以治難得效以余觀之則欬嗽之要止惟二證何爲二證一曰外感一曰內傷而盡之矣夫外感之欬必由皮毛而入蓋皮毛爲肺之合而凡外邪襲之則必先入於肺久而不愈則必自肺而傳於五臟也內傷之嗽必起於陰分蓋肺屬燥金爲水之母陰損於下則陽孤於上水涸金枯肺苦於燥肺燥則癢癢則欬不能已也總之欬證雖多無非肺病而肺之爲病亦無非此二者而已但於二者之中當辨陰陽當分虛實耳蓋外感之欬陽邪也陽邪自外而入故治宜辛溫邪得溫而自散也內傷之欬陰病也陰氣受傷於內故治宜甘平養陰陰氣復而嗽自愈也然外感之邪多有餘若實中有虛則宜兼補以散之內傷之病多不足若虛中挾實亦當兼清以潤之大都欬嗽之因無出於此於此求之自得其本得其本則治之無不應手又何有巢氏之十欬證陳氏之

三因證徒致亂人心目而不得其際也留心者其熟味此意一經云肺之令人欬又曰五臟六腑皆令人欬非獨肺也又曰皮毛先受邪氣邪氣以從其合也又曰五臟各以其時受病非其時各傳以與之然則五臟之欬由肺所傳則肺爲主臟而五臟其兼者也故五臟六腑各有其證正以辨其兼證耳既有兼證則亦當有兼治雖有兼治然無非以肺爲主也是固然矣然愚則猶有說焉則謂外感之欬與內傷之欬其所本不同而所治亦異蓋外感之欬其來在肺故必由肺以及臟此肺爲本而臟爲標也內傷之欬先因傷臟故必由臟以及肺此臟爲本而肺爲標也凡治內傷者使不知治臟而单治肺則眞陰何由以復陰不復則欬終不愈治外感者使不知治陽而妄治陰則邪氣何由以解邪不解則嗽終不寧經曰治病必求其本何今人之不能察也

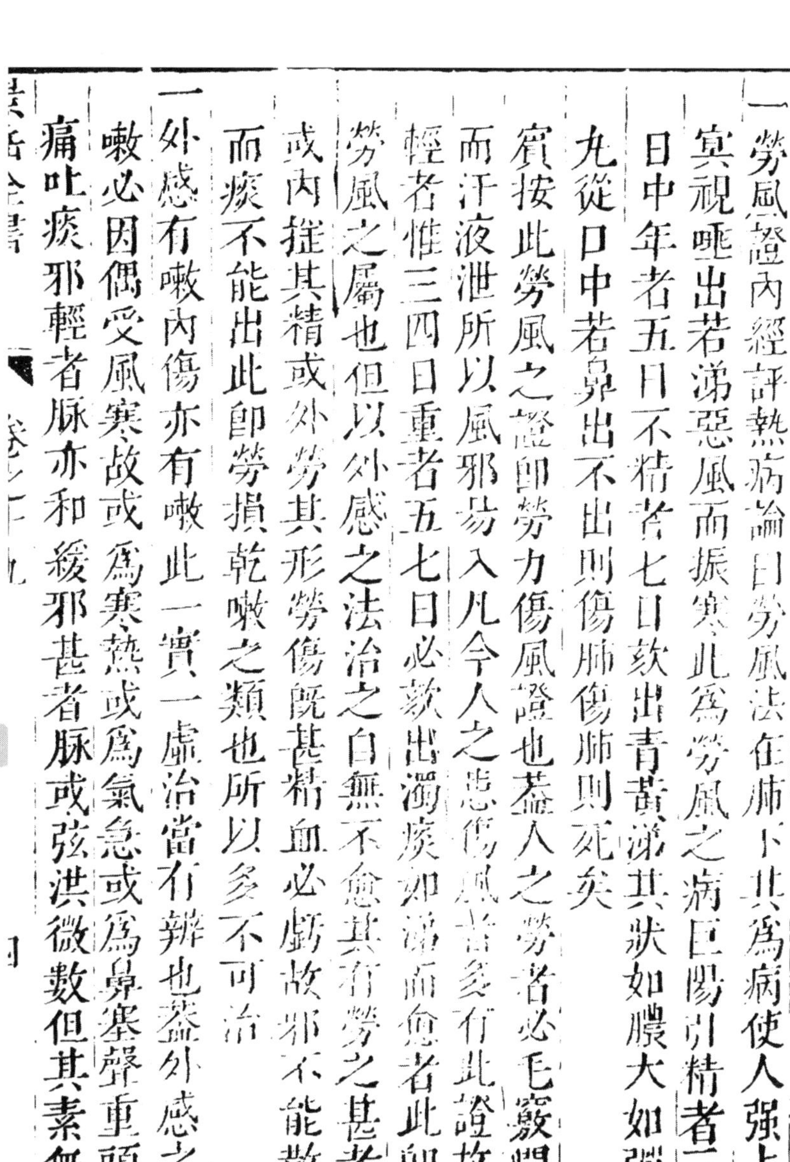

一勞風證內經評熱病論曰勞風法在肺下其爲病使人強上冥視唾出若涕惡風而振寒此爲勞風之病巨陽引精者三日中年者五日不精者七日欬出青黃涕其狀如膿大如彈丸從口中若鼻出不出則傷肺傷肺則死矣

賓按此勞風之證即勞力傷風證也蓋人之勞者必毛竅開而汗液泄所以風邪易入凡今人之患傷風者多有此證故輕者惟三四日重者五七日必欬出濁痰如涕而愈者此即勞風之屬也但以外感之法治之自無不愈其有勞之甚者或內損其精或外勞其形勞傷既甚精血必虧故邪不能散而痰不能出此即勞損乾嗽之類也所以多不可治

一外感有嗽內傷亦有嗽此一實一虛治當有辨也蓋外感之嗽必因偶受風寒故或爲寒熱或爲氣急或爲鼻塞聲重頭痛吐痰邪輕者脉亦和緩邪甚者脉或弦洪微數但其素無

積勞虛損等證而陡病款嗽者卽外感證也○若內傷之嗽則其病來有漸或因酒色或因勞傷必先有微嗽而日漸以甚其證則或爲夜熱潮熱或爲形容瘦減或兩顴常赤或氣短喉乾其脈輕者亦必微數重者必細數弦緊蓋外感之嗽其來暴內傷之嗽其來徐外感之嗽因於寒邪內傷之嗽因於陰虛外感之嗽可溫可散其治易內傷之嗽宜補宜和其治難此固其辨也然或其脈證素弱而忽病外感者有之或其形體素强而病致內傷者亦有之此中疑似但於病因脈色中細加權察自有聲應可證若或認之不眞而互謬其治則吉凶攸係不淺也最宜愼之

外感嗽證治 共五條

一外感之嗽無論四時必皆因於寒邪蓋寒隨時氣入客肺中所以治嗽但治以辛溫其邪自散惟六安煎加生薑爲最妙

凡屬外感悉宜先以此湯加減主之○若肺脘燥澁痰氣不利或年老血衰欬嗽費力者於本方加當歸二三錢○若寒氣大盛或中寒肺氣不溫邪不能解者於此方加北細辛七八分或一錢若冬月寒盛氣閉邪不易散者即麻黃桂枝俱可加用或用小青龍湯○若傷風見寒或傷寒見風而往來寒熱欬嗽不止者宜柴陳煎主之○若寒邪不甚痰氣不多者但以二陳湯加減主之則無有不愈

一外感之嗽凡屬陰虛少血或脾肺虛寒之輩則最易感邪但察其脉體稍弱胸膈無滯或腎氣不足水泛爲痰或心嘈嘔惡飢不欲食或年及中衰血氣漸弱而欬嗽不能愈者悉宜金水六君煎加減主之足稱神劑○若兼陽分氣虛而脉微神困懶言多汗者必加人參勿疑也○若但以脾胃土虛不能生金而邪不能解宜六君子湯以補脾肺或脾虛不能制

水泛而爲痰宜理中湯或理陰煎八味丸之類以補土母皆良法也

一外感欬嗽而兼火者必有内熱喜冷脉滑等證亦但以二陳六安等湯酌加凉藥佐之熱微者可加黄芩一二錢熱甚者再加知母梔子之屬若火在陽明而兼頭痛熱渴者惟加石膏爲宜

一外感之證春多升浮之氣治宜兼降如澤瀉前胡海石瓜蔞之屬是也夏多炎熱之氣治宜兼凉如芩連知柏之屬是也秋冬陰濕之氣治宜兼燥如蒼术白术乾薑細辛之屬是也冬多風寒之氣治宜兼散如防風紫蘇桂枝麻黄之屬是也經言歲氣天和即此之類然時氣固不可不知而病氣尤不可不察若當其時而非其病及時證有不相合者又當舍時從證也至于各臟之氣證有兼見者又當隨宜兼治故不可

在膠柱之見

一欬嗽凡遇秋冬即發者此寒包熱也但解其寒其熱自散宜六安煎二陳湯金水六君煎三方察其虛實壯老隨宜用之如果內熱甚者不妨佐以黃芩知母之類

內傷欬證治 共七條

一凡內傷之嗽必皆本於陰分何爲陰分五臟之精氣是也然五臟皆有精氣而又惟腎爲元精之本肺爲元氣之主故五臟之氣分受傷則病必自上而下由肺由脾以極於腎五臟之精分受傷則病必自下而上由腎由脾以極于肺肺腎俱病則他臟不免矣所以勞損之嗽最爲難治正以其病在根本而不易爲力也病在根本尚堪治不求本乎故欲治上者不在乎上而在乎下欲治下者不在乎下而在乎上知氣中有精精中有氣斯可以言虛勞之嗽矣

肺屬金為清虛之臟凡金被火刑則為嗽金寒水冷亦為嗽此欬嗽所當治肺也然內傷之嗽則不獨在肺蓋五臟之精皆藏於腎而少陰腎脉從腎上貫肝膈入肺中循喉嚨挾舌本所以肺金之虛多由腎水之涸正以子令母虛也故凡治勞損欬嗽必當以壯水滋陰為主庶肺氣得充嗽可漸愈宜一陰煎左歸飲瓊玉膏左歸丸六味地黃丸之類擇而用之○其有元陽下虧生氣不布以致脾困於中肺困於上而為喘促為痞滿為痰涎嘔惡為泄瀉畏寒凡脉見細弱證見虛寒而欬嗽不已者此等證候皆不必治嗽但補其陽而嗽自止如右歸飲右歸丸八味地黃丸大補元煎六味回陽飲理中湯劫勞散之類皆當隨宜速用不得因循以致汲深無及也

一內傷欬嗽凡水虧於下火炎於上以致火爍肺金而為乾渴

煩熱喉痛口瘡潮熱便結喜冷尺寸滑數等證則不得不兼清火以存其水宜四陰煎或加減一陰煎人參固本丸主之此當與欬血證參酌其治詳見血證門

一欬嗽聲啞者以肺本屬金蓋金實則不鳴金破亦不鳴金實者以肺中有邪非寒邪卽火邪也金破者以眞陰受損非氣虛卽精虛也寒邪者宜辛宜溫火邪者宜甘宜清氣虛者宜補陽精虛者宜補陰大都此證邪實者其來暴其治亦易虛損者其來徐其治亦難治損之法當與後乾欬證參酌用之

一內傷虛損之嗽多不宜用燥藥及辛香動氣等劑如六安二陳之類皆不可輕用惟甘潤養陰如乳酥蜂蜜百合地黃阿膠麥冬去皮胡桃肉之類皆所宜也

一外邪證多有誤認爲勞傷而遂成眞勞者此必其人氣體柔弱而醫家望之已有成心故見其發熱遂認爲火見其欬嗽

遂認爲勞不明表裏率用滋陰降火等劑不知寒邪既巳在表涼藥不宜妄投若外既有寒而內又得寒則表裏合邪必致邪留不解延綿日甚俗云傷風不愈變成勞夫傷風豈能變勞特以庸醫誤治而日加清削則柔弱之人能堪幾多清理久而不愈不至成勞不已也此實醫之所誤耳故醫於此證最當詳察在表在裏及新邪久病等因脉色形氣等辨辨得其眞則但以六安煎金水六君煎或柴陳煎之類不數劑而可愈矣醫之不精此其一也

一乾欬嗽證在丹溪云火鬱之甚乃痰鬱火邪在肺中用苦梗以開之下用補陰降火不已則成勞須用倒倉法此證多是不得志者有之愚謂丹溪此說殊不其然夫既云不得志則其憂思內傷豈痰火病也又豈苦梗倒倉所宜攻也蓋乾欬嗽者以肺中津液不足枯涸而然此明係內傷虧損肺腎不

交氣不生精精不化氣所以乾澁如此但其有火無火亦當辨治若藏平無火者止因肺虛故必先補氣自能生精宜五福飲之類主之若藏氣微寒者非辛不潤故必先補陽自可生陰宜理陰煎或六君子湯之類主之若兼内熱有火者須保真陰故必先壯水自能制火宜一陰煎或加減一陰煎兼貝母丸之類主之若以此證而但知消痰開鬱將見氣愈耗水愈虧未免爲涸轍之鮒④矣

辨古

河間曰欬謂無痰而有聲肺氣傷而不清也嗽是無聲而有痰脾濕動而爲痰也欬嗽謂有痰而有聲蓋因傷於肺氣動於脾濕欬而爲嗽也脾濕者秋傷於濕積於脾也故經曰秋傷於濕冬必欬嗽大抵素秋之氣宜清肅而反動之氣必上衝爲欬嗽甚則動於濕而爲痰也假令濕在肝經謂之風痰濕

在心經謂之熱痰濕在脾經謂之濕痰濕在腎經謂之寒痰宜隨證而治之若欬而無痰者以辛甘潤其肺如蜜煎生薑湯蜜煎橘皮湯之屬是也若欬而嗽者當以治痰為先治痰者必以順氣為主是以南星半夏勝其痰而欬嗽自愈枳殼陳皮利其氣而痰自下痰而能食者大承氣湯微下之痰而不能食者厚朴湯疏導之此治法之大體也

愚觀河間此說謂治嗽當先治痰因以南星半夏之屬為主似得治嗽之法矣此其意謂嗽必因痰故勝其痰而嗽自愈則理有不然也蓋外感之嗽必因風寒風寒在肺則肺氣不清所以動嗽動嗽然後動痰此風邪痰嗽之本本於外感非外感本於痰也又如內傷之嗽必因陰虛陰虛則水涸金枯所以動嗽脾虛腎敗所以化痰此陰虛痰嗽之本本於內傷非內傷本於痰也今曰治嗽當先治痰豈求本之道乎然治

外感之嗽者，誠惟二陳之屬爲最效，又何故也？蓋南星、半夏、生薑、陳皮、枳殼之類，其味皆辛，辛能入肺，辛能散寒，寒邪散則痰嗽自愈，此正所以治本，而實非以治痰也。若内傷陰虛之嗽，則大忌辛燥，此輩豈堪輕用哉？經曰：肺欲辛，以辛瀉之。此肺實者之宜辛也。又曰：辛走氣，氣病無多食辛。此肺虛者之忌辛也。氣味宜否之理，内經玅用如此，河間何以不察，而謂南星、半夏之屬但能治痰，豈果治痰之標，便能治嗽之本乎？

述古共六條

楊仁齋曰：肺出氣也，腎内氣也，肺爲氣之主，腎爲氣之本。凡欬嗽引動百骸，自覺氣從臍下奔逆而上者，此腎虛不能收氣歸原，當以地黃丸、安腎丸主之，毋徒從事於肺，此虛則補子之義也。

行義云有暴嗽服諸藥不效或教之進生料鹿茸丸大菟絲子丸方愈有本有標卻不可因其暴嗽而疑驟補之非所以易愈者亦覺之早故也

丹溪曰欬嗽有風有寒有痰有火有虛有勞有鬱有肺脹

王節齋曰因嗽而有痰者欬為重主治在肺因痰而致欬者痰為重主治在脾但是食積成痰痰氣上升以致欬嗽只治其痰消其積而欬自止亦不必用肺藥以治欬也

薛立齋曰春月若因風寒所傷欬嗽聲重頭痛用金沸草散○欬嗽聲重身熱頭痛用局方消風散○蓋肺主皮毛肺氣虛則腠理不密風邪易入治法當解表兼實肺氣肺有火則腠理不閉風邪外乘治宜解表兼清肺火邪退即止若數行解散則重亡津液邪蘊而為肺疽肺痿矣故凡肺受邪不能輸化而小便短少皮膚漸瘦欬嗽日增者宜用六君子湯以補

脚肺六味丸以滋腎水○夏月火熱炎上喘急而嗽面赤潮熱脉洪大者用黄連解毒湯○熱燥而欬用梔子仁湯○欬唾有血用麥門冬湯俱兼以六味丸夏月尤當用此壯腎水以保肺金○夏月心火乘肺輕則用麥門冬湯重則用人參平肺散若上焦實熱用涼膈散虛熱用六君子湯○中焦實熱用竹葉石膏湯虛熱用竹葉黄芪湯○下焦虛熱用六味丸○秋月濕熱傷肺若欬而身熱自汗口乾便赤脉虛而洪者用白虎湯○身熱而煩氣高而短心下痞滿四肢困倦精神短少者香薷飲○若病邪既去宜用補中益氣加乾山藥五味子以養元氣柴胡升麻各二分以升生氣○冬月風寒外感形氣病氣俱實者宜用麻黄湯之類所謂自表而入自表而出若形氣病氣俱虛者宜補其元氣而佐以解表之藥若專於解表則肺氣益虛腠理益疎外邪乘虛易入病愈難

愈矣○若病日久或誤服表散之劑以致元氣虛而邪氣實者急宜補脾土爲主則肺金有所養而諸病自愈○若人老弱或勞傷元氣而患前證誤服麻黃枳殼紫蘇之類而汗出亡陽者多患肺癰肺痿治失其宜多致不起○午後嗽者屬腎氣虧損火炎水涸或津液涌而爲痰者乃眞臟爲患也須用六味地黃丸壯腎水滋化源爲主以補中益氣湯養脾土生肺腎爲佐設用清氣化痰則誤矣

徐東皋曰凡欬嗽之人氣體虛弱者用瀉氣藥多不效間有效者亦必復作若此者並宜補益而嗽自愈氣體厚者或係外感俱宜發散邪氣破滯氣而嗽自寧新欬嗽者亦宜從實治之也久欬嗽者宜從虛治之也或用澁藥以劫其情歸九仙散之屬也○凡治欬嗽當先求病根伐去邪氣而後可以烏梅訶子五味罌粟殼款冬花之類此輩性味燥澁有收歛劫

奪之功亦在所必用可一服而愈然須權其先後而用之

灸法

肺俞　俞府　天突　風門各七壯　乳根三壯

欬嗽論列方

二陳湯和一　六安煎新和二

理中湯熱一　麻黄湯散一

厚朴湯和五四　理陰煎新熱三

柴陳煎新散九　香薷飲和一六九

白虎湯寒二　一陰煎新補八

四陰煎新補十二　金水六君煎新和一

五福飲新補六　瓊玉膏補六一

補中益氣湯補三一　左歸飲新補二

右歸飲新補三　加減一陰煎新補九

論外備用方

四君子湯 補一　　生脉散 補五七

十全大補湯 補二十　　寧肺湯 補六三 熱嗽

蜜酥煎 補六六　　鳳髓湯 補六五 潤肺

五味異功散 補四　　鹿茸丸 補一三三

補肺湯 補六二 勞嗽　　杏仁煎 和一四二 喘嗽

杏仁膏 和一四三 欬唾血　　橘皮半夏湯 新和二十

星香丸 和百二 痰嗽　　蘿蔔子煎 和一四一 潤肺

杏仁蘿蔔子丸 和百十九 痰嗽　　杏仁丸 和百八 老人欬嗽

白术湯 和二七 濕痰嗽　　人參定喘湯 和一三四 氣喘嗽

前胡散 和一四四 煩熱嗽　　百花膏 和一四五 嗽血

阿膠散 和二百七 唾血　　玉液丸 和百六 消痰火

玉粉丸 和百七 痰嗽　　桑皮散 散八四 風熱嗽

參蘇飲散三四　風寒　　十神湯散四十　外感
旋覆花湯散八二　風入肺　　二母散寒四九　肺熱
紫菀散寒五三　肺痿血　　黄芩知母湯寒五一　火嗽
團魚丸寒九五　痰熱勞嗽　　五味子丸固十二　劫嗽
人參清肺湯寒三六　肺虛熱　　三拗湯固九　久嗽
安眠散固七　久嗽　　加味理中湯熱五　虛寒
潤肺丸固十四　　百藥煎固八　劫嗽
靈寶烟筒固二六七　　嗽烟筒固二六六

喘促

經義

至真要大論曰諸氣膹鬱皆屬於肺○諸痰喘嘔皆屬於上○諸逆衝上皆屬於火

脉解篇曰陽明所謂上喘而爲水者陰氣下而復上上則邪客於臟腑間故爲水也少陰所謂嘔欬上氣喘者陰氣在下陽氣在上諸陽氣浮無所依從故嘔欬上氣喘也

陰陽別論曰二陽之病發心脾其傳爲息賁者不治○陰爭於內陽擾於外魄汗未藏四逆而起起則熏肺使人喘鳴

大奇論曰肺之雍喘而兩胠滿

大陰陽明論曰犯賊風虛邪者陽受之陽受之則入六府入六府則身熱不時臥上爲喘呼

痺論曰心痺者脉不通煩則心下鼓暴上氣而喘○肺痺者煩滿喘而嘔○淫氣喘息痺聚在肺○腸痺者數飲而不得出中氣喘爭

陽明脉解篇曰陽明厥則喘而惋惋則惡人帝曰或喘而死者或喘而生者何也岐伯曰厥逆連臟則死連經則生

脉要精微論曰：肝脉若搏，因血在脇下，令人喘逆。

逆調論曰：夫不得卧，卧則喘者，是水氣之客也。夫水者，循津液而流也。腎者水臟，主津液，主卧與喘也。

示從容論曰：喘欬者，是水氣并陽明也。

玉機眞藏論曰：秋脉不及，則令人喘，呼吸少氣而欬，上氣見血，下聞病音。

舉痛論曰：勞則喘息汗出，外內皆越，故氣耗矣。○寒氣客於衝脉，衝脉起於關元，隨腹直上，寒氣客則脉不通，脉不通則氣因之，故喘動應手矣。

刺禁論曰：刺缺盆中內陷，氣泄，令人喘欬逆。

五邪篇曰：邪在肺，則病皮膚痛，寒熱，上氣喘，欬動肩背。

繆刺論曰：邪客於手陽明之絡，令人氣滿胸中，喘息而支胠，胸中熱。

經脉别論曰：夜行則喘出於腎，淫氣病肺○有所墮恐，喘出於肝，淫氣害脾○有所驚恐，喘出於肺，淫氣傷心○度水跌仆，喘出於腎與骨。當是之時，勇者氣行則已，怯者則著而爲病也○太陽臟獨至，厥喘虚氣逆，是陰不足陽有餘也。

平人氣象論曰：頸脉動喘疾欬，曰水。

經脉篇曰：肺手太陰也，是動則病肺脹滿，膨膨而喘欬○腎足少陰也，是動則病飢不欲食，欬唾則有血，喝喝而喘。

藏氣法時論曰：肺病者，喘欬逆氣，肩背痛，汗出○腎病者，腹大脛腫，喘欬身重。

調經論曰：氣有餘則喘欬上氣，不足則息利少氣。

水熱穴論曰：故水病下爲胕腫大腹，上爲喘呼不得臥者，標本俱病。故肺爲喘呼，腎爲水腫，肺爲逆不得臥。

熱病篇曰：熱病已得汗出，而脉尚躁，喘且復熱，喘甚者死。

論證

氣喘之病最爲危候治失其要鮮不悞人欲辨之者亦惟二證而已所謂二證者一曰實喘一曰虛喘也此二證相反不可混也然則何以辨之蓋實喘者有邪邪氣實也虛喘者無邪元氣虛也實喘者氣長而有餘虛喘者氣短而不續實喘者胸脹氣粗聲高息湧膨膨然若不能容惟呼出爲快也虛喘者慌張氣怯聲低息短皇皇然若氣欲斷提之若不能升吞之若不相及勞動則甚而惟急促似喘但得引長一息爲快也此其一爲真喘一爲似喘真喘者其責在肺似喘者其責在腎何也蓋肺爲氣之主腎爲氣之根肺主皮毛而居上焦故邪氣犯之則上焦氣壅而爲喘氣之壅滯者宜清宜破也腎主精髓而在下焦若真陰虧損精不化氣則下不上交而爲促促者斷之基也氣既短促而再加消散如壓卵矣且氣

盛有邪之脈必滑數有力而氣虛無邪之脈必微弱無神此脈候之有不同也其有外見浮洪或芤大至極而稍按即無者此正無根之脈也或往來弦甚而極大極數全無和緩者此正胃氣之敗也俱爲大虛之候但脈之微弱者其眞虛易知而脈之浮空弦搏者其假實難辨然而輕重之分亦惟於此而可察矣蓋其微弱者猶順而易醫浮空者最險而多變若弦強之甚則爲眞藏眞藏已見不可爲也

虛喘證治共七條

凡虛喘之證無非由氣虛耳氣虛之喘十居七八但察其外無風邪內無實熱而喘者即皆虛喘之證若脾肺氣虛者不過在中上二焦化源未虧其病猶淺若肝腎氣虛則病出下焦而本末俱病其病則深此當速救其根以接助眞氣庶可回生也○其有病久而加以喘者或久服消痰散氣等劑而反

加喘者或上爲喘欬而下爲泄瀉者或婦人產後亡血過多則營氣暴竭孤陽無依而爲喘者此名孤陽絶陰剥極之候已爲難治更毋蹈剥廬⑤之戒也

一虚喘證其人别無風寒欬嗽等疾而忽見氣短似喘或但經微勞或饑時卽見喘促或於精泄之後或於大汗之後或於大小便之後或大病之後或婦人月期之後而喘促愈甚或氣道噎塞上下若不相續勢劇垂危者但察其表裏無邪脉息微弱無力而諸病蓋此悉宜以貞元飲主之加減如本方其效如神此外如小營煎大營煎大補元煎之類俱可擇用經曰肝苦急急食甘以緩之卽此之類○若大便溏泄兼下寒者宜右歸飲右歸丸聖朮煎之類主之

一脾肺氣虚上焦微熱微渴而作喘者宜生脉散主之○或但以氣虚而無熱者惟獨參湯爲宜○若火爍肺金上焦熱甚

煩渴多汗氣虚作喘者宜人參白虎湯主之若火在陰分宜王女煎主之然惟夏月或有此證○若陰虚自小腹火氣上衝而喘者宜補陰降火以六味地黄湯加黄柏知母之類主之

一水病爲喘者以腎邪干肺也然水不能化而子病及母使非精氣之敗何以至此此其虚者十九而間乎虚中挾實則或有之耳故凡治水喘者不宜妄用攻擊之藥當求腫脹門諸法治之腫退而喘自定矣○古法治心下有水氣上乘於肺喘而不得卧者以直指神秘湯主之但此湯性用多主氣分若水因氣滯者用之則可若水因氣虚者必當以加減金匱腎氣湯之類主之

一老弱人久病氣虚發喘者但當以養肺爲主凡陰勝者宜温養之如人參當歸薑桂甘草或加以黄芪术之屬陽勝者宜滋

養之如人參熟地麥冬阿膠五味子梨漿牛乳之屬

一關格之證爲喘者如六節藏象論曰人迎四盛已上爲格陽寸口四盛已上爲關陰人迎與寸口俱盛四倍已上爲關格此關格之證以脉言不以病言也今人之患此者頗多而人多不知且近時察脉者不論人迎惟在寸口但其兩手之脉浮弦至極大至四倍已上者便是此證其病必虛里跳動而氣喘不已此之喘狀多無欬嗽但覺胸膈舂舂似脹非脹似短非短微勞則喘甚多言亦喘甚甚至通身振振慌張不寧此必情慾傷陰以致元氣無根孤陽離劇之候也多不可治方論詳關格門

一凡病喘促但察其脉息微弱細濇者必陰中之陽虛也或浮大弦芤按之空虛者必陽中之陰虛也大凡喘急不得臥而脉見如此者皆元氣大虛去死不遠之候若妄加消伐必增

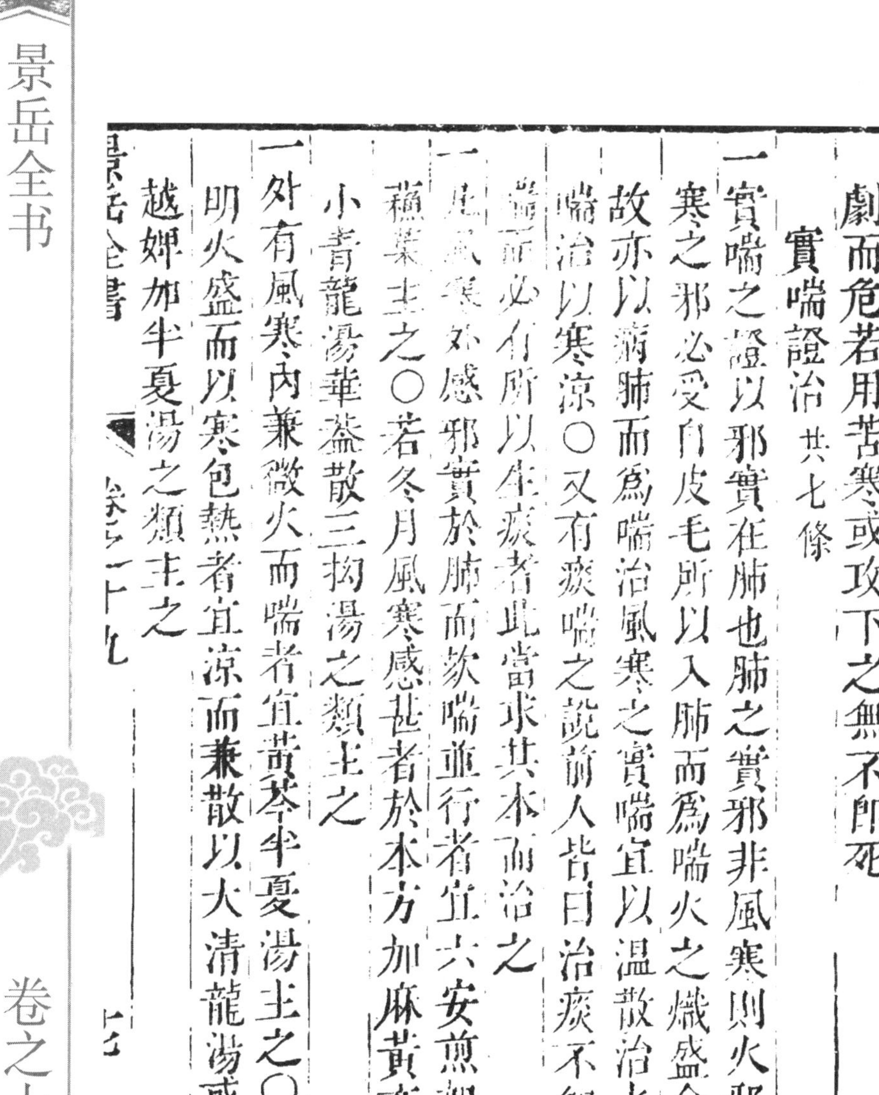

劇而危若用苦寒或攻下之無不即死

實喘證治 共七條

一實喘之證以邪實在肺也肺之實邪非風寒則火邪耳蓋風寒之邪必受自皮毛所以入肺而爲喘火之爍盛金必受傷故亦以病肺而爲喘治風寒之實喘宜以溫散治火熱之實喘治以寒涼○又有痰喘之說前人皆曰治痰不知痰豈能喘而必有所以生痰者此當求其本而治之

一凡風寒外感邪實於肺而咳喘並行者宜六安煎加細辛或蘇葉主之○若冬月風寒感甚者於本方加麻黄亦可或用小青龍湯華蓋散三拗湯之類主之

一外有風寒內兼微火而喘者宜黄芩半夏湯主之○若兼陽明火盛而以寒包熱者宜涼而兼散以大清龍湯或五虎湯越婢加半夏湯之類主之

一外無風寒而惟火盛作喘或雖有微寒而所重在火者宜桑白皮湯或抽薪飲之類主之

一痰盛作喘者雖宜治痰如二陳湯六安煎導痰湯千緡湯滾痰丸抱龍丸之類皆可治實痰之喘也六君子湯金水六君煎之類皆可治虛痰之喘也然痰之爲病亦惟爲病之標耳猶必有生痰之本故凡痰因火動者必須先治其火痰因寒生者必須先去其寒至於或因氣逆或因風邪或因濕滯或因脾腎虛弱有一於此皆能生痰使欲治痰而不治其所以痰則痰終不能治而喘何以愈哉

一氣分受邪上焦氣實作喘或怒氣鬱結傷肝而人壯力强脹滿脉實者但破其氣而喘自愈宜廓清飲四磨飲四七湯蘿蔔子湯蘇子降氣湯之類主之或陽明氣秘不通而脹滿者可微利之

一喘有夙根，遇寒即發，或遇勞即發者，亦名哮喘。未發時以扶正氣爲主，既發時以攻邪氣爲主。扶正氣者，須辨陰陽，陰虛者補其陰，陽虛者補其陽；攻邪氣者，須分微甚，或散其風，或溫其寒，或清其痰火。然發久者，氣無不虛，故於消散中宜酌加溫補，或於溫補中宜量加消散。此等證候，當惓惓以元氣爲念，必使元氣漸充，庶可望其漸愈。若攻之太過，未有不致日甚而危者。

述古 共二條

東垣曰：華佗云盛而爲喘，減而爲枯。故活人亦云發喘者，氣有餘也。凡看文字，須要會得本意。盛而爲喘者，非肺氣盛也；喘爲肺氣有餘者，亦非氣有餘也。氣盛當認作氣衰，有餘當認作不足。肺氣果盛，又爲有餘，則當清肅下行而不喘，以其火入於肺，衰與不足而爲喘焉。故言盛者，非言肺氣盛也，言肺

中之火盛也言有餘者非言肺氣有餘也言肺中之火有餘也故瀉肺以苦寒之劑非瀉肺也瀉肺中之火實補肺氣也用者不可不知

丹溪曰喘急者氣爲火所鬱而爲痰在肺胃間也有痰者有火炎者有陰虛自小腹下起而上逆者有氣虛而致氣短者有水氣乘肺者有肺虛挾寒而喘者有肺實挾熱而喘者有驚憂氣鬱肺脹而喘者有胃絡不和而喘者有腎氣虛損而喘者雖然未有不由痰火內鬱風寒外束而致之者也

灸法

璇璣　氣海　膻中　期門

背中骨節第七椎下穴灸三壯喘氣立已神效

喘促論列方

貞元飲 新補十九　大安煎 新和二

大補元煎 新補一　大營煎 新補十四
小營煎 新補十五　六君子湯 補五
右歸飲 新補三　右歸丸 新補五
大清龍湯 散七　獨參湯 散一三八
神秘湯 和二二八　小青龍湯 散八
聖术煎 新熱二五　生脉散 補五七
玉女煎 新寒十二　蘿蔔子湯 和一三九
二陳湯 和一　千緡湯 和九五
桑白皮湯 寒五二　六味地黃湯 補一二二
抱龍丸 小八五　導痰湯 和九一
廓清飲 新和十三　金水六君煎 新和一
四七湯 和九七　四磨飲 和五二
金匱腎氣丸 補一二六　五虎湯 和一三六

論外備用方

呃逆

經義

[6]口問篇帝曰人之噦者何氣使然岐伯曰穀入於胃胃氣上注於肺今有故寒氣與新穀氣俱還入於胃新故相亂真邪相攻氣并相逆復出於胃故爲噦○肺主爲噦取手太陰足少陰

宣明五氣篇曰胃爲氣逆爲噦爲恐

雜病篇曰噦以草刺鼻嚏嚏而已無息而疾迎引之立已大驚之亦可已

至真要大論曰陽明之復嘔吐欬噦○太陽之復嘔出清水及爲噦噫○諸逆衝上皆屬於火

保命全形論曰病深者其聲噦

邪氣臟腑病形篇曰心脈小甚爲善噦

三部九候論曰若有七診之病其脉候亦敗者死矣必發噦噫

論證 其三條

呃逆一證古無是名其在內經本謂之噦因其呃呃連聲故今以呃逆名之於義亦妥觀內經治噦之法以草刺鼻嚏及氣息迎引大驚之類是皆治呃之法此噦本呃逆無待辨也自孫眞人云遍尋方論無此名遂以欬逆爲噦因致後世訛傳乃以欬逆乾嘔噫氣之類互相殽亂自唐迄今矣此名之不可不察亦不可不正也

一欬逆之名原出內經本以欬嗽氣逆者爲言如氣交變大論曰歲金太過甚則喘欬逆氣此因喘欬以致氣逆故云欬逆氣也又曰欬逆甚而血溢正以欬逆不止而血隨氣溢則病之常也未聞以呃逆而見血者也卽如六元正紀大論云金鬱之發民病欬逆者亦是此意此欬逆之非呃逆亦甚明矣

而今後世諸公乃悉以噦爲欬逆豈皆未之詳察耶及觀丹溪之言在纂要則曰孫眞人誤以噦爲欬逆是謂噦非欬逆也在心法附錄則曰欬逆爲病古謂之噦近謂之呃此又謂噦即欬逆也在嘔吐門則又曰有聲有物謂之嘔吐有聲無物謂之噦此又以乾嘔爲噦也前後不一何其自謬若此再如海藏河間諸公有以噦爲乾嘔者有以欬逆爲噫者總皆謬矣蓋嘔即吐之類但吐而無物者曰嘔嘔而有物者曰吐腹脹噯氣者曰噫逆氣自下而上者亦曰噫此四者之辨自有正名顧可紛紛若是乎兹余析而判之曰噦者呃逆也非欬逆也欬逆者欬嗽之甚者也非呃逆也乾嘔者無物之吐即嘔也非噦也噫者飽食之息即噯氣也非欬逆也後人但以此爲鑑則異說之疑可盡釋矣

一呃逆證有傷寒之呃逆有雜證之呃逆其在古人則悉以虛

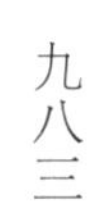

寒爲言惟丹溪引内經之言曰諸逆衝上皆屬於火病人見此似爲死證然亦有實者不可不知余向見此說疑其與古人相左不以爲然蓋亦謂此證必屬虚寒何有實熱茲及晚年歷驗始有定見乃知丹溪此言爲不誣也雖其中寒熱虚實亦有不同然致呃之由總由氣逆氣逆於下則直衝於上無氣則無呃無陽亦無呃此病呃之源所以必由氣也欲得其象不見雨中之雷水中之浡乎夫陽爲陰蔽所以爲雷而轟轟不已者此火爲雷之本而火即氣也氣爲水覆所以爲浡而汩汩不已者此爲氣⑦浡之本而氣即陽也然病在氣分本非一端而呃之大要亦惟三者而已則一曰寒呃二曰熱呃三曰虚脱之呃寒呃可温可散寒去則氣自舒也熱呃可降可清火靜而氣自平也惟虚脱之呃則誠危殆之證其或免者亦萬幸矣凡諸治法當辨如左

論治 共九條

凡雜證之呃雖由氣逆然有兼寒者有兼熱者有因食滯而逆者有因氣滯而逆者有因中氣虛而逆者有因陰氣竭而逆者但察其因而治其氣自無不愈若輕易之呃或偶然之呃氣順則已本不必治惟屢呃爲患及呃之甚者必其氣有大逆或脾腎元氣大有虧竭而然然實呃不難治而惟元氣敗竭者乃最危之候也

一寒滯爲呃者或以風寒或以生冷或其臟氣本寒偶有所逆皆能致呃但去其蔽抑之寒而呃自止宜橘皮湯三因丁香散或二陳湯加生薑五七片或佐關煎或甘草乾薑湯橘皮乾薑湯之類皆可酌用○若寒之甚者漿水散或四逆湯

一胃火爲呃者其證極多但察其脈見滑實而形氣不虛胸膈有滯或大便堅實或不行者皆其胃中有火所以上衝爲呃

但降其火其呃自止惟安胃飲爲最妙余嘗治愈多人皆此證也

一氣逆爲噦而兼脹悶者宜加減二陳湯加烏藥或寶鑑丁香柿蒂散或羌活附子湯或神香散

一食滯而呃者宜加減二陳加山查白芥子烏藥之屬或川大和中飲加乾薑木香

一中焦脾胃虛寒氣逆爲呃者宜理中加丁香湯或溫胃飲加丁香○若因勞倦內傷而致呃逆者宜補中益氣湯加丁香○凡中焦寒甚者多由脾胃氣虛而然蓋脾胃不虛則寒亦不甚故治寒者當以脾氣爲主○若吐利後胃氣微虛或兼膈熱而呃者宜橘皮竹茹湯無熱者宜生薑半夏丁香柿蒂白朮肉桂之類皆可酌用

一下焦虛寒者其肝腎生氣之原不能暢達故凡虛弱之人多

見呃逆，正以元陽無力，易爲抑遏而然，此呃逆之本，多在腎中。故余製歸氣飲主之，甚效。或用理陰煎，加丁香以疏氣，妙亦如之。

一、凡以大病之後，或以虚羸之極，或以虚損誤攻而致呃逆者，此最危之證。察其中虚，速宜補脾；察其陰虚，速宜補腎，如前二條，固其法矣。然猶恐不及，則惟大補元煎及右歸飲之類，斯其庶幾者也。

一、呃逆證，凡聲强氣盛而脉見滑實者，多宜清降；若聲小息微而脉見微弱者，多宜温補。

傷寒呃逆　共六條

凡傷寒之呃，亦無非氣逆之病。其有與雜證不同者，如仲景所言，則其類也。然猶有未悉，及治有未備者，謹略如左。

一、傷寒，胃中虚冷等證，大約與前雜證相似，悉宜如前以温中

等劑治之○或如仲景所言胃中虛冷及飲水則噦等證當以後條仲景法治之

一傷寒邪在表者與裏無涉故無噦證惟少陽證邪在半表半裏之間則寒熱往來氣爲邪抑而噦逆者有之矣宜柴陳煎主之有寒者加丁香有火者加黃芩或小柴胡湯亦可

一傷寒失下邪入正陽明內熱之極三焦乾格陰道不行而上衝作呃者必宜去火去閉斯逆氣得降而噦乃可愈然必察邪之微甚如無堅實脹滿等證而但以乾渴燥熱者宜白虎湯或竹葉石膏湯或瀉心湯涼解之○若果有燥糞入便閉結脹滿實堅俱全者宜三承氣湯下之

一傷寒邪有未解而用溫補太過者則其中焦氣逆最能爲噦惟安胃飲爲最妙○若氣逆無火者宜橘皮湯○若兼表邪未解者宜柴陳煎

一傷寒誤攻或吐或下或誤用寒涼以致脾腎胃氣大虛大寒而發噦者大爲危候速當以前雜證溫胃理陰等法調治之恐遲則無濟於事也

述古 共三條

仲景曰陽明病不能食攻其熱必噦所以然者胃中虛冷故也以其人本虛故攻其熱必噦○傷寒大吐大下之極虛復極汗出者以其人外氣怫鬱復與之水以發其汗因得噦所以然者胃中虛冷故也○陽明病不大便六七日恐有燥屎欲知之法少與小承氣湯湯入腹中轉失氣者此有燥屎乃可攻之若不轉失氣者此但初頭鞕後必溏不可攻之攻之必脹滿不能食也欲飲水者與水則噦○若胃中虛冷不能食者飲水則噦○按以上四條皆言胃之虛寒也虛寒者既不可攻亦不可與水則寒涼之藥亦當忌用可知

○論曰傷寒噦而腹滿視其前後知何部不利利之則愈○按此一條即言噦之實邪也蓋便有不利則氣有不達下不達則上逆而出故小便不利者當利其水大便不通者當通其便

要畧曰病人胸中似喘不喘似嘔不嘔似噦不噦徹心中憒憒然無奈者生薑半夏湯主之○乾嘔噦手足厥者橘皮湯主之○噦逆者橘皮竹茹湯主之

張子和吐式篇云凡病在上者皆宜吐然自胸以上大滿大實痰如膠漆微湯微散皆兒戲耳若非吐法病安能除曾見病之在上者諸醫用藥盡其技而不效余以涌劑少少用之輒獲微效可見吐法必可用於上宜乎其效之速也○按此吐法亦可治噦者以其氣得伸而鬱得散也故凡氣實而鬱者在子和之法亦所宜用

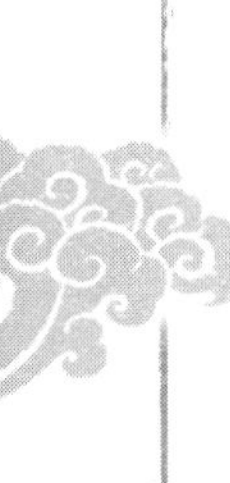

易簡方

一方治呃逆久不愈連連四五十聲者用生薑搗汁一合加蜜一匙溫熱服

一鼻法　治呃逆服藥不效者用硫黄乳香等分以酒煎令患人以鼻鼻之效○一方用雄黄一味煎酒鼻

灸法

兩乳穴　治呃逆立止取穴法婦人以乳頭垂下到處是穴男子不可垂者以乳頭下一指爲率與乳頭相直骨間陷中是穴男左女右灸一處艾炷如小麥大着火即止灸三壯不止者不可治

膻中　中脘　氣海　三里

呃逆論列方

三陳湯和一　橘皮湯熱五七

理中加丁香湯 熱四　　竹葉石膏湯 寒五

寶鑑丁香柿蒂散 熱六六

論外備用方

參附湯 補三八　　柿蒂湯 熱六七

丁香溫中湯 熱十一 和胃　　養正丹 熱一八九 氣逆

丁香柿蒂散 熱六五 胃寒

鬱證

經義

六元正紀大論帝曰五運之氣亦復歲乎岐伯曰鬱極乃發待時而作也○帝曰鬱之甚者治之奈何岐伯曰木鬱達之火鬱發之土鬱奪之金鬱泄之水鬱折之然調其氣過者折之以其畏也所謂泄之

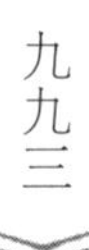

王太僕曰：木鬱達之，謂吐之令其調達；火鬱發之，謂汗之令其疏散；土鬱奪之，謂下之令無壅碍；金鬱泄之，謂滲泄解表利小便也；水鬱折之，謂抑之制其衝逆也。

滑氏曰：木性本條達，火性本發揚，土性本沖和，金性本肅清，水性本流通，五者一有所鬱，斯失其性矣。達發奪泄折，將以治其鬱而遂其性也。

王安道釋此曰：凡病之起，多由於鬱，鬱者，滯而不通之義。或因所乘而爲鬱，或不因所乘本氣自病而鬱者，皆鬱也，豈惟五運之變能使然哉？鬱既非五運之變可拘，則達發奪泄折等法，固可擴而充之。可擴而充，其應變不窮之理也歟！且人達者，通暢之也。如肝性急，怒氣逆，胠脇或脹，火時上炎，治以苦寒辛散而不愈者，則用升發之藥，加以厥陰報使而從治之。又如久風入中爲飧泄，及不因外風之入而清氣在下爲飧泄則以輕揚之劑舉而散之凡此之類皆達之之法也王氏以吐訓達不能使人無疑以其肺金盛而抑制肝木歟則瀉肺氣舉肝氣可矣不必吐也以爲脾胃濁氣下流而少陽清氣不升歟則益胃升陽可矣不必吐也雖然木鬱固有吐之之理今以吐字總該達字則凡木鬱皆當用吐矣其可乎哉至於東垣所謂食塞肺分爲金與土旺於上而尅木夫金之尅木乃五行之常道固不待物傷而後能也且爲物所傷豈有反旺之理若曰去其物以伸木氣乃是反爲木鬱而施治非爲食傷而施治矣夫食塞胸中而用吐正內經所謂其高者因而越之之義耳不勞引木鬱之說以及之也四鬱皆然〇又曰夫五鬱爲病故有法以治之然邪氣久實正氣必損今邪氣雖去正氣豈能遽平平苟不平調正氣使各安其位復其常於治鬱之餘則猶未足以盡治法之妙故又曰然

調其氣苟調之氣猶未服而或過則當益其所不勝以制之如木過者當益金金能制木則木斯服矣所不勝者所畏者也故曰過者折之以其畏也夫制物者物之所欲也制於物者物之所不欲也順其欲則喜逆其欲則惡今逆之以所惡故曰所謂泄之

陰陽應象大論曰東方生風在志爲怒怒傷肝悲勝怒○南方生熱在志爲喜喜傷心恐勝喜○中央生濕在志爲思思傷脾怒勝思○西方生燥在志爲憂憂傷肺喜勝憂○北方生寒在志爲恐恐傷腎思勝恐

舉痛論曰怒則氣上喜則氣緩悲則氣消恐則氣下寒則氣收炅則氣泄驚則氣亂勞則氣耗思則氣結○怒則氣逆甚則嘔血及飧泄故氣上矣○喜則氣和志達營衛通利故氣緩矣○悲則心系急肺布葉舉而上焦不通營衛不散熱氣在

中故氣消矣○恐則精卻卻則上焦閉閉則氣還還則下焦脹故氣不行矣○寒則腠理閉氣不行故氣收矣○炅則腠理開營衛通汗大泄故氣泄矣○驚則心無所倚神無所歸慮無所定故氣亂矣○勞則喘息汗出外內皆越故氣耗矣○思則心有所存神有所歸正氣留而不行故氣結矣

宣明五氣篇曰胃爲氣逆爲噦爲恐膽爲怒○精氣并於心則喜并於肺則悲并於肝則憂并於脾則畏并於腎則恐○陽入之陰則靜陰出之陽則怒

玉機真藏論曰憂恐悲喜怒食不得以其次故令人有大病矣因而喜大虛則腎氣乘矣怒則肝氣乘矣悲則肺氣乘矣恐則脾氣乘矣憂則心氣乘矣

本神篇曰怵惕思慮者則傷神神傷則恐懼流淫而不止○悲哀動中者竭絕而之狂○喜樂者神憚散而不藏○憂愁者

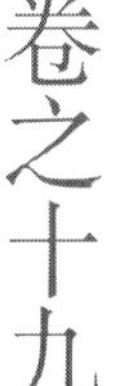

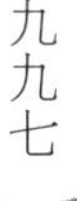

氣閉塞而不行○盛怒者迷惑而不治○恐懼者神蕩憚而不收○心怵惕思慮則傷神神傷則恐懼自失破䐃脫肉毛悴色夭死於冬○脾憂愁而不解則傷意意傷則悗亂四肢不舉毛悴色夭死於春○肝悲哀動中則傷魂魂傷則狂忘不精當人陰縮而筋攣兩脇骨不舉毛悴色夭死於秋○肺喜樂無極則傷魄魄傷則狂皮革焦毛悴色夭死於夏○腎盛怒而不止則傷志志傷則喜忘其前言腰脊不可以俛仰屈伸毛悴色夭死於季夏○恐懼而不解則傷精精傷則骨痠痿厥精時自下

壽夭剛柔篇曰憂恐忿怒傷氣氣傷臟乃病臟

本病篇曰憂愁思慮即傷心○恚怒氣逆上而不下即傷肝

邪氣臟腑病形篇曰愁憂恐懼則傷心形寒寒飲則傷肺

痿論曰悲哀太甚則胞絡絶胞絡絶則陽氣內動發則心下崩

數溲血也○思想無窮所願不得意淫於外入房太甚宗筋弛縱發爲筋痿及爲白淫

口問篇曰悲哀愁憂則心動心動則五臟六腑皆摇

行鍼篇曰多陽者多喜多陰者多怒

調經論曰神有餘則笑不休神不足則悲○血有餘則怒不足則恐

五臟生成篇曰肝氣虚則恐實則怒○心氣虚則悲實則笑不休

疏五過論曰嘗貴後賤雖不中邪病從内生名曰脱營○嘗富後貧名曰失精五氣留連病有所并○暴樂暴苦始樂後苦皆傷精氣精氣竭絶形體毁沮○暴怒傷陰暴喜傷陽厥逆上行脉滿去形○故貴脱勢雖不中邪精神内傷身必敗亡○始富後貧雖不傷邪皮焦筋屈痿躄爲攣

通評虚實論曰：隔則閉絶，上下不通，則暴憂之病也。

五變篇曰：目堅固以深者，長衝直揚，其心剛，剛則多怒，怒則氣上逆。

論内經五鬱之治

經言五鬱者，言五行之化也。氣運有乖和，則五鬱之病生矣。其在於人，則凡氣血一有不調而致病者，皆得謂之鬱證，亦無非五氣之化耳。故以人之臟腑，則木應肝膽，木主風邪，畏其滯抑，故宜達之，或表或裏，但使經絡通行，則木鬱自散，是即謂之達也。火應心與小腸，火主熱邪，畏其陷伏，故宜發之，或虚或實，但使氣得升揚，則火鬱自解，是即謂之發也。土應脾胃，土主濕邪，畏其壅淤，故宜奪之，或上或下，但使濁穢得淨，則土鬱可平，是即謂之奪也。金應肺與大腸，金主燥邪，畏其秘塞，故宜泄之，或清或濁，但使氣液得行，則金鬱可除，是即謂之泄也水應腎與膀胱水主寒邪畏其凝溢故宜折之或陰或陽但使精從氣化則水鬱可清是即謂之折也雖然夫論治之法固當辨此五者而不知經語之玄本非繁也亦非專治實邪而虛邪不在是也即如木鬱之治宜於達矣若氣陷不舉者發即達也氣壅不開者奪即達也氣秘不行者泄亦達也氣亂不調者折亦達也又如火鬱之治當用發矣若元陽被抑則達非發乎臟腑留結則奪非發乎膚竅閉塞則泄非發乎津液不化則折非發乎且奪者挽回之謂大實非大攻不足以蕩邪大虛非大補不足以奪命是皆所謂奪也折者折中之謂火實則陽亢陰虛火虛則氣不化水制作隨宜是皆所謂折也循是觀之可見五者之中皆有通融圓活之道第內經欲言五法不得不借五氣以發明其用但使人知此義則五行之中各具五法而用有無窮之妙矣安得鑿

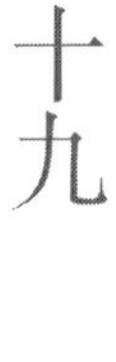

訓其說以臨人神思耶學者於此當默會其意勿使膠柱則心靈智慧而無有不通矣

論脉

凡鬱證之脉在古人皆以結促止節爲鬱脉使必待結促止節而後爲鬱則鬱證不多見矣故凡診鬱證但見氣血不順而脉不和平者其中皆有鬱也惟情志之鬱則如弦緊沉澁遲細短數之類皆能爲之至若結促之脉雖爲鬱病所常有然病鬱者未必皆結促也惟血氣內虧則脉多間斷若平素不結而因病忽結者此以不相接續尤屬內虛故凡辨結促者又當以有神無神辨之其或來去有力猶可以鬱證論若以無力之結促而悉認爲氣逆痰滞妄行消散則十誤其九矣

論情志三鬱證治 共四條

凡五氣之鬱則諸病皆有此因病而鬱也至若情志之鬱則總

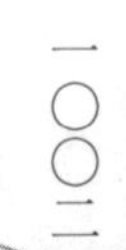

由乎心此因鬱而病也第自古言鬱者但知解鬱順氣通作實邪論治不無失矣茲予辨其三證庶可無誤蓋一曰怒鬱二曰思鬱三曰憂鬱如怒鬱者方其大怒氣逆之時則實邪在肝多見氣滿腹脹所當平也及其怒後而逆氣已去惟中氣受傷矣既無脹滿疼痛等證而或爲倦怠或爲少食此以木邪克土損在脾矣是可不知培養而仍加消伐則所伐者其誰乎此怒鬱之有先後亦有虛實所當辨治者如此○又若思鬱者則惟曠女嫠婦及燈窗困厄積疑在怨者皆有之思則氣結結於心而傷於脾也及其既甚則上連肺胃而爲欬喘爲失血爲隔噎爲嘔吐下連肝腎則爲帶濁爲崩淋爲不月爲勞損若初病而氣結爲滯者宜順宜開久病而損及中氣者宜修宜補然以情病者非情不解其在女子必得願遂而後可釋或以怒勝思亦可暫解其在男子使非有能屈

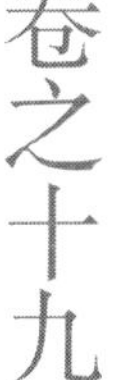

能伸達觀上智者終不易邪也若病已既成損傷必甚而再行消伐其不明也亦甚矣○又若憂鬱病者則全屬大虛本無邪實此多以衣食之累利害之牽及悲憂驚恐而致鬱者總皆受鬱之類蓋悲則氣消憂則氣沉必傷脾肺驚則氣亂恐則氣下必傷肝腎此其戚戚悠悠精氣但有消索神志不振心脾日以耗傷凡此之輩皆陽消證也尚何實邪使不知培養真元而再加解散其與鷺鷥腳上割股者何異是不可不詳加審察以濟人之危也

一怒鬱之治若暴怒傷肝逆氣未解而為脹滿或疼痛者宜解肝煎神香散或六鬱湯或越鞠丸○若怒氣傷肝因而動火以致煩熱脇痛脹滿或動血者宜化肝煎○若怒鬱不解或生痰者宜溫膽湯○若怒後逆氣既散肝脾受傷而致倦怠食少者宜五味異功散或五君子煎或大營煎歸脾湯之類

調養之

一思鬱之治若初有鬱結滯逆不開者宜和胃煎加減主之或二陳湯或沉香降氣散或啟脾丸皆可擇用○凡婦人思鬱不解致傷衝任之源而血氣日虧漸至經脈不調或短少漸閉者宜逍遥飲或大營煎○若思憶不遂以致遺精帶濁病在心肺不攝者宜秘元煎○若思慮過度以致遺精滑泄及經脈錯亂病在肝腎不固者宜固陰煎○若思鬱動火以致崩淋失血赤帶内熱經脈錯亂者宜保陰煎○若思鬱動火陰虛肺熱煩渴欬嗽見血或骨蒸夜熱者宜四陰煎或一陰煎酌宜用之○若生儒蹇厄思結枯腸及任勞任怨心脾受傷以致怔忡健忘倦怠食少漸至消瘦或爲膈噎嘔吐者宜壽脾煎或七福飲若心膈氣有不順或微見疼痛者宜歸脾湯或加砂仁白豆蔻丁香之類以微順之

一憂鬱內傷之治若初鬱不開未至內傷而胸膈痞悶者宜二陳湯平胃散或和胃煎或調氣平胃散或神香散或六君子湯之類以調之○若憂鬱傷脾而吞酸嘔惡者宜溫胃飲或神香散○若憂鬱傷脾肺而困倦怔忡倦怠食少者宜歸脾湯或壽脾煎○若憂思傷心脾以致氣血日消飲食日減肌肉日削者宜五福飲七福飲甚者大補元煎

諸鬱滯治法

凡諸鬱滯如氣血食痰風濕寒熱或表或裏或臟或腑一有滯逆皆為之鬱當各求其屬分微甚而開之自無不愈○氣鬱者宜木香沉香香附烏藥藿香丁香青皮枳殼茴香厚朴撫芎檳榔砂仁皂角之類○血鬱者宜桃仁紅花蘇木肉桂延胡五靈脂牡丹皮川芎當歸大黄朴硝之類○食鬱者宜山查麥芽神麯枳實三棱蓬术大蒜蘿蔔或生韭飲之類○痰

鬱者宜半夏南星海石瓜蔞前胡貝母陳皮白芥子玄明粉海藻皂角牛黄天竹黄竹瀝之類○風鬱者宜麻黄桂枝柴胡升麻乾葛紫蘇細辛防風荆芥薄荷生薑之類○濕鬱者宜蒼朮白朮茯苓澤瀉猪苓羌活獨活之類○寒鬱者宜乾薑肉桂附子吳茱萸蓽撥胡椒花椒之類○熱鬱者宜黄連黄柏黄芩梔子石膏知母龍膽草地骨皮石斛連翹天花粉玄參犀角童便綠豆之類○以上諸鬱治法皆所以治實邪也若陽虚則氣不能行陰虚則血不能行氣血不行無非鬱證若用前法則愈虚愈鬱矣當知所辨而參以三法如前庶無誤也

述古共二條

丹溪曰鬱病大率有六曰氣鬱者胸脇疼痛脉沉而澁濕鬱者周身走痛或關節疼痛遇陰則發脉沉而細熱鬱者瞀悶煩

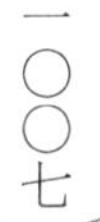

心尿赤脉沉而數痰欝者動則喘息脉沉而滑血欝者四肢無力能食便血脉沉而芤食欝者噯酸腹飽不喜飲食或七情之邪欝或寒熱之交侵或九氣之怫欝或雨濕之侵凌或酒漿之積聚故爲酒飲濕欝之疾又如熱欝而成痰痰欝而成癖血欝而成癥食欝而成痞滿此必然之理也

戴氏曰欝者結聚不得發越也當升不升當降不降當變化不得變化故傳化失常而欝病作矣大抵諸病多有兼欝者或欝久而生病或病久而生欝或用藥雜亂而成欝故凡病必參欝治

附按

丹溪治一室女因事忤意欝結在脾半年不食但日食熱菱棗數枚遇喜食饅頭彈子大深惡粥飯予意脾氣實非枳實不能散以溫膽湯去竹茹與之數十貼而愈○　女許婚後夫

經商二年不歸因不食困臥如癡無他病多向裏床坐此思想氣結也藥難獨治得喜可解不然令其怒使其木氣升發而脾氣自開木能制土故也因自往激之大怒而哭良久令解之與藥一貼即求食矣予曰病雖愈必得喜方已乃詒以夫回既而果然病遂不舉

鬱證論列方

六鬱湯 和一四九　　解肝煎 新和十一
化肝煎 新寒十　　越鞠丸 和一五四
二陳湯 和一　　異功散 補四
和胃飲 新和五　　温胃飲 新熱五
逍遥飲 新因一　　温膽湯 和一五二
歸脾湯 補三三　　五君子煎 新熱六
五福飲 新補六　　七福飲 新補七

六君子湯 補五　一陰煎 新補八
四陰煎 新補十二　大補元煎 新補一
固陰煎 新固二　秘元煎 新固一
啓脾丸 和八六　生韭飲 和一五一
平胃散 和十七　調氣平胃散 和十八
壽脾煎 新熱十六　保陰煎 新寒一
沉香降氣散 和四十　大營煎 新補十四
神香散 新和二十

論外備用方

逍遥散 補九三　三和散 和六十 氣鬱
加味二陳湯 和三 食鬱　七氣湯 和四七 傷氣
加味四七湯 和九八　局方七氣湯 和五十 七情鬱

景岳全書卷十九終

校注

①胠（qū）：腋下。
②胠：四库本作『胁』，《素问·欬论》亦为『胁』，当从。
③螬：通『嘈』。
④涸辙之鲋（fù）：喻处在困难中急待援助的人。『鲋』，鲫鱼。
⑤剥廬：扒毁房舍，此处指对极虚之人用泻法。
⑥日：四库本作『口』，当是。
⑦浡（bó）：涌出。

景岳全書卷之二十明集　雜證謨

會稽　張介賓　會卿著
會稽　魯　超　謙菴訂

嘔吐

經義

至真要大論曰：諸痿喘嘔，皆屬於上。○諸逆衝上，皆屬於火。○諸嘔吐酸，暴注下迫，皆屬於熱。

脉解篇曰：太陰所謂食則嘔者，物盛滿而上溢，故嘔也。○少陰所謂嘔欬上氣喘者，陰氣在下，陽氣在上，諸陽氣浮，無所依從，故嘔欬上氣喘也。

經脉篇曰：足太陰之脉，挾咽，連舌本，散舌下。其支者，復從胃別上膈，注心中。是動則病舌本強，食則嘔，胃脘痛，腹脹善噫。○

足厥陰肝所生病者胸滿嘔逆

舉痛論曰寒氣客於腸胃厥逆上出故痛而嘔也

六元正紀大論曰少陽所至爲嘔涌○厥陰所至爲脇痛嘔泄

邪氣臟腑病形篇曰膽病者善太息口苦嘔宿汁○肝脉緩甚爲善嘔○腎脉微緩爲洞洞者食不化下嗌還出

四時氣篇曰善嘔嘔有苦長太息心中憺憺恐人將捕之邪在膽逆在胃膽液泄則口苦胃氣逆則嘔苦故曰嘔膽

刺禁論曰刺中膽一日半死其動爲嘔

診要經終論曰太陰終者腹脹閉不得息善噫善嘔嘔則逆逆則面赤

五味論曰苦走骨多食之令人變嘔

論證 共四條

嘔吐一證最當詳辨虛實實者有邪去其邪則愈虛者無邪則

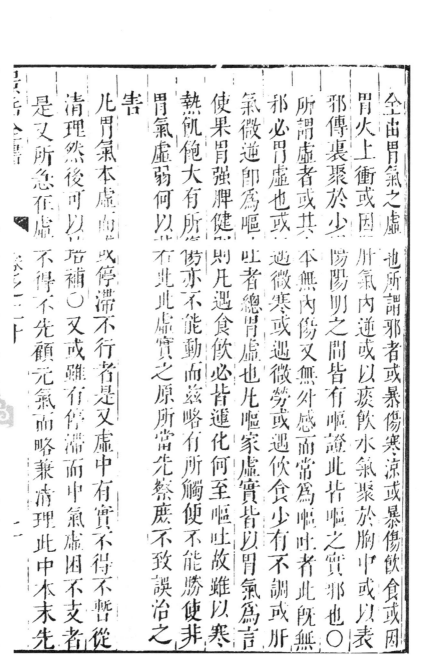

全由胃氣之虛也所謂邪者或暴傷寒涼或暴傷飲食或因胃火上衝或因肝氣內逆或以痰飲水氣聚於胸中或以表邪傳裏聚於少陽陽明之間皆有嘔證此皆嘔之實邪也○所謂虛者或其本無內傷又無外感而常爲嘔吐者此既無邪必胃虛也或遇微寒或遇微勞或遇飲食少有不調或肝氣微逆即爲嘔吐者總胃虛也凡嘔家虛實皆以胃氣爲言使果胃強脾健則凡遇食飲必皆運化何至嘔吐故雖以寒熱飢飽大有所傷亦不能動而茲略有所觸便不能勝使非胃氣虛弱何以若此此虛實之原所當先察庶不致誤治之害

凡胃氣本虛而或停滯不行者是又虛中有實不得不暫從清理然後可以培補○又或雖有停滯而中氣虛困不支者是又所急在虛不得不先顧元氣而略兼清理此中本末先

後自有確然之理所以貴知權也

一嘔家雖有火證詳列後條然凡病嘔吐者多以寒氣犯胃故胃寒者十居八九內熱者十止一二而外感之嘔則尤多寒邪不宜妄用寒涼等藥使非真有火證而誤用之胃強者猶或可支胃弱者必遭其虐觀劉河間曰胃膈熱甚則爲嘔火氣炎上之象也此言過矣若執而用之其害不小又孫真人曰嘔家聖藥是生薑此的確之見也勝於河間遠矣

一仲景曰傷寒嘔多雖有陽明證不可攻之此但以傷寒爲言也然以余之見則不但傷寒而諸證皆然何也蓋雜證嘔吐尤非傷寒之比其在傷寒則猶有熱邪但以熱在上焦未全入府則下之爲逆故不可下也若雜證之嘔吐非胃寒不能化則脾虛不能運耳脾胃既虛其可攻乎且上下之病氣或無涉而上下之元氣實相依此嘔吐之所以不可攻者正恐

病在上而攻其下下愈虛則上愈困耳

虛嘔證治 共三條

凡胃虛作嘔者其證不一當知所辨若胃脘不脹者非實邪也胸膈不痛者非氣逆也內無熱躁者非火證也外無寒熱者非表邪也無食無火而忽爲嘔吐者胃虛也嘔吐無常而時作時止者胃虛也食無所停而聞食則嘔者胃虛也氣無所逆而聞氣則嘔者胃虛也或身背或食飲微寒即嘔者胃虛也或吞酸或噯腐時苦惡心兀兀然泛泛然冷嚥靡寧者胃虛也或因病誤治妄用克伐寒涼本無嘔而致嘔者胃虛也或朝食暮吐暮食朝吐食入中焦而不化者胃虛也食入下焦而不化者土母無陽命門虛也凡此虛證必皆宜補是固然矣然胃本屬土非火不生非煖不化是土寒者即土虛也土虛者即火虛也故曰脾喜煖而惡寒土惡濕而喜燥所以

東垣脾胃論特著温補之法蓋特爲胃氣而設也庸可忽哉第在河間則言嘔因胃火是火多實也兹余言嘔因胃寒是寒多虚也一熱一寒若皆失中和之論不知嘔因火者余非言其必無但因火而嘔者少因寒而嘔者多耳因胃實而嘔者少因胃虚而嘔者多耳故不得不有此辨

虚嘔之治但當以温胃補脾爲主宜人參理中湯爲正治或温胃飲聖术煎參薑飲之類亦可酌用或黄芽丸尤爲最妙○若胃口寒甚者宜附子理中湯或四味回陽飲或一炁丹主之○若虚在陰分水泛爲痰而嘔吐者宜金水六君煎虚甚者宜理陰煎或六味回陽飲○若久病胃虚不能納穀者俱當以前法酌治之○若胃氣微虚而兼痰者宜六君子湯主之

一凡中毒而吐者當察其所中者何物蓋中熱毒而吐者宜解

以苦寒之劑中陰寒之毒而吐瀉不止者宜解以溫熱之劑若因吐瀉而脾胃致虛者非大加溫補不可○此證有中寒毒吐瀉治按在後當並閱之

實嘔證治共九條

凡實邪在胃而作嘔者必有所因必有見證若因寒滯者必多疼痛因食滯者必多脹滿因氣逆者必痛脹連於脇脅因火鬱者必煩熱燥渴脉洪而滑因外感者必頭身發熱脉數而緊如無實證實脉而見嘔吐者切不可以實邪論治

一寒邪犯胃而作嘔者其證有三○一以食飲寒涼或誤食性寒生冷等物致傷胃氣因而作嘔若果寒滯未散而兼脹兼痛者宜溫中行滯以大小和中飲神香散或二陳湯加荳桂之類主之或和胃飲亦佳○一以陰寒氣令或雨水沙氣及水土寒濕之邪犯胃因而作嘔作泄若寒滯未散而或脹或

痛者宜溫中散寒以平胃散神香散加減二陳湯除濕湯局方四七湯大七香丸之類主之○一以風寒外感或傷寒或瘧癘凡邪在少陽表邪未解而漸次入裏所以外為寒熱內為作嘔蓋少陽之經下胸中貫膈而然此半表半裏證也治宜解表散寒以柴陳煎小柴胡湯正柴胡飲之類主之若微嘔微吐者邪在少陽若大嘔大吐者此又邪在陽明胃家病也宜二陳湯或不換金正氣散藿香正氣散之類主之若胃虛兼寒者惟理中湯溫胃飲之類為宜

一飲食傷胃而作嘔者如果留滯未消而兼脹痛等證宜大和中飲排氣飲神香散之類主之或啓脾丸亦可酌用○如食已消而嘔未止者宜溫胃飲主之

一火在中焦而作嘔者必有火證火脈或為熱渴或為燥煩脈必洪數吐必湧猛形氣聲色必皆壯麗若察其真有火邪但

降其火嘔必自止○火微兼虛者宜外臺黄芩湯或半夏瀉心湯○火甚者宜抽薪飲或大小分清飲○若胃熱多渴多嘔氣虛煩燥而火有不清者竹葉石膏湯○若熱甚嘔吐不止而火在陽明兼頭痛者白虎湯或太清飲或六一散○若胃暑嘔吐而火不甚者宜香薷飲或五物香薷飲○此有胃火治按在後

一痰飲留於胸中或寒濕在胃水停中脘而作嘔吐者宜和胃二陳煎苓术二陳煎或小半夏加茯苓湯橘皮半夏湯之類皆可酌用

一氣逆作嘔者多因鬱怒致動肝氣胃受肝邪所以作嘔然胃强者未必易動而易動者多因胃虛故凡治此者必當兼顧胃氣宜六君子湯或理中湯主之○若逆氣未散或多脹滿者宜二陳湯或橘皮半夏湯之類主之或神香散亦佳

一瘧痢作嘔者其在瘧疾則以表邪內陷凡邪在少陽陽明太陰者皆能作嘔但解去表邪嘔必自止○其在痢疾之嘔則多因胃氣虛寒蓋表非寒邪無以成瘧裏非寒邪無以成痢而病不知本尚何醫云二證方論具載本門

一朝食午吐午食晚吐或朝食暮吐詳後反胃門

一方治嘔吐之極或反胃粥湯入胃即吐垂死者用人參二兩水一升煮四合熱服日再進兼以人參煮粥食之即不吐

吐蚘

凡吐蚘者必因病而吐蚘非因蚘而致吐也故不必治其蚘而但治其所以吐則蚘自止矣○有因胃火而吐蚘者以內熱之甚蚘無所容而出也但清其火火清而蚘自靜輕者抽薪飲甚者萬應丸之屬是也○有因胃寒而吐蚘者以內寒之甚蚘不能存而出也但溫其胃胃煖而蚘自安仲景烏梅丸

之屬是也○有因胃虛無食而吐蚘者以倉廩空虛蚘因求食而上出也此胃氣大虛之候速宜補胃溫中以防根本之敗如溫胃飲理中湯聖朮煎之屬是也○以上三者固皆治蚘之法然蚘有死者有活者若吐死蚘則但治嘔如前可也若活蚘上出不已則不得不有以逐之蓋蚘性畏酸畏苦但加烏梅爲佐使則蚘自伏也若胃實火盛者可加苦楝根或黃連亦善○其有未盡者俱詳列諸蟲本門及後條吐蚘治按中

治嘔氣味論

凡治胃虛嘔吐最須詳審氣味蓋邪實胃强者能勝毒藥故無論氣味優劣皆可容受惟胃虛氣弱者則有宜否之辨而胃虛之甚者則於氣味之間關係尤重蓋氣虛者最畏不堪之氣此不但腥臊耗散之氣不能受即微香微郁并飲食之氣

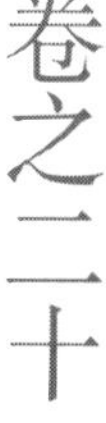

亦不能受而其他可知矣胃弱者最畏不堪之味此非惟至苦極劣之味不能受卽微鹹微苦并五穀正味亦不能受而其他可知矣此胃虛之嘔所以最重氣味使或略有不投則入口便吐終無益也故凡治陽虛嘔吐等證則一切香散鹹酸辛味不堪等物悉當以己意相測測有不妥切不可用但補其陽陽回則嘔必自止此最確之法不可忽也余嘗見一沈姓者素業醫極多勞碌且年及四旬因患癩疝下墜欲提使上升自用鹽湯吐法不知胃虛畏鹹遂致吐不能止湯水皆嘔如此者一日一夜忽又大便下黑血一二碗而脉則微渺如毛幾如將絕此葢吐傷胃氣脾虛之極兼以鹽湯走血故血不能攝從便而下余令其速用人參薑附等劑以回垂絕之陽庶乎可療忽又一醫至曰諸逆衝上皆屬火也大便下血亦因火也尚堪用參附乎宜速飲童便則嘔可愈而血

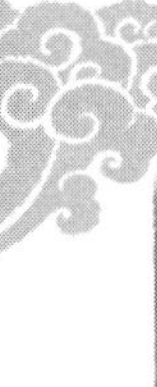

亦止矣其人以爲有理及滴便下咽即嘔極不堪名狀嘔不止而命隨繼之矣嗚呼夫以胃强之人亦且聞尿欲嘔況嘔不能止而復可加以尿乎此不惟死者堪憐而妄用若此者尚敢稱醫誠可惡可恨也故筆之於此并以徵氣味之證○又別有氣味治按在小兒門嘔吐條中所當參酌

述古　共五條

王太僕曰内格嘔逆食不得入是有火也病嘔而吐食入反出是無火也

金匱要略曰先嘔却渴者此爲欲解先渴卻嘔者爲水停心下此屬飲家嘔家本渴今反不渴者以心下有支飲故也此屬支飲○問曰病人脉數數爲熱當消穀引食而反吐者何也曰以發其汗令陽微膈氣虚脉乃數數爲客熱不能消穀胃中虚冷故也脉弦者虚也胃氣無餘朝食暮吐變爲胃反寒

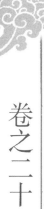

在於上醫反下之今脉反弦故名曰虚〇病人欲吐者不可下之〇嘔而胸滿者茱萸湯主之〇嘔而吐涎沫頭痛者茱萸湯主之〇嘔而腸鳴心下痞者半夏瀉心湯主之〇乾嘔而利者黄芩半夏生薑湯主之〇諸嘔吐穀不得下者小半夏湯主之〇嘔吐而病在膈上後思水者解急與之思水者猪苓散主之〇嘔而脉弱小便復利身有微熱見厥者難治四逆湯主之〇嘔而發熱者小柴胡湯主之〇胃反嘔吐者大半夏湯主之〇食已即吐者大黄甘艸湯主之〇胃反吐而渴欲飲水者茯苓澤瀉湯主之〇乾嘔吐逆吐涎沫者半夏乾薑散主之〇病人胸中似喘不喘似嘔不嘔似噦不噦徹心中憒憒然無奈者生薑半夏湯主之〇乾嘔噦若手足厥者橘皮湯主之

朱丹溪曰胃中有熱膈上有痰者二陳湯加炒山梔黄連生薑

○有久病嘔者胃虛不納穀也用人參生薑黃芪白朮香附之類○嘔吐朱奉議以半夏橘皮生薑爲主○劉河間謂嘔者火氣炎上此特一端耳○有痰膈中焦食不得下者○有氣逆者○有寒氣鬱於胃口者○有食滯心肺之分新食不得下而反出者○有胃中有火與痰而嘔者○嘔吐藥忌瓜蔞杏仁桃仁蘿蔔子山梔皆能作吐○肝火出胃逆上嘔吐者抑青丸○夏月嘔吐不止五苓散加薑汁○吐虫用炒錫灰檳榔末米飲服○胃中有熱者二陳湯加薑芩連○惡心有熱有痰有虛皆用生薑入藥

薛立齋曰若脾胃氣虛而胸膈不利者用六君子湯壯脾土生元氣○若過服辛熱之劑而嘔吐噎膈者用四君子加芎歸益脾土以抑陰火○胃火內格而飲食不入者用六君子加芩連清熱養胃○若病嘔吐食入而反出者用六君子加木

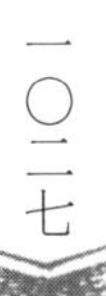

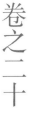

香炮薑溫中補脾○若服耗氣之劑血無所生而大便燥結者用四君子加芎歸補脾生血○若火逆衝上食不得入者用四君子加山梔黃連清熱養血○若痰飲阻滯而食不得入者用六君子加木香山梔補脾化痰○若脾胃虛寒飲食不入或入而不化者用六君子加木香炮薑溫補脾胃更非慎房勞節厚味調飲食者不治年高無血者亦不治

徐東皋曰胃虛嘔吐惡食不思食兼寒者惡寒或食久還吐或朝食暮吐暮食朝吐脉遲而微濇此皆虛寒者也宜藿香安胃散理中湯甚者丁香煮散溫補○胃中鬱熱飲食積滯而嘔者則惡食惡寒煩悶膈滿或渴喜涼聞食則吐服藥亦吐脉洪大而數此皆實熱者也宜竹茹湯麥門冬湯清之若食積多者用二陳加神麯麥芽黃連保和丸之類消導之

中寒毒吐瀉脹滿 新按

凡胃寒者多爲嘔吐而中寒毒者又必吐而兼瀉余在燕都嘗治一吳參軍者因見鮮蘑菇肥嫩可愛令庖人貿而羹之以致大吐大瀉延彼鄉醫治之咸謂速宜解毒乃以黄連黑豆桔梗甘草枳實之屬連進之而病益甚遂至胸腹大脹氣喘水飲皆不能受危窘已甚延救於余投以人參白术甘草乾薑附子茯苓之類彼疑不敢用曰腹脹氣急口乾如此安敢再服此藥乃停一日而病愈劇若朝露矣因而再懇與藥如前彼且疑且畏而決别於内閫曰必若如此則活我者此也殺我者亦此也余之生死在此一舉矣遂不得已含淚吞之一劑而嘔少止再劑而脹少隨大加熟地黄以兼救其瀉亡之陰前後凡二十餘劑復元如故彼因問曰余本中毒致病鄉人以解毒而反劇先生以不解毒而反愈者何也余曰毒有不同豈必如黄連甘桔之類乃可解耶即如蘑菇一物

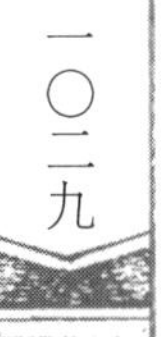

必産於潦坑枯井或沉寒極陰之處乃有之此其得陰氣之最盛故肥白最嫩也公中此陰寒之毒而復解以黃連之寒其謂之何茲用薑附非所以解寒毒乎用人參熟地非所以解毒傷元氣乎然則彼所謂解毒者適所以助毒也余所謂不解毒者正所以解毒也理本甚明而人弗能辨凡諸病之誤治者無非皆此類耳公頓首愀然歎曰信哉使非吾丈幾爲含寃之䰟矣祈壽諸梓以爲後人之鑑云

胃火上衝嘔吐新按

一金宅少婦宦門女也素任性每多胸脇痛及嘔吐等證隨調隨愈後於秋盡時前證復作而嘔吐更甚病及兩日甚至厥脫不省如垂絶者再後延予至見數醫環視僉云湯飲諸藥皆不能受入口即嘔無策可施一醫云惟用獨參湯庶幾可望其生耳余因診之見其脉亂數甚而且煩熱躁擾莫堪名

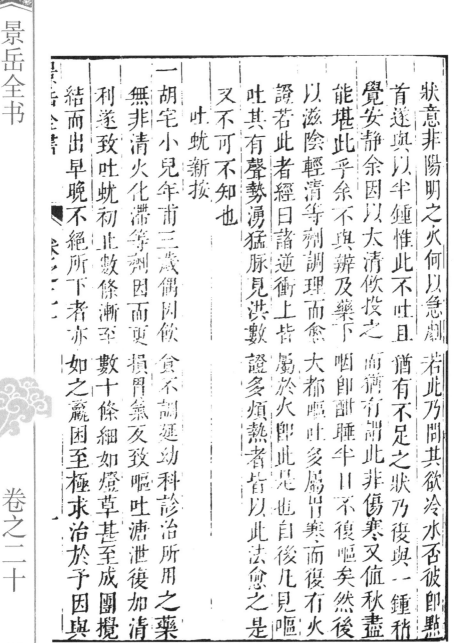

狀意非陽明之火何以急劇若此乃問其欲冷水否彼即點首遂與以半鍾惟此不吐且猶有不足之狀乃復與一鍾稍覺安靜余因以太清飲投之而猶有謂此非傷寒又值秋盡能堪此乎余不與辨及藥下咽即酣睡半日不復嘔矣然後以滋陰輕清等劑調理而愈大都嘔吐多屬胃寒而復有火證若此者經曰諸逆衝上皆屬於火即此是也自後凡見嘔吐其有聲勢湧猛脉見洪數證多煩熱者皆以此法愈之是又不可不知也

吐蚘新按

一胡宅小兒年甫三歲偶因飲食不調延幼科診治所用之藥無非清火化滯等劑因而更損胃氣反致嘔吐溏泄復加清利遂致吐蚘初止數條漸至數十條細如燈草甚至成團攪結而出早晚不絕所下者亦如之羸困至極求治於予因與

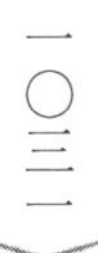

溫胃飲二三劑其虫朝夕不止其多如故初不識其何所從來而神化之速一至如此乃翁切懇曰止此一兒死生在公矣萬望先逐此虫虫不盡則病日甚其能生乎予弗之聽但以前藥倍加人參仍加附子二三劑而嘔吐漸稀瀉亦隨止瀉止後乃以理陰煎溫胃飲出入間用十餘日而虫漸少一月餘而飲食進肌肉生復元如故矣其翁積誠稱謝因問曰小豚之病誠然危矣令何以不治虫不治嘔泄而三者俱愈可聞教乎予曰公之所畏者虫也予之所畏者胃氣也且凡逐虫之藥無有不傷胃氣者向使胃氣再傷非惟不能逐虫而命必隨之矣其害孰甚故保生之權全在知本知末但使脾胃日強則拔去化虫之源而三病同歸一得矣尚何虫瀉之敢橫哉聞者嘆服因附著按於此

又一王宅少婦年未二旬素喜瓜果生冷因常病心腹疼痛

每發必數日不食後及二旬之外則每發必至吐蚘初吐尚少自後日甚日多每吐必一二十條每發必旬日不食所經諸醫但知攻虫旋去旋生百藥不效予爲診視脉證并察病因知其傷於生冷以致脾胃虚寒陰濕氣聚故爲此證使不温養脾胃以杜寒濕化生之源而但事攻虫虫去復生終無濟也因製温臟丸與之藥未完而病隨愈矣後因病愈而少年任意仍耽生果舊病復作再製丸服乃得全愈○觀此二證如前之小兒乃因涼藥傷脾所以生虫後之女人乃因生果傷胃所以生虫可見陰濕内淫而脾胃虚寒是即生虫之由也故凡治虫之法但察其别無疳熱等證者悉當以温補脾胃爲主

嘔吐論列方

二陳湯 和一　　理中湯 熱一

附子理中湯 熱二　　理陰煎 新熱三

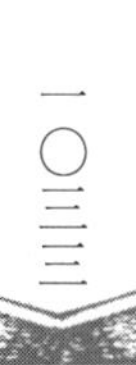

四君子湯補一　加減二陳湯和二
溫胃飲新熱五　六君子湯補五
金水六君煎新和一　聖术煎新熱二五
神香散新和二十　四逆湯熱十四
黄芽丸新熱二一　四味回陽飲新熱一
參薑飲新熱八　啓脾丸和八六
和胃飲新和五　平胃散和十七
六味回陽飲新熱二　五苓散和一八二
橘皮湯和十一　熱五七　和胃二陳煎新和三
一炁丹新熱二二　除濕湯和一七七
苓术二陳煎新和四　排氣飲新和六
茱萸湯熱一三八　生薑半夏湯熱五三
猪苓散和一二五　竹茹湯和一二一

論外備用方

半夏丁香丸 和百三十 寒滯
保和湯 和一四七 散邪顧氣
陳皮湯 和百二十 和胃
橘半胃苓湯 和一九一 和胃
胃愛散 熱七一 虛寒滯
甘露湯 熱七四 和胃
丁香溫中湯 熱十一 和胃
倍术丸 熱百五 飲嘔
養胃湯 熱七十 虛寒氣滯
理中化痰丸 熱九 虛痰
八味理中丸 熱七 虛寒
吳茱萸湯 熱一三八 頭痛嘔
橘皮乾薑湯 熱五六 胃寒嘔

檳榔煎 和二二六 寒濕痞
丁香半夏丸 和一二九 寒痰
六和湯 和一二七 和胃
旋覆花湯 散八三 風痰嘔
理中加丁香湯 熱四 中寒
丁附散 熱六三 胃寒
安脾散 熱六八 冷痰飲
丁香茯苓湯 熱六四 溫中行滯
補脾湯 熱六九 虛滯
養正丹 熱一八九 氣壅不降
五味沉附湯 熱百十七 內寒
胡椒理中湯 熱六 虛寒
七味人參丸 熱七三 虛寒

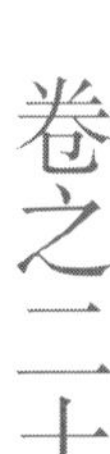

甘艸乾薑湯 熱五五 脾寒　藿香安胃散 熱七二 寒滯
草豆蔻湯 熱七七 調氣　丁香柿蒂散 熱六五 胃寒

霍亂

經義

經脉篇曰：足太陰厥氣上逆則霍亂。
氣交變大論曰：歲土不及，民病飧泄霍亂。
六元正紀大論曰：不遠熱則熱至，熱至則中熱吐下霍亂。○太陰所至爲中滿霍亂吐下。○土鬱之發爲嘔吐霍亂。

論證 共三條

霍亂一證，以其上吐下瀉，反覆不寧，而揮霍撩亂，故曰霍亂。此寒邪傷臟之病也。蓋有外受風寒，寒氣入臟而病者；有不慎口腹，內傷食飲而病者；有傷飢失飽，飢時胃氣已傷，或飲食不能化而病者有水土氣令寒濕傷脾而病者有旱潦暴雨清濁相混誤中沙氣陰毒而病者總之皆寒濕傷脾之證邪在脾胃則中焦不能容受故從上而出則爲吐從下而出則爲瀉且凡邪之易受者必其脾氣本柔而既吐既瀉則脾氣不無更虛矣故凡治霍亂者必宜以和胃健脾爲主健者培補之謂因其邪氣已去而胃氣受傷故非培補不可也和者調和之謂以其胃氣雖傷而邪猶未盡故非察其邪正而酌爲調和不可也若其寒少滯多則但以溫平之劑調之可也若滯因於寒則非溫熱之劑不能調也而諸家有言爲火者謂霍亂之病多在夏秋之間豈得爲之傷寒乎吁謬亦甚矣不知夏秋之交正多臟寒之病蓋一以盛暑將殺新涼初起天人易氣寒之由也一以酷暑當令生冷不節疾病因時寒之動也人以夏秋之外熱易見而臟腑之內寒難見故但知

用熱遠熱而不知用寒遠寒見之淺陋多有如此此所以多致誤也學者於此當熟察之

一轉筋霍亂證以其足腹之筋拘攣急痛甚至牵縮陰丸痛廹小腹最爲急候此足陽明厥陰氣血俱傷之候也觀河間曰轉筋經云反戾也熱氣燥爍於筋則攣瘛而痛火主燔燥燥動故也或以爲寒客於筋者誤也蓋寒雖主於收引然止爲厥逆禁固屈伸不便安得爲轉筋也所謂轉者動也陽動陰靜熱證明矣丹溪亦曰轉筋屬血熱余謂此二子之言總屬一偏之見不可從也詎以內經質之不有曰經筋之病寒則反折筋急熱則筋弛縱不收此轉筋者謂非反折筋急之病乎而何以謂之熱也夫所謂轉者以其堅强急痛有如扭轉之狀是謂轉筋今西北方以轉字作去聲者即其義也而河間曰轉者動也則不爲强矣且凡患轉筋者必於大吐大瀉

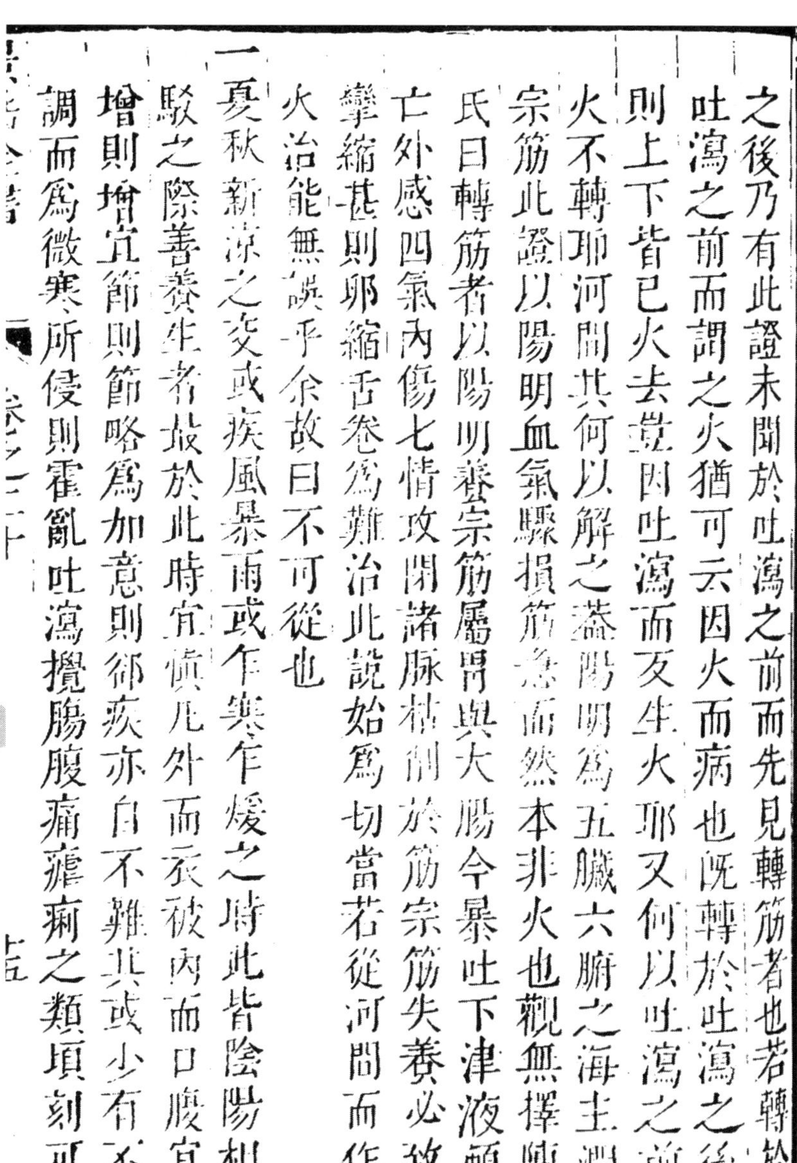

之後乃有此證未聞於吐瀉之前而先見轉筋者也若轉於吐瀉之前而謂之火猶可云因火而病也既轉於吐瀉之後則上下皆已火去豈因吐瀉而反生火耶又何以吐瀉之前火不轉耶河間其何以解之蓋陽明為五臟六腑之海主潤宗筋此證以陽明血氣驟損筋急而然本非火也觀無擇陳氏曰轉筋者以陽明養宗筋屬胃與大腸今暴吐下津液頓亡外感四氣內傷七情攻閉諸脉枯削於筋宗筋失養必致攣縮甚則卵縮舌卷為難治此說始為切當若從河間而作火治能無誤乎余故曰不可從也

一夏秋新涼之交或疾風暴雨或乍寒乍煖之時此皆陰陽相駁之際善養生者最於此時宜慎凡外而衣被內而口腹宜增則增宜節則節略為加意則郤疾亦自不難其或少有不調而為微寒所侵則霍亂吐瀉攪腸腹痛瘧痢之類頃刻可

至此其所忽者微而所害者大也且膏粱與藜藿不同薄弱與强壯迥異矧强者猶不可恃强而弱者顧可以忘弱耶此自珍者之不可忽也

論治　共七條

一霍亂初起當陰陽擾亂邪正不分之時惟宜以鹽湯徐徐與之令其徐飲徐吐或以二陳湯探吐之則吐中自有發散之意必俟滯濁大出胃氣稍定乃察其有無泄瀉有無脹滿有無嘔惡以辨邪正虛實然後隨其證而調理之自無不愈者但於吐瀉擾亂之後胃氣未清邪氣未淨之時凡一切食飲之類寧使稍遲切不可急與粥湯以致邪滯復聚則爲害不小也不可不慎亦不可妄用涼藥

一霍亂初起胃口不清邪氣未淨或脹或痛而嘔惡不止察其邪甚於上者宜和胃飲神香散或平胃散擇而用之邪甚於

下者宜五苓散胃苓湯或苓朮二陳煎之類主之

一霍亂無脹無痛而但嘔惡不寧者此脾胃受傷虛寒證也若胃氣微虛兼滯者宜六君子湯或溫胃飲主之○若但虛無滯者宜理中湯或五君子煎主之○若虛而無寒者止用四君子湯或五味異功散亦可○若虛在陰分水中無火因瀉而嘔惡不已胸腹膨脹者必用理陰煎或去當歸加人參主之○若吐利四肢拘急脈沉而遲此脾腎證也宜四君子加薑附厚朴或理陰煎主之

一霍亂雜證凡霍亂後身熱不退脈數無汗者宜酌其虛實於前治法中加柴胡主之寒邪甚者宜用麻黄○吐利脈浮自汗者宜四君子加桂枝主之○吐利頭痛身熱而渴者宜五苓散○吐利因於過食或瓜果生冷以致食留不化遂成痞隔霍亂者宜大小和中飲或六和湯主之若生冷寒勝者宜

加炮薑肉桂吳茱萸之類○元戎曰太陰證霍亂者理中加橘紅名治中湯若吐下心腹作痛手足逆冷理中去白术加熟附子名四順湯若吐利後轉筋者理中加火煅石膏一兩

一轉筋腹痛者因胃氣暴傷以致陽明厥陰血燥筋攣而然法當養血溫經乃爲正治若邪滯未清者或先宜和胃飲加肉桂木瓜主之○若氣虛者宜四君子湯加當歸肉桂厚朴木瓜之類○陰虛少血者宜理陰煎加肉桂木瓜主之○又治轉筋法男子以手挽其陰女子以手揪兩乳此千金法也

一乾霍亂證最爲危候其證則上欲吐而不能出下欲瀉而不能行胸腹攪痛脹急悶亂此必內有飲食停阻外有寒邪閉遏蓄邪淺者易於行動故即見吐利邪深者陰陽格拒氣道不通故爲此證若不速治多致暴死宜先川鹽湯探而吐之一以去其滯隔一以通其清氣但使清氣得升然後濁氣得

降從瀉而出斯不致害藥以溫中散滯破氣等劑微平胃氣可舒而邪隨以散宜排氣飲加減主之或和胃散或局方七氣湯亦可酌用○向余荊人患此幾致不救有治按在腹痛門

一霍亂之後多有煩渴者此以吐利亡津腎水乾涸故渴欲飲水勢所必然但宜溫煖調脾以止吐瀉脾氣得和渴將自止或以獨參湯徐徐與之最妙法也○其有本以陽臟而因瀉亡陰或兒火盛喜冷內熱脉洪者宜益元散或竹葉石膏湯之類甘涼以濟之亦無不可

述古共三條

仲景曰霍亂頭痛發熱身疼痛熱多欲飲水者五苓散主之○寒多不欲水者理中丸主之○若臍上築者腎氣動也去术加桂四兩此下即理中湯加減法○吐多者去术加生薑二兩○下多

者還用术○悸者加茯苓二兩○渴欲得水者加术足前成四兩半○腹中痛者加人參足前成四兩半○寒者加乾薑足前成四兩半○腹滿者去术加附子一枚○服湯後如食頃飲熱粥一升許微自温勿發揭衣被○吐利止而身痛不休者當消息和解其外宜桂枝湯小和之○吐利汗出發熱惡寒四肢拘急手足厥冷者四逆湯主之○既吐且利小便復利而大汗出下利清穀内寒外熱脉微欲絶者四逆湯主之○吐已下斷汗出而厥四肢拘急而解脉微欲絶者通脉四逆加猪膽汁湯主之○吐利發汗脉平小煩者以新虚不勝穀氣故也

巢氏病源曰霍亂吐瀉皆由温凉不調陰陽殺混二氣相干致脾胃受傷變爲霍亂寒氣客於脾則瀉客於胃則吐亦由飲酒食肉腥膾生冷過度或因坐卧濕地當風取凉使風冷之

氣歸於三焦，傳於脾胃，脾胃得冷，水穀不消，皆成霍亂。

陳無擇曰：霍亂者，心腹卒痛，嘔吐下利，憎寒壯熱，頭痛眩運。先心痛則先吐，先腹痛則先瀉，心腹俱痛則吐利並作，甚至轉筋入腹。霍亂惡證，無越於斯。蓋陰陽反戾，清濁相干，陽氣暴升，陰氣頓墜，陰陽痞膈，上下奔逸，治之惟宜溫煖，更詳別三因以調之。○外因諸風則惡風有汗，傷寒則惡寒無汗，冒濕則重著，傷暑則熱煩。○內因九氣所致，鬱聚痰涎，痞膈不通，遂致滿悶，隨其勝復，必作吐利。○不內外因或諸飽食膾炙，恣飲乳酪冰脯寒漿旨酒①，胃既膩脹，脾臟停凝，內鬱必遂發成吐利，當從不內外因也。

鍼灸法

刺委中穴出血，或刺十指頭出血，皆是良法。今西北人凡病傷寒熱入血分而不解者，悉刺兩手膕中出血，謂之打寒。蓋寒

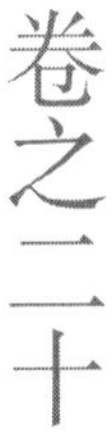

隨血去亦即紅汗之類也故凡病受寒霍亂者亦宜此法治之今東南人有括沙之法以治心腹急痛蓋使寒隨血聚則邪達於外而臟氣始安此亦出血之意也

霍亂吐瀉不止灸天樞氣海中脘四穴立愈

霍亂危急將死用鹽填臍中灸二七壯立愈

轉筋十指拘攣不能屈伸灸足外踝骨尖上七壯

霍亂論列方

四君子湯 補一　　五君子煎 新熱六

六君子湯 補五　　大和中飲 新和七

小和中飲 新和八　　二陳湯 和一

神香散 新和二十　　平胃散 和十七

和胃飲 新和五　　溫胃飲 新熱五

胃苓散 和百九十　　五苓散 和一八二

四逆湯 熱十四　　理中湯 熱一
理陰煎 新熱三　　獨參湯 補三六
六和湯 和一二七　　排氣飲 新和六
益元散 寒百十二　　理中丸 熱一
桂枝湯 散九　　五味異功散 補四
苓术二陳煎 新和四　　局方七氣湯 和五十
竹葉石膏湯 寒五　　四逆加猪膽汁湯 熱十六

論外備用方

人參散 和一二六 胃寒　　縮脾飲 和一七三 暑毒
藿香正氣散 和二十 風寒　　丁香散 和一一八 氣逆
治中湯 中氣不和 熱十　　吳茱萸湯 熱一三九 陰暑
木瓜湯 熱八三 轉筋　　大順散 熱七八 寒濕
薑附湯 熱三二 厥冷轉筋　　冷香湯 熱八二 生冷滞

霍亂三方 熱八五　　乾霍亂二方 熱八七
養正丹 熱一八九 氣壅滯　　訶子散 熱八四 老幼皆宜
四順附子湯 熱九七 陰寒　　冷香飲子 熱八一 陰暑
千金霍亂方 熱八六　　附子粳米湯 熱八十四 逆乾嘔

惡心噯氣

經義

宣明五氣篇曰：五氣所病，心爲噫。

脉解篇曰：太陰所謂上走心爲噫者，陰盛而上走於陽明，陽明絡屬心，故曰上走心爲噫也。

經脉篇曰：足太陰病，則舌本強，食則嘔，胃脘痛，腹脹善噫，得後與氣則快然如衰。

口問篇曰：人之噫者，何氣使然？曰：寒氣客於胃，厥逆從下上散

復出於胃故為噫

陰陽別論曰二陽一陰發病主驚駭背痛善噫善欠名曰風厥

痺論曰心痺者脉不通煩則心下鼓暴上氣而喘嗌乾善噫

三部九候論曰若有七診之病其脉候亦敗者死矣必發噦噫

至真要大論曰歲厥陰在泉風淫所勝民病膈咽不通食則嘔腹脹善噫得後與氣則快然如衰身體皆重○太陽司天寒淫所勝民病胸腹滿胃脘不安面赤目黃善噫嗌乾甚則色炲渴而欲飲病本於心○少陰之復燠熱內作外為浮腫噦噫

噫

四時刺逆從論曰刺五臟中心一日死其動為噫

診要經終論曰太陰終者腹脹閉不得息善噫善嘔

惡心證治

內經無惡心之說凡嘔吐諸即其類也經義詳見本門　共三條

惡心證胃口泛逆兀兀不寧之病凡惡心欲吐口必流涎嚥之

不下愈嚥愈惡而嘔吐繼之亦有不嘔吐而時見惡心者然此雖曰惡心而實胃口之病非心病也此證之因則有寒有食有痰飲有穢氣有火邪有陰濕傷胃或傷寒瘧痢諸邪之在胃口者皆得有之若欲察之但當察其虛實寒熱則盡之矣蓋實邪惡心者邪去則止其來速其去亦速虛邪惡心者必得胃氣大復其病方愈且此證惟虛寒者十居八九即有實邪嘔惡者亦必其脾氣不健不能運化而然此所以凡治惡心者必當知其實中有虛勿得妄行攻擊而胃氣不可不顧也

一虛寒惡心其證最多若非猝暴而常見或形氣不足之甚悉以胃氣弱也故凡治此者多宜以溫補為主○若脾胃微虛生痰或兼吞酸噯腐欬嗽惡心者宜六君子湯○若脾腎虛寒痰滯欬嗽而惡心者金水六君煎○若脾胃虛寒或太陰

自利腹痛嘔吐惡心者溫胃飲或理中湯聖术煎○若脾腎虛寒上下不能運行或脹滿或嘔吐或傷寒陰證寒邪淺入三陰而惡心嘔吐不止者理陰煎或溫胃飲

一實邪惡心以一時邪滯犯胃得吐則滯去滯去則惡心自解若有除邪如法治之○若惡心多痰及風寒欬嗽或傷生冷或飲酒過多脾胃不和者二陳湯或橘皮半夏湯○若脾胃多滯或寒濕傷脾惡心者平胃散○若胃寒多滯或傷生冷或寒痰不清吞酸脹滿惡心者和胃飲或和胃二陳煎○若受穢濁寒邪脹滿腹痛惡心者調氣平胃散○若感冒暑熱火盛煩燥惡心者仲景竹葉石膏湯○若中藥毒或諸毒而惡心者速宜於諸毒門求法治之

噯氣證治 共三條

噯氣者即內經之所謂噫也此實脾胃之氣滯起自中焦而出

於上焦故經曰上走心爲噫也據丹溪曰噯氣以胃中有痰有火愚謂此說未必皆然蓋噯氣多由滯逆滯逆多由氣不行氣逆不行者多寒少熱可皆謂之火耶故凡人之飲食太飽者多有此證及飲食不易消化者亦有此證但太飽作噯者此係實滯治宜行氣化食食不消化時多虛悶作噯者此係胃氣虛寒治宜溫補若痰火作噯者亦或有之但停痰必以胃弱胃弱多因無火此當詳辨脉證而酌治之也

一治噯之法凡胃虛兼滯而作噯者宜十味保和湯或枳殼散若胃寒氣滯作噯者和胃煎○若胃寒生痰嘔惡噯氣者宜和胃二陳煎○若胃氣虛寒飲食難化時常虛飽噯氣者宜溫胃飲或養中煎理中湯○若脾腎虛寒命門不煖陰邪不降則寒滯上焦而痞悶噯氣者理陰煎加減治之

一丹溪曰噯氣以胃中有痰有火宜用半夏南星香附軟石膏

梔子或湯或丸服○按此治必真有火邪者乃可用否則恐滯於中而嘔愈甚

惡心論列方

理中湯 熱一　溫胃飲 新熱五
金水六君煎 新和一　聖术煎 新熱二五
理陰煎 新熱三　養中煎 新熱四
和胃二陳煎 新和三　二陳湯 和一
和胃飲 新和五　橘皮半夏湯 和十三
枳殼散 和一四六　平胃散 和十七
十味保和湯 和一四八　六君子湯 補五
調氣平胃散湯 和十八　竹葉石膏湯 寒六

論外備用方

胃愛散 熱七一　祛痰丸 和百三

香砂六君子湯 補七

校注

①旨酒：美酒。“旨”同“旨”。

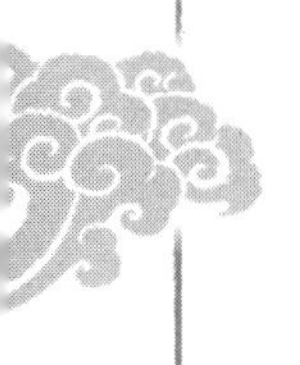

會稽　張介賓　會卿著
會稽　魯　超　謙菴訂

吞酸

經義

至真要大論曰：諸嘔吐酸，暴注下迫，皆屬於熱。○少陽之勝，嘔酸善饑。

辨證 共五條

吐酸一證，在河間言其爲熱，在東垣言其爲寒。夫理有一定，奚容謬異若此？豈理因二子可以易乎？必二子於理有一悖耳。此余之不能無言者，乃以東垣爲是，而以河間爲非也。何以見之？蓋河間之說，實本內經。經曰：諸嘔吐酸，暴注下迫，皆屬於熱故河間病機悉訓爲火而甚以主寒者爲非不知內經此論乃以運氣所屬概言病應非以嘔吐注泄皆爲內熱病也如果言熱則何以又曰寒氣客於腸胃厥逆上出故痛而嘔也又曰太陽之復心胃生寒胸中不和唾出清水及爲噦噫此言嘔吐之有寒也豈皆熱耶又曰太陽之勝寒入下焦傳爲濡泄此言泄瀉之有寒也豈亦熱耶由此觀之則其此處言熱而彼復言寒豈非自相矛盾能無謬乎不知內經之理圓通詳悉無不周備故有此言其常而彼言其變者有此言其順而彼言其逆者有此篇未盡而足之他論者有總言所屬而詳言所病者此內經之所以不易窮也故凡善觀此者務宜悟其源流察其分合其博也必屬其爲千爲萬其約也必貫其總歸一理夫如是斯足稱明眼人矣倘不能會其巔末而但知管測一班又烏足以盡其玅哉矧復有不明

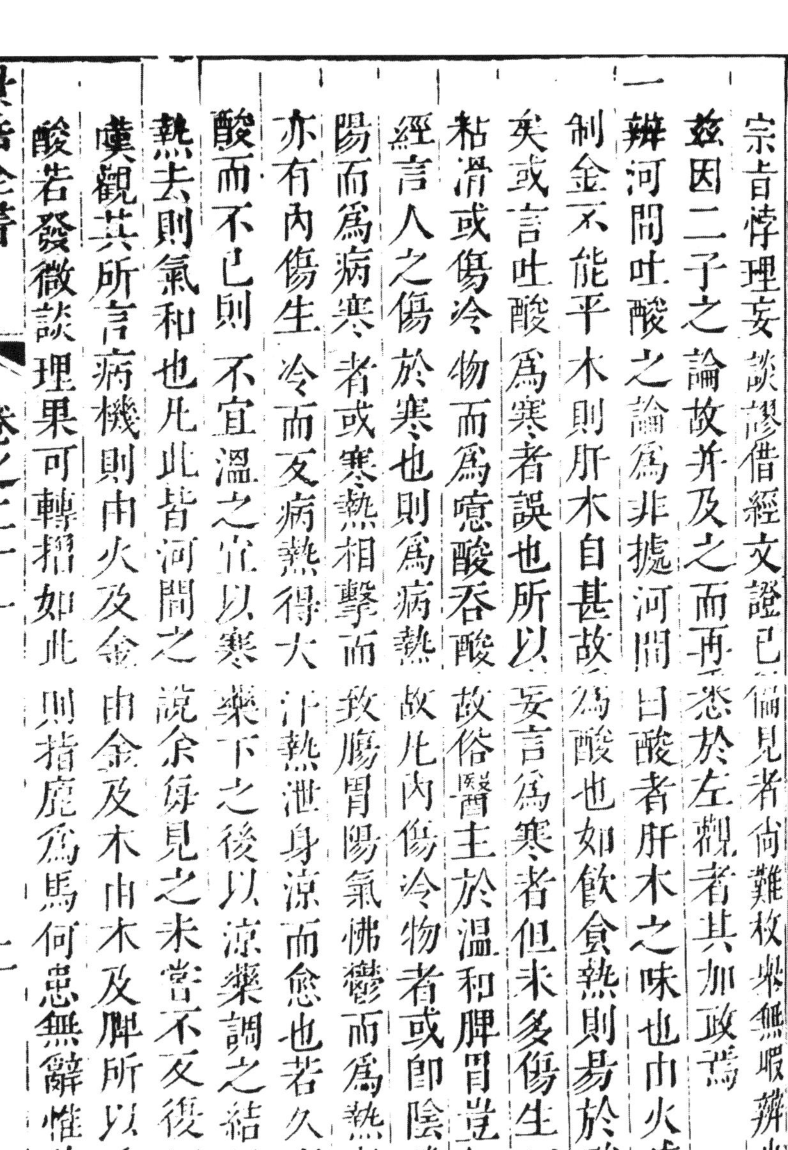

宗旨悖理妄談謬借經文證已徧見者尙難枚舉無暇辨也茲因二子之論故并及之而再悉於左觀者其加政焉

一辨河間吐酸之論爲非據河間曰酸者肝木之味也由火盛制金不能平木則肝木自甚故爲酸也如飲食熱則易於酸矣或言吐酸爲寒者誤也所以妄言爲寒者但來多傷生硬粘滑或傷冷物而爲噫酸吞酸故俗醫主於溫和脾胃豈知經言人之傷於寒也則爲病熱故凡內傷冷物者或即陰勝陽而爲病寒者或寒熱相擊而致腸胃陽氣怫鬱而爲熱者亦有內傷生冷而反病熱得大汗熱泄身涼而愈也若久喜酸而不已則不宜溫之宜以寒藥下之後以涼藥調之結散熱去則氣和也凡此皆河間之說余每見之未嘗不反復切嘆觀其所言病機則由火及金由金及木由木及脾所以爲酸若發微談理果可轉摺如此則指鹿爲馬何患無辭惟其

執以爲熱故不得不委曲若此若余言其爲寒則不然也夫酸本肝木之味何不曰火衰不能生土則脾氣虛而肝邪侮之故爲酸也豈不於理更爲明切而何以曲折强解有若是乎又若內經所言人之傷於寒也則爲病熱此言傷寒證寒邪在表則爲三陽之發熱及其傳裏則爲陽明之內熱豈以內傷冷物而亦云病熱者耶又豈有內傷冷物而可以汗解者耶即以氣血强盛之人偶傷生冷久留不去而鬱爲熱者此以鬱久化熱或亦有之豈果因生冷而反熱耶矧內經本以外感言而河間引以證內傷謬亦甚矣此不惟大害軒岐之旨而致後人執以藉口其害又將何如也

一辨東垣吐酸之論爲是據發明曰內經言諸嘔吐酸皆屬於熱此上焦受外來客邪也胃氣不受外邪故嘔仲景以生薑半夏治之以雜病論之嘔吐酸水者甚則酸水浸其心其次

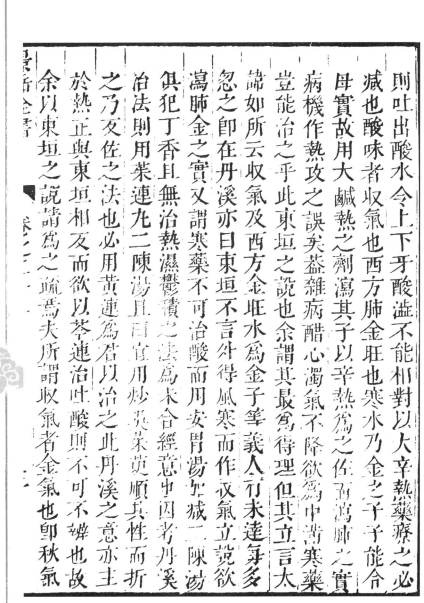

則吐出酸水令上下牙酸澁不能相對以大辛熱藥療之必減也酸味者收氣也西方肺金旺也寒水乃金之子子能令母實故用大鹹熱之劑瀉其子以辛熱爲之佐而瀉肺之實病機作熱攻之誤矣蓋雜病醋心濁氣不降欲爲中滿寒藥豈能治之乎此東垣之說也余謂其最爲得理但其立言太諱如所云收氣及西方金旺水爲金子等義人有未達每多忽之即在丹溪亦曰東垣不言外得風寒而作收氣立說欲瀉肺金之實又謂寒藥不可治酸而用安胃湯加減二陳湯俱犯丁香且無治熱濕鬱積之法爲未合經意予因考丹溪治法則用茱連丸二陳湯且曰宜用炒吳茱萸順其性而折之乃反佐之法也必用黃連爲君以治之此丹溪之意亦主於熱正與東垣相反而欲以芩連治吐酸則不可不辨也故余以東垣之說請爲之疏焉夫所謂收氣者金氣也即秋氣

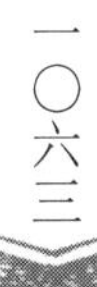

也。內經曰：秋氣始於上，蓋陰盛之漸，必始於秋，以陽氣之將退也。寒肅之漸，必始於上，以陽氣之日降也。其云金旺者，非云肺氣之充實，正言寒氣之有餘也。其云子令母實者，以寒在上焦，則收氣愈甚，故治用鹹熱等劑以瀉其子，亦無非扶陽抑陰之道，最切當也。丹溪未達其意，而反以非之，抑不何也？即如丁香，氣味辛爽無毒，凡中焦寒滯，氣有不順者，最其所宜，又何至以犯字相戒，而使後人畏之如虎耶？蓋丹溪但知丁香不可犯，而不知黃連、黃芩又豈吞酸證所宜輕犯者哉？然說雖如此，而說有未盡，則云寒云熱，猶不無疑，謹再竟其說如左。

一、吐酸證，諸言爲熱者，豈不各有其說？在劉河間則曰：如飲食熱則易酸矣。在戴原禮則曰：如穀肉在器，濕熱則易爲酸也。又有相傳者曰：觀之造酒者，凉作則甘，過熱則酸，豈非酸由熱乎諸説如此宛然可信而欲人不從不可得也凡諸似是而非者正以此類譬之射者但能不離於前後左右便云高手不知犯此四字尚足以言射乎而諸家之説亦猶是耳何以見之蓋察病者當察以理察理者當察以真即如飲食之酸由乎熱似近理矣然食在釜中使能化而不能酸者此以火力强而速化無留也若起置器中必久而後酸此停積而酸非因熱而酸也嘗見水漿冷積既久未有不酸者此豈熱耶因不行也又云造酒者熱作則酸亦似近理然必於二三日之後鬱熱不開然後成酸未有熱作及時而遂致酸者且人之胃氣原自大熱所以三餐入胃俱能頃刻消化此方是真陽火候之應若如造酒者必待竟日而後成則日不再餐胃氣能無憊乎若必如冷作之不酸方云無火則飲食之化亦須旬日此其胃中陽氣不已竭乎是可見胃氣本宜煖稍

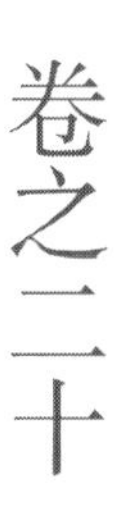

涼不可也酒甕本宜疏鬱悶不可也故酒甕之化亦安能如胃氣之速而胃氣之健又安可同酒甕之遲乎此其性理相懸奚啻十倍有不待辨也明矣且人之飲食在胃惟速化爲貴若胃中陽氣不衰而健運如常何酸之有使火力不到則其化必遲食化既遲則停積不行而爲酸爲腐此酸即敗之漸也故凡病吞酸者多見飲食不快自食有不快必漸至中滿痞隔泄瀉等證豈非脾氣不強胃脘陽虛之病而猶認爲火能無誤乎余向在燕都嘗治一縉紳患此而求治者余告以寒彼執爲熱堅持造酒之說以相問難莫能與辨竟爲苓連之屬所斃而終不能悟豈非前說之誤之也耶亦可哀矣余故曰人之察理貴察其眞若見理不眞而疑似固執以致釀成大害者無非此類此似是而非之談所以不可不辨也

一吞酸之與吐酸證有三種凡喉間噯噫即有酸水如醋浸心

饐雜不堪者是名吞酸即俗所謂作酸也此病在上脘最高之處不時見酸而泛泛不寧者是也其次則非如吞酸之近不在上脘而在中焦胃脘之間時多嘔惡所吐皆酸即名吐酸而渥渥不行者是也又其次者則本無吞酸吐酸等證惟或偶因嘔吐所出或酸或苦及諸不堪之味此皆腸胃中痰飲積聚所化氣味每有濁惡如此此又在中脘之下者也但其順而下行則人所不覺逆而上出則礙口難堪耳凡此三者其在上中二脘者則無非脾胃虛寒不能運化之病治此者非温不可其在下脘偶出者則寒熱俱有但當因證以治其嘔吐嘔吐止則酸苦無從見矣雖然此亦余之論證故不得不曲盡其説若以實理言之則凡胃強者何暇及於酸苦其有酸苦者必其停積不行而然此宜隨證審察若無熱證熱脈可據而執言濕中生熱無分強弱惟用寒凉則未有不

悞者矣

論治共七條

一治吞酸吐酸當辨虛實之微甚年力之盛衰實者可治其標虛者必治其本

一凡胃氣未衰年質壯盛或寒或食偶有所積而爲酸者宜用行滯温平之劑以二陳湯平胃散和胃飲之類主之○中氣微寒者宜加減二陳湯或橘皮湯甚者宜温胃飲○氣微虛者宜藿香安胃散此皆治標之法也

一脾胃氣虛及中年漸弱而飲食減少時見吞酸吐酸者惟宜温補脾胃以理中湯温胃飲聖术煎之類主之切不可用清涼消耗等藥○若虛在陰分下焦不煖而水邪上泛爲酸者宜用理陰煎最妙

一丹溪曰治酸必用吳茱萸順其性而折之反佐之法也不

知此實正治非順性也蓋其性熱最能燥中下二焦其味辛苦最能勝酸澁之味謂之反佐見之過矣

一用黃連爲君以治吐酸乃丹溪之法也觀其治案有一人酸塊自胸直上咽喉甚惡以黃連濃煎冷候酸塊欲上與數匙飲之即下蓋味苦沉降故酸得苦而即下此亦揚湯止沸之法耳若年壯氣强偶有所積及酒濕不行而酸楚上泛者或用此法未必即傷胃氣而亦可暫引下行即權宜用之亦無不可然終非治本之道也若氣體畧有虛弱及内傷年衰之輩而患吐酸者必不可妄用芩連再殘陽氣雖暫得苦降之力而胃氣愈傷則病必日甚而無可爲矣

一嘔吐清水古法以二朮二陳湯或六君子湯本皆正治之法然余嘗治水泛爲飲者覺自臍下上衝而吐水不竭以理陰煎治之其妙如神故此三方皆宜酌用

一凡肌表暴受風寒則多有爲吞酸者此其由息而入則臟氣通於鼻由經而入則臟俞係於背故凡寒氣一入則胃中陽和之氣被抑不舒所以滯濁隨見而即刻見酸此明係寒邪犯胃也今以訛相傳者皆云肌表得風寒則內熱愈鬱而酸味刺心何其謬也夫因鬱成熱者必以漸久而成或一日或二日然後鬱而爲熱也今凡受寒吞酸者無不隨寒而酸見在即刻豈即刻便成鬱熱耶惟其非熱所以卻之之法亦惟肌表宜溫煖藥劑宜香燥此自寒者熱之之正治而說者必欲執言爲熱故葯彌解所謂道在邇而求諸遠凡屬謬妄者何非此類

述古

薛立齋曰吐酸吞酸大畧不同吐酸者濕中生熱吞酸者虛熱內鬱皆屬脾胃虛寒中傳末證故內經以爲火者指其病形

而言也東垣以爲胃寒者指其病本而言也凡患此者先當辨其吞吐而治以固本元爲主若服寒涼復傷胃氣則實實虛虛者矣復審其脾氣虛而飲食不能輸化濁氣不能下降者須用六君子湯補養脾胃爲主少佐越鞠丸以清中故東垣先生云邪熱不殺穀若誤認爲實熱而妄用寒涼必變敗證

吞酸論列方

二陳湯 和一

平胃散 和十七

六君子湯 補五

溫胃飲 新熱五

和胃飲 新和五

加減二陳湯 和二

聖术煎 新熱二五

理中湯 熱一

理陰煎 新熱三

二术二陳湯 和四

橘皮湯 和十一

越鞠丸 和一五四

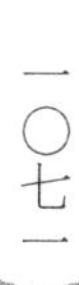

藿香安胃散 熱七二

論外備用方

麯朮丸 和百十 宿食　　沉香降氣散 和四十 氣滯

半夏丁香丸 和百三十 寒滯　　黍連丸 寒一五三 濕熱

安脾散 熱六八 胃寒　　丁香茯苓湯 熱六四 溫胃行滯

倍朮丸 熱百五 飲

反胃

論證

反胃一證本屬火虛蓋食入於胃使果胃煖脾強則食無不化何至復出今諸家之論有謂其有痰者有謂其有熱者不知痰飲之留正因胃虛而完穀復出豈猶有熱觀王太僕曰內格嘔逆食不得入是有火也病嘔而吐食入反出是無火也

此一言者，誠盡之矣。然無火之由，則猶有上中下三焦之辨，又當察也。若寒在上焦，則多爲惡心，或泛泛欲吐者，此胃脘之陽虚也。若寒在中焦，則食入不化，每食至中脘，或少頃或半日復出者，此胃中之陽虚也。若寒在下焦，則朝食暮吐，或暮食朝吐，乃以食入幽門，丙火不能傳化，故久而復出，此命門之陽虚也。故凡治此者，使不知病本所在，混行猜擬，而妄祈奏效，所以難也。

論治 共七條

一、治反胃之法，當辨其新久及所致之因。或以酷飲無度，傷於酒濕；或以縱食生冷，敗其真陽；或因七情憂鬱，竭其中氣。總之，無非内傷之甚，致損胃氣而然。故凡治此者，必宜以扶助正氣、健脾養胃爲主。但新病者，胃氣猶未盡壞，若果飲食未消，則當兼去其滯；若有逆氣未調，則當兼解其鬱；若病稍久

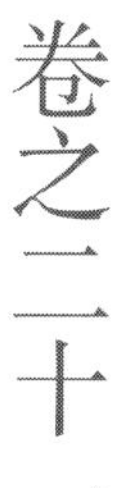

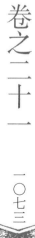

或氣體素弱之輩則當專用溫補不可標本雜進妄行峻利開導消食化痰等劑以致重傷胃氣必致不起也

一虛在上焦微寒嘔惡者惟薑湯爲最佳或橘皮湯亦可○若氣虛爲寒所侵而惡心嘔食者宜黄芽丸或橘皮乾薑湯之類主之○若寒痰勝者宜小半夏湯或大半夏湯之類主之

一虛在中焦而食入反出者宜五君子煎理中湯溫胃飲聖术煎之類主之○若胃虛甚者宜四味回陽飲或黄芽丸主之○若兼寒痰者宜六君子湯或理中化痰丸之類主之○或水泛爲痰者宜金水六君煎主之○若胃不甚寒而微虛兼滯者宜五味異功散主之

一虛在下焦而朝食暮吐或食入久而反出者其責在陰非補命門以扶脾土之母則火無以化土無以生亦猶釜底無薪不能腐熟水穀終無濟也宜六味回陽飲或人參附子理陰

煎或右歸飲之類主之此屢用之妙法不可忽也

一反胃初起而氣體强壯者乃可先從清理如二陳湯橘皮半夏湯之類皆可清痰順氣○平胃散不换金正氣散五苓散之類皆可去濕去滯○半夏乾薑散仲景吳茱萸湯橘皮湯之類皆可去寒○然此惟眞有邪滯乃可用之若病稍久而胃氣涉虛者則非所宜

一反胃證多有大便閉結者此其上出固因下之不通也然下之不通又何非上氣之不化乎蓋脾胃氣虛然後治節不行而無以生血血涸於下所以結閉不行此眞陰枯槁證也必使血氣漸充臟腑漸潤方是救本之治若徒爲目前計而推之逐之則雖見暫通而眞陰愈竭矣故治此之法但見其陰虛兼寒者宜以補陽爲主而大加當歸肉蓯蓉韭汁葱汁之屬陰虛兼熱者宜以補陰爲主而加乳汁童便酥油蜂蜜豕

膏諸血之屬然此等證治取效最難萬毋欲速非加以旬月功夫安心調理不能愈也其有糞如羊矢或年高病此者尤爲難治

一反胃由於酒濕傷脾者宜葛花解酲湯主之○若濕多成熱而見胃火上衝者宜黄芩湯或半夏瀉心湯之類主之

述古共三條

仲景曰病人脉數數爲熱當消穀引食而反吐者何也師曰以發其汗令陽微膈氣虚脉乃數數爲客熱不能消穀胃中虚冷故也脉弦者虚也胃氣無餘朝食暮吐變爲胃反寒在於上醫反下之今脉反弦故名曰虚○趺陽脉浮而濇浮則爲虚虚則傷脾脾傷則不磨朝食暮吐暮食朝吐宿食不化名曰胃反脉緊而濇其病難治

巢氏病源曰營衛俱虚氣血不足停水積飲在胃脘則臟冷臟

冷则脾不磨，脾不磨则宿食不化，其气逆而成反胃也。则朝食暮吐，暮食朝吐，心下坚大如杯，往来寒热，甚者食已即吐。其脉紧而弦，紧则为寒，弦则为虚，虚寒相搏，故食已则吐，名为反胃。

戴原礼曰：翻胃证，血虚者，脉必数而无力；气虚者，脉必缓而无力；气血俱虚者，则口中多出沫，但见沫大出者必死。有热者脉数而有力，有痰者脉滑数，二者可治。血虚者四物为主，气虚者四君子为主，热以解毒为主，痰以二陈为主。

简易方

一方 用甘蔗汁二分，薑汁一分，和匀，每服半碗或一碗，日三服则止。

一方 用人参，见呕吐门。

灸法

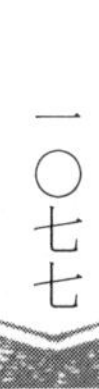

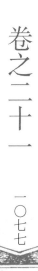

上脘　中脘　下脘各二七壯　天樞三七壯

反胃論列方

理中湯熱一　　溫胃飲新熱五
橘皮乾薑湯熱五六　　聖术煎新熱二五
黃芽丸新熱二一　　五君子煎新熱六
四味回陽飲新熱一　　六君子湯補五
四君子湯補一　　六味回陽飲新熱二
右歸飲新補三　　五味異功散補四
人參附子理陰煎新熱三　　橘皮湯熱五七
小半夏湯和八　　金水六君煎新和一
二陳湯和一　　大半夏湯補十
理中化痰丸熱九　　五苓散和一八二
平胃散和十七　　橘皮半夏湯和十三

论外备用方

噎膈

经义

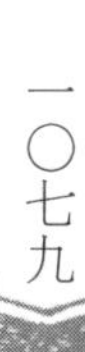

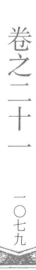

陰陽別論曰：一陽發病，其傳爲隔○三陽結謂之膈
邪氣臟腑病形篇曰脾脉微急爲膈中食飲入而還出後沃沫
大奇論曰胃脉沉鼓濇胃外鼓大心脉小堅急皆膈偏枯
通評虛實論曰隔則閉絶上下不通則暴憂之病也
風論曰胃風之狀頸多汗惡風食飲不下膈塞不通腹善滿失
衣則䐜脹食寒則泄診形瘦而腹大
血氣形志篇曰形苦志苦病生於咽嗌治之以苦藥
本神篇曰憂愁者氣閉塞而不行
舉痛論曰恐則精卻卻則上焦閉閉則氣還還則下焦脹故氣
不行矣○思則心有所存神有所歸正氣留而不行故氣結
矣
上膈篇帝曰氣爲上膈者食飲入而還出余已知之矣蟲爲下
膈下膈者食晬時乃出余未得其意願卒聞之岐伯曰喜怒

不適，食飲不節，寒温不時，則寒汁流於腸中，流於腸中則蟲寒，蟲寒則積聚守於下管，則腸胃充郭，衛氣不營，邪氣居之。人食則蟲上食，蟲上食則下管虛，下管虛則邪氣勝之，積聚以留，留則癰成，癰成則下管約。其癰在管內者，即而痛深；其癰在外者，則癰外而痛浮，癰上皮熱。○帝曰：刺之奈何？曰：微按其癰，視氣所行，先淺刺其傍，稍內益深，還而刺之，毋過三行，察其浮沉，以爲淺深。已刺必熨，令熱入中，日使熱內，邪氣益衰，大癰乃潰。伍以參禁，以除其內，恬憺無爲，乃能行氣，後以鹹苦化穀，乃下矣。

論證 共四條

噎膈一證，必以憂愁思慮，積勞積鬱，或酒色過度，損傷而成。蓋憂思過度則氣結，氣結則施化不行；酒色過度則傷陰，陰傷則精血枯涸；氣不行則噎膈病於上，精血枯涸則燥結病於

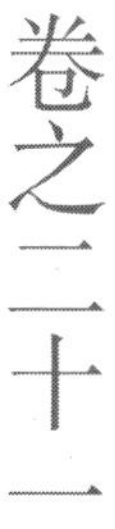

下且凡人之臟氣胃司受納脾主運化而腎爲水火之宅化生之本今既食飲停膈不行或大便燥結不通豈非運化失職血脉不通之爲病乎而運行血脉之權其在上者非脾而何其在下者非腎而何矧少年少見此證而惟中衰耗傷者多有之此其爲虛爲實槩可知矣故凡治此者欲舍根本而言捷徑又安望其有成功也

一噎膈反胃二證丹溪謂其名雖不同病出一體若乎似矣然而實有不同也蓋反胃者食猶能入入而反出故曰反胃噎膈者隔塞不通食不能下故曰噎膈食入反出者以陽虛不能化也可補可溫其治猶易食不得下者以氣結不能行也或開或助治有兩難此其輕重之有不同也且凡病反胃者多能食病噎膈者不能食故噎膈之病病於胸臆上焦而反胃之病則病於中下二焦此其見證之有不同也所以反胃

之治多宜益火之源以助化功噎膈之治多宜調養心脾以舒結氣此其證候既有不同故診治亦當分類也

一噎膈證多有便結不通者內經曰三陽結謂之隔張子和曰三陽者大腸小腸膀胱也結謂熱結也小腸熱結則血脉燥大腸熱結則不圊膀胱熱結則津液涸三陽既結則前後閉濇下既不通必反上行所以噎食不下縱下而復出此陽火不下推而上行也愚按此說則大不爲然夫結之爲義內經原非言熱如本篇曰陰陽結邪多陰少陽曰石水又舉痛論曰思則氣結是豈以結爲熱耶且熱則流通寒則凝結此自陰陽之至理故凡霜凝氷結惟寒冽有之而熱則無也此天道之顯然可見者人身陰陽之理無非是耳惟人不能知所以多誤也矧內經之言三陽結者乃止言小腸膀胱全與大腸無涉蓋三陽者太陽也手太陽小腸也足太陽膀胱也小

腸屬火膀胱屬水火不化則陽氣不行而傳導失職水不化則陰氣不行而清濁不分此皆致結之由也子和不察而遂以三陽之結盡言為熱以致後世悉傳為火豈理也哉然人之病結者本非一端蓋氣能結血亦能結陽能結陰亦能結余非曰結必皆寒而全無熱也但陰結陽結證自不同有不可不辨耳夫陽結者熱結也因火盛爍陰所以乾結此惟表邪傳裏及陽明實熱者乃有之然熱結者必有煩渴發熱等證洪大滑實等脈最易辨也若下有結閉而上無熱證此陰結耳安得謂之熱耶蓋陰結者正以命門無火氣不化精所以凝結於下而治節不行此惟內傷血氣敗及真陰者乃有之即噎膈之屬是也夫噎膈之證人皆知為內傷也內傷至此其臟氣之健否為何如而猶云為熱豈必使元陽盡去而別有生生之道乎噫此余之所不解也不得不辨

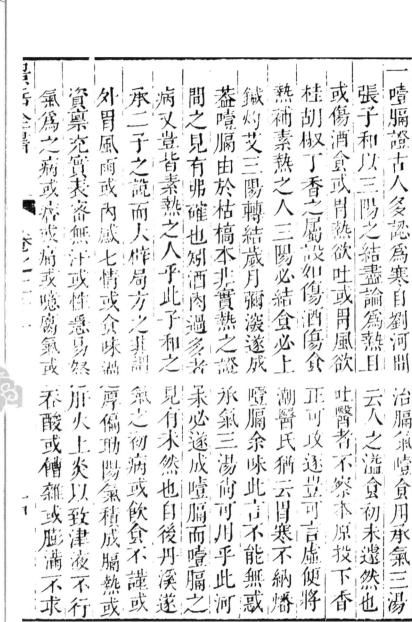

一噎膈證古人多認爲寒自劉河間治膈氣噎食用承氣三湯張子和以三陽之結盡論爲熱且云人之溢食初未遽然也或傷酒食或胃熱欲吐或胃風欲吐醫者不察本原投下香桂胡椒丁香之屬設如傷酒傷食正可攻逐豈可言虛便將熱補素熱之人三陽必結食必上潮醫氏猶云胃寒不納燔鍼灼艾三陽轉結嵗月彌深遂成噎膈余味此言不能無惑蓋噎膈由於枯槁本非實熱之證承氣三湯尚可用乎此河間之見有弗確也矧酒肉過多者未必遂成噎膈而噎膈之病又豈皆素熱之人乎此子和之見有未然也自後丹溪遂承二子之說而大倅局方之非謂氣之初病或飲食不謹或外冒風雨或内感七情或食味過厚偏助陽氣積成膈熱或資禀充實表密無汗或性急易怒肝火上炎以致津液不行氣爲之病或痞或痛或噫腐氣或吞酸或嘈雜或膨滿不求

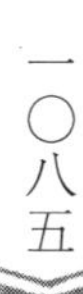

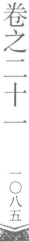

原本便認爲寒遂以辛香燥熱之劑投之數貼時暫得快以爲神方厚味仍前不節七情反復相仍舊病被劫暫開濁液易於攢聚或半月或一月前病復作醫者不察猶執爲冷翻思前藥隨手得快①頗俟久服可以温脾壯胃消積行氣以冀一旦豁然不思胃爲水穀之海清和則能受脾爲消化之器清和則能運今反得香熱之偏助劫之而愈復作復劫延綿至久而成噎膈展轉深痼良可哀憫此丹溪之說也使後人見之無不以爲至論即余初年亦未嘗不加欽服而今則日見其非矣何也試觀所叙病原固有然者亦有不然者但難縷指而辨也第以此證而力指爲熱能無謬乎且既云燥熱之劑隨手得快則固非無效也夫燥熱已能奏效豈真火證而燥熱能效乎蓋脾土惡濕故燥之可也火能生土故熱之亦可也温燥扶陽此自脾家正治而必欲非之以救後人之疑

似屬矯矣若謂厚味七情仍前不節以致愈而復作此誰之咎也而亦可歸之藥誤乎又如脾胃清和能受能運之說此實至理誰不云然第余之所謂清和者則與丹溪不同抑又何也蓋丹溪所言者惟恐火之盛余之所言者惟恐陽之衰異同若此人將焉信請以天人之理證之何如夫天人之所同賴者惟此陽氣而已故經曰天氣清靜光明者也又曰陽氣者若天與日失其所則折壽而不彰故天運當以日光明由此言之則六合清和止此太陽爲之用故陽氣勝則溫煖光明而萬類咸亨非清和乎陰氣勝則風霾晦暝而升沉閉塞非不清和乎且春夏萬物之盛非陽盛之化乎秋冬萬物之衰非陽衰之兆乎人之所賴以生者亦惟此耳故人於飲食朝入口而午化盡午入胃而暮化盡此其中焦之熱亦何異大烹之鼎必如是者纔足清和是即平人之常乃正所爲

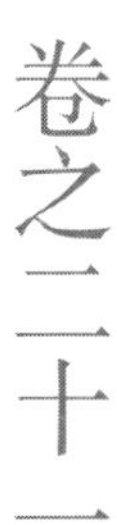

胃氣也使朝食而午不饑午食而晚不饑飲食化遲便是陽虧之候而况乎全不能行全不能化者醫且猶云有火豈必并此化源盡行撲滅而後可亦堪嗟矣夫天下之理本無二三而或是或非何多朱紫余每欲言未嘗不知自反茀於最疑處則不得不呈其醜又安得軒岐再起以爲我一正哉嘗聞之康節先生曰欲爲天下屠龍手肯讀人間非聖書其感慨深矣豈不信然豈不信然

論治　共七條

凡治噎膈大法當以脾腎爲主蓋脾主運化而脾之大絡布於胸膈腎主津液而腎之氣化主乎二陰故上焦之噎膈其責在脾下焦之閉結其責在腎治脾者宜從溫養治腎者宜從滋潤舍此二法他無捷徑矣然泰交之道天居地下故必三陽出土而後萬物由之可見脾土之母由下而升褚侍中曰

外病療內上病救下辨病藏之虛實通病藏之子母斯言得矣不可忽也

一治噎膈之法凡氣血俱虛者宜五福飲及十全大補湯○脾虛於上者宜四君子湯○脾虛兼寒者宜五君子煎○脾肺營虛血燥者宜生薑汁煎○陰虛於下者宜左歸飲大營煎○陰中之陽虛者宜右歸飲加當歸或右歸丸八味地黃丸之類皆治本之法也

一噎膈初起微虛者宜溫胃飲加當歸厚朴○如果痰氣不清上焦多滯者宜二陳湯加厚朴或六安煎亦可○如氣有不順或兼胸腹微痛者宜加減二陳湯暫解之○凡初覺飲食微有不行而年不甚衰者宜速用大健脾丸或木香人參生薑枳朮丸以調脾氣爲上策或芍藥枳朮丸亦可

一噎膈便結者但察其無火無滯而止因血燥陰虛者宜五福

飲或大營煎加酒洗肉蓯蓉二三錢同煎服〇或以豕膏漸潤其下而以調脾等劑治其上最為良法〇或多服牛羊乳酥之類以滋其精液使之漸潤毋欲速也〇如果氣血未至甚損而下焦脹閉之甚者則不得不為暫通輕則玉燭散人參利膈丸或搜風順氣丸甚則大黃甘草湯酌宜用之

一用溫補以治噎膈人必疑其壅滯而且嫌迂緩不知中氣敗證此其為甚使非速救根本則脾氣何由再健設用溫補而噎塞愈甚則不得不曲為加減然必須千方百計務從元氣中酌其所宜庶可保全也若用補之後雖或未見功效但得全無窒礙便是藥病相投且此病最不易治既能受補必須多服方得漸效以收全功不可性急致疑一暴十寒以自悞也若惡昬目前之快但使行滯開胃而妄用大黃芒硝三稜莪朮瓜蔞桃仁滾痰丸之屬非惟不能見效必致胃氣日敗

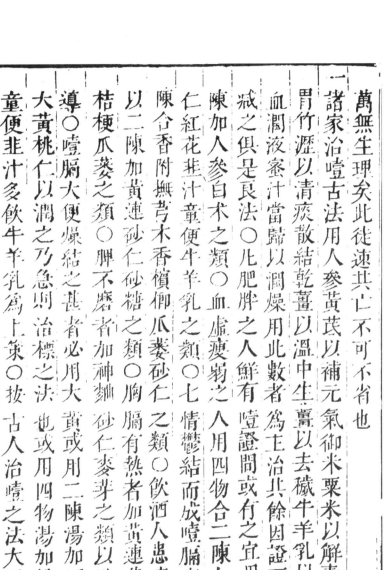

萬無生理矣此徒速其亡不可不省也

一諸家治噎古法用人參黃芪以補元氣御米粟米以解毒實胃竹瀝以清痰散結乾薑以溫中生薑以去穢牛羊乳以養血潤液蜜汁當歸以潤燥用此數者爲主治其餘因證而增減之俱是良法○凡肥胖之人鮮有噎證間或有之宜用二陳加人參白术之類○血虛瘦弱之人用四物合二陳加桃仁紅花韭汁童便牛羊乳之類○七情鬱結而成噎膈者二陳合香附撫芎木香檳榔瓜蔞砂仁之類○飲酒人患噎膈以二陳加黃連砂仁砂糖之類○胸膈有熱者加黃連黃芩桔梗瓜蔞之類○脾不磨者加神麯砂仁麥芽之類以助消導○噎膈大便燥結之甚者必用大黃或用二陳湯加酒蒸大黃桃仁以潤之乃急則治標之法也或用四物湯加桃仁童便韭汁多飲牛羊乳爲上策○按古人治噎之法大畧已

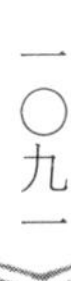

盡於此雖其中有宜有不宜者亦并錄之以備採擇

丹溪治法云用童便韭汁竹瀝薑汁牛羊乳氣虛入四君子血虛入四物有痰用二陳入氣血等藥中用之切不可用香燥藥宜薄滋味

噎膈不治證

凡年高患此者多不可治以血氣虛敗故也○糞如羊矢者不可治大腸無血也○吐痰如蟹沫者不可治脾氣敗也○腹中疼痛偏雜如刀割者不可治營虛之極血竭於中也

述古　共五條

巢氏病源曰陰陽不和則三焦隔絕三焦隔絕則津液不利故令氣塞不調是以成噎此由憂恚所致憂恚則氣結氣結則不宣流而使噎塞不通也

張鷄峰云膈噎是神思間病惟內觀自養者可治此言深中病

情

嚴氏云：五膈五噎由喜怒太過，七情傷於脾胃，鬱而生痰，痰與氣搏，升而不降，飲食不下。蓄留於咽嗌者，則成五噎；結於胃膈者，則為五膈。其病令人胸膈痞悶，嘔逆噎塞，妨礙飲食。治法宜調陰陽，化痰下氣，陰陽平匀，氣順痰下，則病無由作矣。

劉宗厚曰：夫治此疾也，咽嗌閉塞，胸膈痞悶，似屬氣滯，然有服耗氣藥過多，中氣不運而致者，當補氣而自運。大便燥結如羊屎，似屬血熱，然服通利藥過多，致血液耗竭而愈結者，當補血潤血而自行。有因火逆衝上，食不得入，其脉洪大有力而數者；或痰飲阻滯，而脉結濇者，當清痰泄熱，其火自降。有因脾胃陽火亦衰，其脉沉細而微者，當以辛香之藥温其氣，仍以益陰養胃為之主，非如局方之惟務燥烈也。若夫不守戒忌厚味房勞之人，及年高無血者，皆不能療也。

陳無擇三因方曰五膈者思憂喜怒悲也五噎者憂思氣勞食也○思膈則中脘多滿噫則醋心飲食不消大便不利○憂膈則胸中氣結津液不通飲食不下羸瘦短氣○喜膈則五心煩熱口苦生瘡倦甚體痺胸痛引背食少入○怒膈則胸膈逆滿噎塞不通嘔則筋急惡聞食氣○悲膈則心腹脹滿欬嗽氣逆腹中雷鳴遶臍痛不能食○憂噎胸中痞滿氣逆時嘔食不下○思噎心悸喜忘目視慌慌○氣噎心下痞噫噦不食胸背痛天陰手足冷不能自溫○勞噎氣上膈胸中塞噎肢滿背痛○食噎食急多胸中苦痛不得喘息

灸法

膏肓百壯以多爲佳　膻中七壯　中脘七壯　膈俞七壯
心俞七壯　天府七壯　乳根七壯　三里三七壯

噎膈論列方

四君子湯 補一　　五君子煎 新熱六
十全大補湯 補二十　　生薑汁煎 補九五
五福飲 新補六　　八味地黃丸 補一二三
左歸飲 新補二　　右歸飲 新補三
加減二陳湯 和二　　右歸丸 新補四
大營煎 新補十四　　人參利膈丸 和一六六
溫胃飲 新熱五　　大健脾丸 和八五
芍藥枳朮丸 新和十六　　四物湯 補八
六安煎 新和二　　搜風順氣丸 和三四三
二陳湯 和一　　豕膏 新因二一九
人參生薑枳朮丸 和八二　　玉燭散 攻二四
滚痰丸 攻七七　　大黃甘草湯 攻十三

論外備用方

神香散 新和二十 氣膈　五膈散 和一五六

五噎散 和一五九　五膈寬中散 和一五七

十膈散 和一五八　利膈丸 和一六五 胸痹

人參利膈丸 和一六六　大七香丸 和一三一 寒逆

草豆蔻丸 和一六七 酒膈　人參豆蔻湯 和一六一

嘉禾散 和百六十 痰氣　紫蘇子飲 和一六二

補氣運脾湯 和一六四 中虛氣逆　枇杷葉散 和一六三 五噎

木香寬中飲 和五五 行氣　胡椒理中湯 熱六 胃虛寒

理中湯 熱一 中寒　透膈湯 攻三十 遂痰滯

青木香丸 攻八六 氣滯痰逆

嘈雜

論證

嘈雜一證，或作或止，其爲病也，則腹中空空，若無一物，似饑非饑，似辣非辣，似痛非痛，而胸膈懊憹，莫可名狀，或得食而暫止，或食已而復嘈，或兼惡心，而漸見胃脘作痛。此證有火嘈，有痰嘈，有酸水浸心而嘈。大抵食已即饑，或雖食不飽者，火嘈也，宜兼清火；痰多氣滯，似饑非饑，不喜食者，痰嘈也，宜兼化痰；酸水浸心而嘈者，戚戚膨膨，食少無味，此以脾氣虛寒，水穀不化也，宜溫胃健脾。又有誤用消伐等藥，以致脾胃虧損，血少嘈雜，中虛則煩雜不饑，脾弱則食不運化，此宜專養脾胃。總之，嘈雜一證，多由脾氣不和，或受傷脾虛而然，所以治此者，不可不先顧脾氣。然古人於此，悉以痰火論治，予恐專用寒涼，則胃氣虛寒不健者，反以日甚，而漸至惡心、噯氣、反胃、噎膈之類，將由此而起矣。

論治　共二條

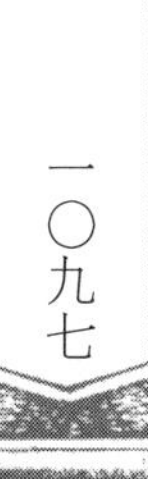

一痰火嘈雜等證如脾虛微火多痰而嘈雜者宜和中湯或二聖丸或朮連丸○若中焦火盛兼痰而嘈雜者宜軟石膏丸○若宿食留飲痰滯不清而嘈雜者宜麯朮丸○若三焦火盛濕痰氣滯而嘈雜者宜三補丸加半夏蒼朮香附之類

一脾胃虛寒嘈雜者必多吞酸或兼惡心此皆脾虛不能運化滯濁而然勿得認爲火證妄用寒涼等藥○若多痰飲或兼嘔惡而嘈雜者宜二陳湯或二朮二陳湯○若寒痰停蓄胸膈或爲脹滿少食而爲嘈雜者宜和胃二陳煎或和胃飲○若脾胃虛寒停飲作酸嘈雜者宜溫胃飲或六君子湯○若脾腎陰分虛寒水泛爲飲作酸嘈雜者宜理陰煎或金水六君煎

嘈雜論列方

二陳湯和一　　和胃飲新和五

六君子湯 補五　理陰煎 新熱三
和中湯 寒五八　金水六君煎 新和一
温胃飲 新熱五　三聖丸 寒一七一
和胃二陳煎 新和三　麯朮丸 和百十
朮連丸 寒一七二　二朮二陳湯 和四
三補丸 寒一六二　飲石膏丸 寒一七三

景岳全書卷之二十一終

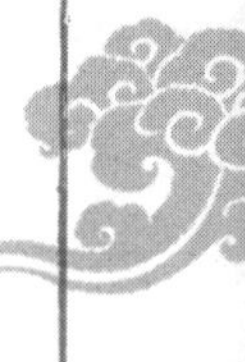

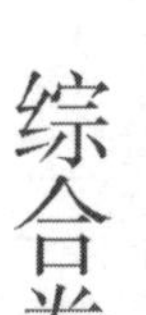

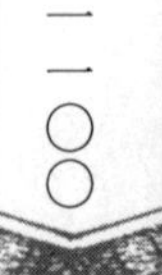

校注

①顒（yóng）：盼望。

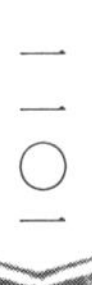

景岳全書卷之二十二心集

雜證謨

會稽　張介賓　會卿著
會稽　曾　超　謙菴訂

腫脹

經義

腹中論帝曰有病心腹滿旦食則不能暮食此爲何病岐伯曰名爲鼓脹治之以鷄矢醴一劑知二劑已帝曰其病有復發者何也曰此飲食不節故時有病也雖然其病且已時故當病氣聚於腹也

經脈篇曰足太陰虚則鼓脹○胃中寒則脹滿

水脹篇曰膚脹者寒氣客於皮膚之間鼟鼟[1]然不堅腹大身盡腫皮厚按其腹窅[2]而不起腹色不變此其候也○帝曰鼓脹

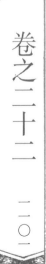

何如岐伯曰腹脹身皆大大與膚脹等也色蒼黃腹筋起此其候也

脹論帝曰脉之應於寸口如何而脹岐伯曰其脉大堅以濇者脹也○帝曰何以知臟腑之脹也曰陰爲臟陽爲腑○帝曰夫氣也令人脹也在於血脉之中耶臟腑之內乎曰三者皆存焉然非脹之舍也夫脹者皆在於臟腑之外排臟腑而郭胸脇脹皮膚故命曰脹五臟六腑者各有畔界其病各有形狀營氣循脉衛氣逆爲脉脹衛氣並脉循分爲膚脹○心脹者煩心短氣卧不安○肺脹者虛滿而喘欬○肝脹者脇下滿而痛引小腹○脾脹者善噦四肢煩悗體重不能勝衣卧不安○腎脹者腹滿引背央央[3]然腰髀痛○六腑脹胃脹者腹滿胃脘痛鼻聞焦臭妨於食大便難○大腸脹腸鳴而痛濯濯冬日重感於寒則飧泄不化○小腸脹者少腹䐜脹引

脹而痛○膀胱脹者少腹滿而氣癃○三焦脹者氣滿於皮膚中輕輕然而不堅○膽脹者脇下痛脹口中苦善太息○岐伯曰衛氣之在身也常然並脉循分肉行有逆順陰陽相隨乃得天和五臟更始四時循序五穀乃化然後厥氣在下營衛留止寒氣逆上真邪相攻兩氣相搏乃合爲脹也此下鍼治之法具詳本經

陰陽應象大論曰濁氣在上則生䐜脹

生氣通天論曰因於氣爲腫四維相代陽氣乃竭

五臟生成篇曰腹滿䐜脹支鬲胠脇下厥上冒過在足太陰陽明

本神篇曰脾氣實則腹脹○腎氣實則脹

六元正紀大論曰太陰所至爲中滿霍亂吐下○太陰所至爲重胕腫○土鬱之發民病心腹脹胕腫身重

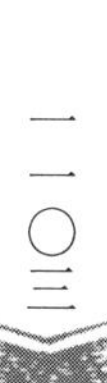

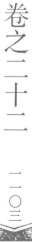

至真要大論曰諸濕腫滿皆屬於脾○諸脹腹大皆屬於熱○

按以上諸脹皆言氣之為病也

水熱穴論帝曰少陰何以主腎腎何以主水岐伯曰腎者至陰也至陰者盛水也肺者太陰也少陰者冬脉也故其本在腎其末在肺皆積水也帝曰腎何以能聚水而生病曰腎者胃之關也關閉不利故聚水而從其類也○故水病下為胕腫大腹上為喘呼不得卧者標本俱病

水脹篇曰水始起也目窠上微腫如新卧起之狀其頸脉動時欬陰股間寒足脛腫腹乃大其水已成矣以手按其腹隨手而起如裹水之狀此其候也

五癃津液別篇曰陰陽氣道不通四海閉塞三焦不瀉津液不化留於下焦不得滲膀胱則下焦脹水溢則為水脹

評熱病論曰諸有水氣者微腫先見於目下也水者陰也目下

亦陰也腹者至陰之所居故水在腹者必使目下腫也

經脉篇曰胃病則大腹水腫

邪氣臟腑病形篇曰胃病者腹䐜脹胃脘當心而痛上支兩脇膈咽不通食飲不下○三焦病者腹氣滿小腹尤堅不得小便窘急溢則水留即爲脹○腎脉微大爲石水起臍已下至小腹腄腄④然上至胃脘死不治

宣明五氣篇曰下焦溢爲水

逆調論曰不得卧卧則喘者是水氣之客也夫水者循津液而流也腎者水藏主津液主卧與喘也

陰陽別論曰陰陽結斜多陰少陽曰石水少腹腫○三陰結謂之水

湯液醪醴論帝曰其有不從毫毛生而五臟陽已竭也津液充郭其魄獨居孤精於内氣耗於外形不可與衣相保此四極

急而動中是氣拒於內而形施於外治之奈何岐伯曰平治於權衡去宛陳莝是以微動四極溫衣繆刺其處以復其形開鬼門潔淨府精以時復五陽已布疏滌五藏故精自生形自盛骨肉相保巨氣乃平〇按以上諸脹皆言水之為病也

太陰陽明論曰食飲不節起居不時者陰受之陰受之則入五臟入五臟則䐜滿閉塞

異法方宜論曰北方者其民樂野處而乳食藏寒生滿病〇按以上二條乃言飲食之為脹也

論證　共四條

腫脹之病原有內外之分蓋中滿者謂之脹而肌膚之脹者亦謂之脹若以腫言則單言肌表此其所以當辨也但脹於內者本由藏病而腫於外者亦無不由乎藏病第藏氣之病各有不同雖方書所載有濕熱寒暑血氣水食之辨然余察之

經旨驗之病情則惟在氣水二字足以盡之故凡治此證者不在氣分則在水分能辨此二者而知其虚實無餘蘊矣病在氣分則當以治氣爲主病在水分則當以治水爲主然水氣本爲同類故治水者當兼理氣蓋氣化水自化也治氣者亦當兼水以水行氣亦行也此中玄妙難以盡言茲雖條列如左然運用之法貴在因機通變也

一病在氣分者因氣之滯如氣血之逆食飲之逆寒熱風濕之逆氣虚不能運化之逆但治節有不行者悉由氣分皆能作脹凡氣分之病其色蒼其内堅其脹或連胸脇其痛或及臟腑或倏而浮腫者陽性急速也或自上及下者陽本乎上也或通身盡腫者氣無不至也有隨按而起者如按氣囊也然此雖皆氣分而氣病有不同故有氣熱而脹者曰諸脹腹大皆屬於熱也有氣寒而脹者曰胃中寒則䐜脹曰臟寒生滿

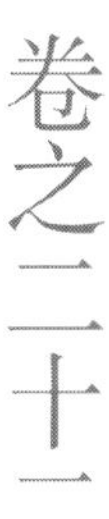

病也有氣濕而脹者曰諸濕腫滿皆屬於脾也有氣虛而脹者元氣虛也曰足太陰虛則鼓脹也有氣實而脹者邪氣實也曰腎氣實則脹曰脾氣實則腹脹曰胃氣實則脹也凡此雖皆脹病而治之之要則全在察其虛實大都陽證多熱熱證多實陰證多寒寒證多虛先滯於內而後及於外者多實先腫於表而漸及於內或外雖脹而內不脹者多虛小便紅赤大便秘結者多實小便清白大便稀溏者多虛脈滑有力者多實弦浮微細者多虛形色紅黃氣息粗長者多實形容憔悴聲音短促者多虛年青少壯氣道壅滯者多虛中衰積勞神疲氣怯者多虛虛實之治反如冰炭若誤用之必致害矣

一病在水分者以陰勝於陽而肌膚皆腫此與氣證本有不同凡水之為病其色明潤其皮光薄其腫不速每自下而上按

肉如泥腫有分界蓋陰本於下而浸漬有漸皆水病之證也觀水脹篇言寒氣之脹按其腹窅而不起水腫之病以手按其腹隨手而起如裹水之狀此其候也然以愚見及察之證驗則若與此論相反蓋凡是水證必按之窅而不起此其水在肉中如糟如泥按而散之猝不能聚未必如水囊之比凡隨按隨起者亦惟虛無之氣其速乃然故辨當若此也凡欲辨水氣之異者在欲辨其陰陽耳若病在氣分則陽證陰證皆有之若病在水分則多爲陰證何也蓋水之與氣雖爲同類但陽王則氣化而水即爲精陽衰則氣不化而精即爲水故凡病水者本即身中之血氣但其爲邪爲正總在化與不化耳水不能化因氣之虛豈非陰中無陽乎此水腫之病所以多屬陽虛也然水主於腎氣主於肺水漬於下而氣竭於上所以下爲腫滿上爲喘急標本俱病危斯亟矣此當速

救本源庶保萬一倘以虛喘作實邪而猶然泄肺無不敗矣

一少年縱酒無節多成水鼓蓋酒爲水穀之液血亦水穀之液酒入中焦必求同類故直走血分經曰飲酒者衛氣先行皮膚先充絡脈此之謂也然血者神氣也血屬陰而性和酒者淫氣也酒屬陽而性悍凡酒入血分血欲靜而酒動之血欲藏而酒逐之故飲酒者身面皆赤此入血之徵亦散血之徵也擾亂一番而血氣能無耗損者未之有也第年當少壯則旋耗旋生固無所覺及乎血氣漸衰則所生不償所耗而且積傷併至病斯見矣故或致血不養筋則爲中風或致傷脾則爲痰飲瀉痢或濕熱上浮則爲喘汗鼻淵或流於筋骨則爲瘈瘲疼痛或致動血傷精則爲勞損吐衄或致傷肌腐肉則爲爛瘡痔漏其有積漸日久而成水鼓者則尤多也蓋酒性本濕壯者氣行則已酒即血也怯者着而成病酒即水也

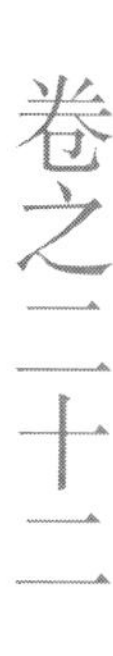

不惟酒爲水而血氣既衰亦皆隨酒而悉爲水矣所以凡治水鼓者必當以血氣爲主而養陰利濕是誠善矣然奈無知少年初不知畏而惟酒是⑤耽此其浸漬已非一日致令血氣天真敗極至此又豈能以旦夕挽回者哉故於諸鼓之中則尤以酒鼓爲最危難治之證嘗有一杜康之徒不信余說云公爲此言其亦過矣茲見有某人者以酒爲生自朝繼暮今年已若干未聞其病豈酒果傷人者耶是不知若人者惟于百中之一二而天稟之特出者也不然何善飲者如此其多而壽於飲者僅見其人則其他之困於此者從何知矣使不有斯人之稟而有斯人之嗜吾恐其不免於斯矣

腫脹危候

大凡水腫先起於腹而後散四肢者可治先起於四肢而後歸於腹者難治○掌腫無紋者死○大便滑泄水腫不消者死

〇唇黑唇腫齒焦者死〇臍腫突出者死〇缺盆平者死〇陰囊及莖俱腫者死〇脉絶口張足腫者死〇足跗腫膝如斗者死〇肚上青筋見瀉後腹腫者死〇男從身下腫上女從身上腫下皆難治

氣分諸脹論治　凡八條

凡脹滿由於氣分者宜察氣之虚實若脹滿在中而不在外者其病多實經曰中滿者寫之於内此之謂也若果因酒食厚味氣滯脉澁而大滿大實者宜廓清飲主之兼脹兼痛諸藥不效者宜神香散主之〇若臟腑脹實而堅痛者宜承氣湯或百順丸下之然必年壯力强素無損傷虚弱等證而暴見脹滿者方可峻攻否則只宜緩治〇如果氣實於中而表裏俱脹者宜用蒜瓣以滚湯煮微熟留性少蘸鹽醋常以佐食大能破氣消滯亦佳法也〇若氣脹而兼小水不利者宜用

四苓散以半熟蒜搗膏丸服極妙

一飲食停滯而致胃口中焦脹滿者宜大小和中飲酌用之○兼痛者宜排氣飲主之

一怒氣逆於中焦或脹或痛者宜排氣飲解肝煎之類主之○兼喘脹者宜四磨飲或神香散

一大人小兒素無脾虛泄瀉等證而忽爾通身浮腫或小水不利者多以飲食失節或濕熱所致宜廓清飲加減主之或四苓散胃苓湯之類皆可用或濕勝者宜平胃散之類主之

一脾胃虛寒中氣不健而三焦脹滿者是爲氣虛中滿其爲證也必多吞酸噯腐惡食惡寒或常爲溏泄而別無火證火脈者必屬臟寒此所謂臟寒生滿病也惟宜溫補○寒在中焦者宜溫胃飲理中湯○寒在下焦者宜理陰煎八味地黃湯之類主之

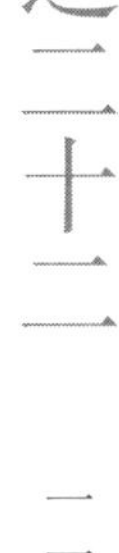

一單腹脹者名爲鼓脹以外雖堅滿而中空無物其象如鼓故名鼓脹又或以血氣結聚不可解散其毒如蠱亦名蠱脹且肢體無恙脹惟在腹故又名爲單腹脹此實脾胃病也夫脾胃爲中土之臟爲倉廩之官其臟受水穀則有坤順之德其化生血氣則有乾健之功使果脾胃强健則隨食隨化何脹之有此惟不善調攝而凡七情勞倦飲食房闈一有過傷皆能戕賊臟氣以致脾土受虧轉輸失職正氣不行清濁相混乃成此證○凡治此者若察其病由中焦則當以脾胃爲主宜參芪白术乾薑甘草之屬主之○若察其病由下焦則當以命門母氣爲主宜人參熟地當歸山藥附子肉桂之屬主之○如果氣有不察難於純補則宜少佐辛香如陳皮厚朴砂仁香附丁香白芥子之屬○如或水道不利濕氣不行則當助脾行濕而佐以淡滲如豬苓澤瀉茯苓之屬○若諸藥

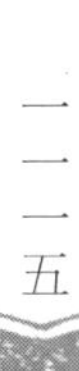

未效仍當灸治如後法○以上諸法大畧如此然病成單鼓終非吉兆必其傷敗有漸然後至此使非盡掃塵務加意調理則未有或免者矣

一治脹當辨虛實若察其果由飲食所停者當專去食積因氣而致者當專理其氣因血逆不通而致者當專清其血其於熱者寒之結者散之清濁混者分利之或升降其氣或消導其邪是皆治實之法也第凡病腫脹者最多虛證若在中年之後及素多勞傷或大便溏滑或脉息弦虛或聲色憔悴或因病後或因攻擊太過而反致脹滿等證則皆虛損之易見者也諸如此類使非培補元氣速救根本則輕者必重重者必危矣○若虛在脾肺者宜四君子湯歸脾湯之類主之○若脾虛兼寒者宜理中湯溫胃飲五君子煎○若脾虛兼痰者宜六君子煎○若腎虛兼痰者宜金水六君煎○若虛在

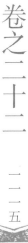

肝腎者宜六味地黃湯○若腎虛兼寒者宜理陰煎或八味地黃丸甚者加減金匱腎氣湯主之○若以虛證而妄行消伐則百不活一矣其有果以少壯停滯或肝強氣逆或時氣亢害爲邪者方可直攻其病但辨之宜詳不可忽也

一凡外感毒風邪留膚腠則亦能忽然浮腫如東垣所謂八益之邪自外而入者是也然其來必速其證則必有脈緊及頭疼骨痛等證方是外感之候先宜解散其邪如正柴胡飲小柴胡湯敗毒散參蘇飲葛根葱白湯之類隨宜用之○若風因火熾而表裏俱熱者宜芍藥清肝散或龍膽瀉肝湯之類主之○若邪傳入裏太陽陽明併病而胃實熱甚必日晡潮熱大渴引飲者白虎湯主之○若大實大滿而熱結不退者大承氣湯或百順丸下之○若少陽陽明併病裏熱往來滿而實者宜大柴胡湯下之五常政大論曰下之則脹已此之

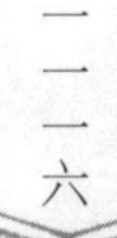

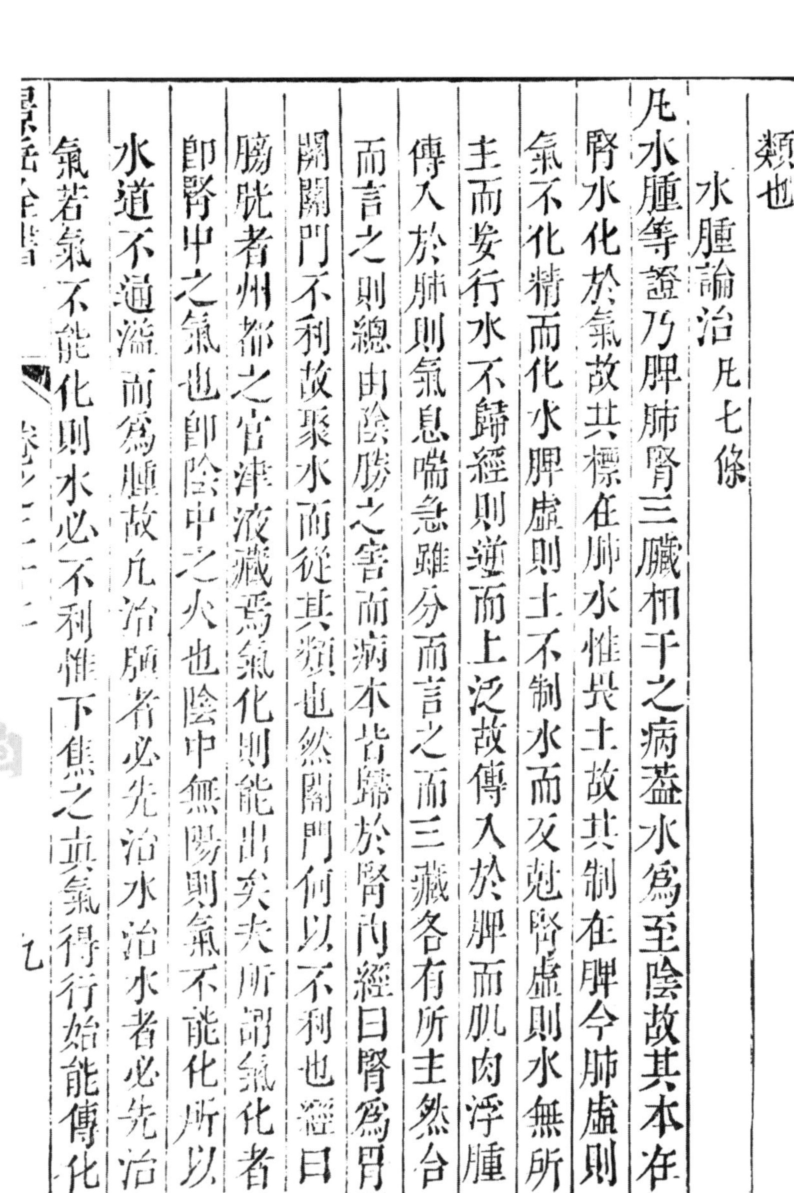

類也

水腫論治　凡七條

凡水腫等證乃脾肺腎三臟相干之病蓋水爲至陰故其本在腎水化於氣故其標在肺水惟畏土故其制在脾今肺虛則氣不化精而化水脾虛則土不制水而反剋腎虛則水無所主而妄行水不歸經則逆而上泛故傳入於脾而肌肉浮腫傳入於肺則氣息喘急雖分而言之而三藏各有所主然合而言之則總由陰勝之害而病本皆歸於腎內經曰腎爲胃關關門不利故聚水而從其類也然關門何以不利也經曰膀胱者州都之官津液藏焉氣化則能出矣夫所謂氣化者即腎中之氣也即陰中之火也陰中無陽則氣不能化所以水道不通溢而爲腫故凡治腫者必先治水治水者必先治氣若氣不能化則水必不利惟下焦之真氣得行始能傳化

惟下焦之真水得位，始能分清泌濁。古治法惟薛立齋先生加減金匱腎氣湯，誠對證之方也。余屢用之，無不見效。此雖壯水之劑，而實即脾肺腎三臟之正治也。何也？蓋腎爲先天生氣之源，若先天元氣虧於下，則後天胃氣失其所本，而由脾及肺，治節所以不行，是以水積於下，則氣壅於上，而喘脹由生。但宜峻補命門，使氣復元，則三臟必皆安矣。今論其方，如所用桂附，以化陰中之陽也；熟地、山藥、牛膝，以養陰中之水也；茯苓、澤瀉、車前子，以利陰中之滯也。此能使氣化於精，即所以治肺也；補火生土，即所以治脾也；壯水通竅，即所以治腎也。此方補而不滯，利而不伐，凡病水腫於中年之後及氣體本弱者，但能隨證加減用之，其應如響，誠諸方之第一，更無出其右者。

一證有全由脾肺不足而爲腫脹者，治宜以四君、歸脾之屬爲主固是正治之法然亦須兼補命門蓋脾土非命門之火不能生肺氣非命門之水不能化人知土能制水而不知陽實制陰人知氣化爲精而不知精化爲氣也虛則補母正此之謂

一凡素稟陽盛三焦多火而病爲水腫者其證必煩渴喜冷或面赤便結或熱而喘嗽或頭面皆腫或脉見滑實此濕熱相因陰虛之證也凡辛香燥熱等劑必所不堪宜用六味地黄湯加牛膝車前麥冬之類大劑與之○其有熱甚者宜加減一陰煎加茯苓澤瀉車前牛膝之類主之○其有虛中挾實胸膈不清宜加陳皮白芥子之類佐之○其有生平不宜熟地者則單用生地亦可但此等壯水等劑必十餘服後方可望效若先因克伐致虛者其效尤遲慎毋欲速自求伊戚⑥也

一凡年少縱酒致爲濕熱所乘元氣尚强脉實有力而不便於

溫補者此當逐去濕熱亦能速效宜禹功散濬水丸濬川散三花神祐丸之類皆可擇用瀉後宜薄滋味戒飲酒久之方可復元

古法治腫大都不用補劑而多用去水等藥微則分利甚則推逐如五苓散五淋散五皮散導水茯苓湯之類皆所以利水也如舟車神祐丸濬川散禹功散十棗湯之類皆所以逐水也再如巴豆朴硝鍼砂滑石三稜蓬朮射香琥珀土狗地龍田螺水蛭鯉魚鯽魚蘿蔔子蘇子商陸葶藶杏仁防己秦艽木瓜瞿麦通草厚朴赤小豆猪苓海金沙五加皮大腹皮羌活獨活之類無非逐水利水之劑但察其果係實邪則此等治法誠不可廢但必須審證的確用當詳慎也凡今方士所用則悉皆此類故能晚服而早通朝用而暮瀉去水斗許腫脹頓消效誠速也但彼不顧人之虛實不慮人之死生惟

以見效索謝而去不知隨消隨脹不數日而復脹必愈甚苟以年衰積損之證而復遭此劫則百無一生矣

一水腫證以精血皆化爲水多屬虛敗治宜溫脾補腎此正法也然有一等不能受補者則不得不從半補有并半補亦不能受者則不得不全用分消然以消治腫惟少年之暫病則可若氣血既衰而復不能受補則大危之候也故凡遇此輩必須千方百計務救根本庶可保全嘗見有專用消伐而退腫定喘者於腫消之後必尫羸骨立略似人形多則半年少則旬月終無免者故余之治此凡屬中年積損者必以溫補而愈皆終身絶無後患蓋氣虛者不可復行氣腎虛者不可復利水且溫補即所以化氣氣化而全愈者愈出自然消伐所以逐邪逐邪而暫愈者愈由勉强此其一爲真愈一爲假愈亦豈有假愈而果愈者哉

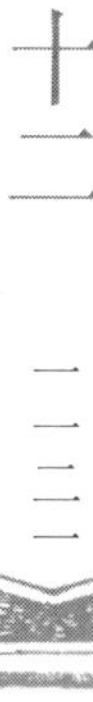

一無論氣鼓水鼓凡氣實可下者宜用赤金豆或百順丸以漸利之

新按二條

腫脹之治凡脚腎虛證如前論所列薛氏腎氣湯者誠然善矣然用之之法猶當因此廓充不宜執也向余嘗治一陶姓之友年逾四旬因患傷寒爲醫誤治危在呼吸乃以大劑參附熟地之類幸得挽回愈後喜飲未及兩月忽病足股盡腫脹及於腹按之如鼓堅而且硬因其前次之病中氣本傷近日之病又因酒濕度非加減腎氣湯不可治遂連進數服雖無所礙然終不見效人皆料其必不可治余熟計其前後病因本屬脚腎大虛而今兼以滲利未免減去補力亦與實漏卮者何異元氣不能復病必不能退遂悉去利水等藥而專用參附理陰煎仍加白术大劑與之三劑而足脛漸消二十餘

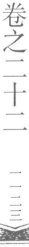

劑而腹脹盡退愈後人皆嘆服曰此證本無生理以此之脹而以此之治何其見之神也自後凡治全虛者悉用此法無一不效可見妙法之中更有妙焉顧在用者之何如耳塞因塞用斯其最也學者當切識此意

一因食滯氣痛脹余嘗治一姻家子年力正壯素日飲酒亦多失饑傷飽一日偶因飯後脅肋大痛自服行氣化滯等藥復用吐法盡出飲食吐後逆氣上升脅痛雖止而上壅胸膈脹痛更甚且加嘔吐余用行滯破氣等藥嘔痛漸止而左乳胸肋之下結聚一塊脹實拒按臍腹膈閉不能下達每於戌亥子丑之時則脹不可當因其嘔吐既止已可用下凡大黃芒硝稜莪巴豆等藥及蘿蔔子朴硝大蒜橘葉搗罨等法無所不盡毫不能效而愈攻愈脹因疑爲脾氣受傷用補尤覺不便湯水不入者凡二十餘日無計可施窘劇待斃只得用手

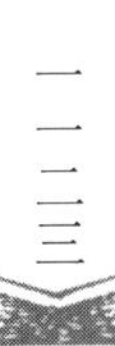

揉按其處彼云肋下一點按著則痛連胸腹及細爲揣摸則正在章門穴也章門爲脾之募爲臟之會且乳下肋間正屬虚里大絡乃胃氣所出之道路而氣實通於章門余因悟其日輕夜重本非有形之積而按此連彼則病在氣分無疑也但用湯藥以治氣病本非不善然經火則氣散而力有不及矣乃制神香散使日服三四次兼用艾火灸章門十四壯以逐散其結滞之胃氣不三日脹果漸平食乃漸進始得保全此其證治俱奇誠所難測本年春間一隣人陡患痛脹隔食全與此同群醫極盡攻擊竟以致斃是眞不得其法耳故錄此以爲後人之式

述古　共五條

仲景曰腹滿不減減不足言當下之腹滿時減復如故此爲寒當與溫藥

華元化曰：人中百病難療者，莫出於水也。水者，腎之制也；腎者，人之本也。腎氣壯則水還於腎，腎氣虛則水散於皮。又三焦壅塞，營衛閉格，血氣不從，虛實交變，水隨氣流，故爲水病。

丹溪曰：水腫脉多沉，病陽水兼陽證，脉必沉數；病陰水兼陰證，脉必沉遲。○若遍身腫，煩渴，小便赤澁，大便閉結，此屬陽水，先以五皮散或四磨飲添磨生枳殼，重則疏鑿飲。○若遍身腫，不煩渴，大便溏，小便少不澁赤，此屬陰水，宜實脾散或流氣飲主之。

徐東皋曰：經云：臟寒生滿病。脉經云：胃中寒則脹滿。脾爲陰中之至陰，故經曰：太陰所至爲稸滿。大抵脾濕有餘，無陽不能施化，如土之久於雨水則爲泥矣，豈能生化萬物？必待和風煖日，濕去陽生，自然生長也。故凡若此者，宜以辛熱藥治之。○又曰：經云：下之則脹已。此以濕熱飲食有餘，脾胃充實者言也如仲景治傷寒邪入於裏而成腹滿堅實大便秘而不利者宜以三承氣湯下之可也若因脾虛內寒不足而氣不能運化精微以成腹滿者故宜以甘温補脾爲主少佐辛熱以行壅滯之氣庶使脾土旺健脹滿運行斯可愈矣即經所謂塞因塞用從治之法耳医者不察乎此惟執下之脹已急於獲效病者苦於脹滿喜行利藥以求通快不知暫快一時則真氣愈傷腹脹愈甚去死不遠矣俗謂氣無補法者以其痞塞似難於補不思正氣虛而不能運行爲病經曰壯者氣行則愈是也○又曰水脹本因脾虛不能制水水漬妄行當以參术補脾使脾氣得實則自健運而水自行大抵只宜補中行濕利小便切不可下但用二陳加人參蒼白术爲主或佐以黄芩麥冬炒梔子以制肝木若腹脹少佐厚朴氣不運加木香木通氣若陷下加升麻柴胡提之必須補中行濕加

升提之藥能使大便潤小便長○又曰諸家治水腫只知滲濕利小便執此一途用諸去水之藥往往多死又用導水丸舟車丸神祐丸之類大下之此速死之兆蓋脾氣虛極而腫愈下愈虛雖劫目前之快而陰損正氣禍不旋踵大法只宜補中宮爲主看所挾加減不爾則死當以嚴氏實脾散加減要知從治塞因塞用之理然後可以語水腫之治耳

孫一奎曰予在吳下時有吳生諱震者博雅士也一日偶談及鼓脹乃詰予曰鼓有虫否乎予卒不敢應俛思久之對曰或有之本事方云臍腹四肢悉腫者爲水只腹脹而四肢不腫者爲蠱註曰蠱即鼓脹也由是參之古人曾以蠱鼓同名矣且蠱以三虫爲首豈無旨哉愚謂鼓脹即今云氣虛中滿是也以其外堅中空有似於鼓故以名之彼蠱證者中實有物積聚既久理或有之吳生曰子誠敏也予嘗娠病鼓三載腹

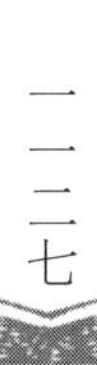

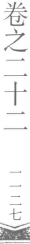

大如箕蚪或脹痛四肢瘦削三吳名刺歷管不瘳吳俗死者多用火葬燒至腹忽響聲如炮人皆駭然乃見虫從腹中爆出高二三丈許燒所之天爲昏餓而墜地細視之皆蚘也不下千萬數大者長尺餘虫腹中復生小虫多者十五六條或十數條或五六條虫在人腹中蕃息如此苟不令人脹而死哉惜乎諸書未有言及者予聞之恍然如夢始覺然猶未親見其異也歲甫屆癸巳至淮陰有王卿官者其子年十六新娶後腹脹大按之有塊形如稍瓜四肢瘦削發熱晝夜不退已年半矣醫惟以退熱消脹之劑投之其脹愈甚其熱愈熾咳中兩耳俱聾余診視之脉滑數望其唇則紅其腹則疼又多嗜肥甘余思諸凡腹痛者唇色必淡不嗜飲食今其若此得非虫乎遂投以阿魏積塊丸服之果下虫數十大者二一紅一黑長尺餘虫身紅線自首貫尾虫腹中復有虫大者數

係小者亦三四條虫下則熱漸減脹漸消三下而愈蓋倍前聞之不虚也

鍼灸法

脾俞 治脹隨年壯灸之　　肝俞 治脹灸百壯

三焦俞 治心腹脹滿飲食減少小便不利羸瘦少氣　　分水 治腹脹遶臍結痛不能食若是水病尤宜灸之

神闕 主水腫臌脹腸鳴如水之聲極效　　石門 主水腫水行皮中小便黃

足三里 主水腫腹脹　　水溝 主一切水腫

按水腫證惟得鍼水溝若鍼餘穴水盡即死此明堂銅人所戒也庸醫多爲人鍼分水誤人多矣若其他穴或有因鍼得痊者特幸焉耳大抵水腫禁鍼不可爲法

腫脹論列方

廓清飲 新和十三　　四苓散 和一八七

四君子湯 補　　神香散 新和二十

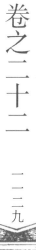

平胃散 和十七　五苓散 和一八二
五君子煎 新熱六　胃苓湯 和百九十
二陳湯 和　六君子湯 補五
五淋散 寒百十七　益元散 和六八
正柴胡飲 新散六　參蘇飲 散三四
排氣飲 新和六　小柴胡湯 散十九
理中湯 熱一　理陰煎 新熱三
大和中飲 新和七　歸脾湯 補三三
温胃飲 新熱五　小和中飲 新和八
解肝煎 新和十一　肝散 熱百五
嚴氏實脾散 熱百六　味湯 補一二一
八味湯 補一二二　金匱腎氣湯 補一二六
四磨飲 和五二　流氣飲 和四六

論外備用方

四磨飲 和五二 行氣

百合湯 熱一三五 腫喘

麻黄甘草湯 散六 水腫取汗

蘇子降氣湯 和四一 順氣

調氣平胃散 和十八

半夏丁香丸 和百十三 氣滯

麯蘗枳朮丸 和八一 食脹

木香寬中散 和五五 行氣

消導寬中湯 和五八 食氣滯

養胃進食丸 和八九 健脾

導水茯苓湯 和六二 利水

木香分氣飲 和百六 氣濕

檳榔煎 和二三六 療氣

麻黄附子甘草湯 散五 風濕

越脾湯 散八九 風水悉腫

調胃白朮散 和三三 和胃

人參養胃湯 和二三四 和胃

七氣湯 和五一 積脹

厚朴湯 和五四 氣滯

香砂枳朮丸 和八十 氣脹

沉香琥珀丸 和六九 利便

人參木香散 和五七 利水

化滯調中湯 和五九 食滯

導滯通經湯 和六一 脾濕

當歸活血散 和六六 瘀血

大正氣散 和二四 寬濕中滿

溫胃湯 熱十 胃寒　腹脹方 寒滯中滿 熱一六一
厚朴丸 熱百七 中滿　養胃湯 熱七十 虛寒滯
紅丸子 熱一九 消食脹　胡椒理中湯 熱六 虛寒
強中湯 熱九三 生冷傷脾　復元丹 熱百二 寒滯
沉香桂附丸 熱百十二 中寒　感應丸 攻一四 積聚脹痛
透膈湯 攻三十 逐滯消脹　厚朴溫中湯 熱九一 寒滯
枳實導滯丸 攻五七 清火攻

全書卷二十二終

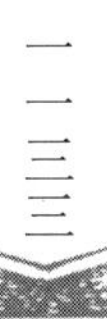

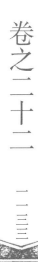

①鼛（kōng）：鼓声。
②窅（yǎo）：凹陷。
③央央然：郁郁不乐。“央”通“怏”。
④腄（chuí）腄然：重坠貌。
⑤躭：“耽”的异体字。
⑥自求伊戚：自惹灾祸。
⑦巵：“卮”的异体字。古代盛酒的器皿。

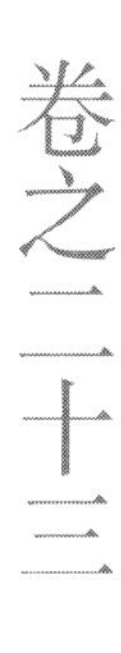

景岳全書卷之二十三心集

雜證謨

會稽 張介賓 會卿著

會稽 魯 超 謙菴訂

積聚

經義

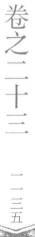

百病始生篇岐伯曰：風雨寒熱，不得虛邪，不能獨傷人。卒然逢疾風暴雨而不病者，蓋無虛，故邪不能獨傷人。此必因虛邪之風，與其身形，兩虛相得，乃客其形。是故虛邪之中人也，留而不去，傳舍於腸胃之外，募原之間，留着於脉，稽留而不去，息而成積。或着孫脉，或着絡脉，或着經脉，或着輸脉，或着於伏衝之脉，或着於膂筋，或着於腸胃之募原，上連於緩筋，邪氣淫泆，不可勝論。○其著孫絡之脉而成積者，其積往來上

下臂手孫絡之居也浮而緩不能句積而止之故往來移行腸胃之間水湊滲注灌濯濯有音有寒則䐜䐜滿雷引故時切痛○其著於陽明之經則挾臍而居飽食則益大饑則益小○其著於緩筋也似陽明之積飽食則痛饑則安○其著於腸胃之募原也痛而外連於緩筋飽食則安饑則痛○其著於伏衝之脉者揣之應手而動發手則熱氣下於兩股如湯沃之狀○其著於膂筋在腸後者饑則積見飽則積不見按之不得○其著於輸之脉者閉塞不通津液不下孔竅乾壅○帝曰積之始生至其已成奈何岐伯曰積之始生得寒乃生厥乃成積也○帝曰其成積奈何岐伯曰厥氣生足悗足悗生脛寒脛寒則血脉凝濇血脉凝濇則寒氣上入於腸胃入於腸胃則䐜脹䐜脹則腸外之汁沫迫聚不得散日以成積○卒然多食飲則腸滿起居不節用力過度則絡脉傷

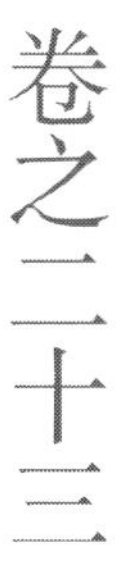

陽絡傷則血外溢血外溢則衄血陰絡傷則血內溢血內溢則後血腸胃之絡傷則血溢於腸外腸外有寒汁沫與血相摶則并合凝聚不得散而積成矣○卒然外中於寒若內傷於憂怒則氣上逆氣上逆則六輸不通溫氣不行凝血蘊裹而不散津液澀滲著而不去而積皆成矣

奇病論帝曰病脇下滿氣逆二三歲不已是爲何病岐伯曰病名息積此不妨於食不可灸刺積爲導引服藥藥不能獨治也

邪氣臟腑病形篇曰心脉微緩爲伏梁在心下○肝脉微急爲肥氣在脇下若覆杯○腎脉微急爲奔豚

五臟生成論曰赤脉之至也喘而堅診曰有積氣在中時害於食名曰心痺得之外疾思慮而心虛故邪從之○白脉之至也喘而浮上虛下實驚有積氣在胸中喘而虛名曰肺痺寒

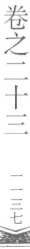

熱得之醉而使內也○青脉之至也長而左右彈有積氣在心下支胠名曰肝痺得之寒濕與疝同法○黃脉之至也大而虛有積氣在腹中有厥氣名曰厥疝女子同法得之疾使四支汗出當風○黑脉之至也上堅而大有積氣在小腹與陰名曰腎痺得之沐浴清水而臥

平人氣象論曰寸口脉沉而横曰脇下有積腹中有横積痛○胃之大絡名曰虛里貫膈絡肺出於左乳下其動應衣脉宗氣也結而横有積矣

大奇論曰腎脈小急肝脈小急心脈小急不鼓皆為瘕三陽急為瘕

刺熱篇曰頰下逆顴為大瘕

氣厥論曰小腸移熱於大腸為虙瘕

骨空論曰任脉為病女子帶下瘕聚

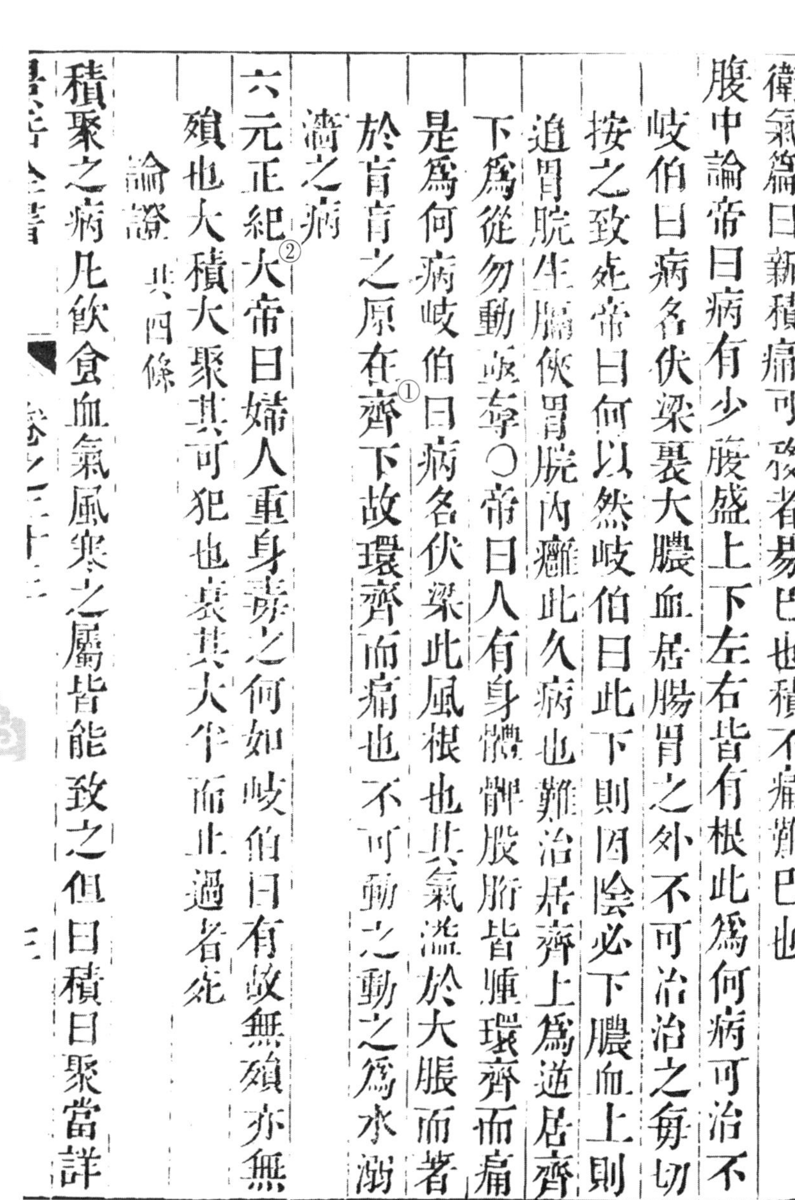

衛氣篇曰：新積痛可移者易已也，積不痛難已也。

腹中論帝曰：病有少腹盛，上下左右皆有根，此爲何病？可治不？岐伯曰：病名伏梁，裹大膿血，居腸胃之外，不可治，治之每切按之致死。帝曰：何以然？岐伯曰：此下則因陰，必下膿血，上則迫胃脘，生膈，俠胃脘內癰，此久病也，難治。居齊上爲逆，居齊下爲從，勿動亟奪。○帝曰：人有身體髀股䯒皆腫，環齊而痛，是爲何病？岐伯曰：病名伏梁，此風根也。其氣溢於大腸而著於肓，肓之原在[1]齊下，故環齊而痛也。不可動之，動之爲水溺濇之病。

六元正紀[2]大帝曰：婦人重身，毒之何如？岐伯曰：有故無殞，亦無殞也。大積大聚，其可犯也，衰其大半而止，過者死。

論證 共四條

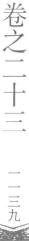

積聚之病，凡飲食血氣風寒之屬，皆能致之，但曰積曰聚，當詳

辨也蓋積者積壘之謂由漸而成者也聚者聚散之謂作止不常者也由此言之是堅鞕不移者本有形也故有形者曰積或聚或散者本無形也故無形者曰聚諸有形者或以飲食之滯或以膿血之留凡汁沫凝聚旋成癥塊者皆積之類其病多在血分血有形而靜也諸無形者或脹或不脹或痛或不痛凡隨觸隨發時來時往者皆聚之類其病多在氣分氣無形而動也故難經以積為陰氣聚為陽氣其義即此凡無形之聚其散易有形之積其破難臨此證者但常辨其有形無形在氣在血而治積治聚自可得其梗槩矣

飲食之積凡暫積者不過以飲食偶傷必在腸胃之內故可行可逐治無難也惟飲食無節以漸留滯者多成癖積於左脇膈膜之外蓋以胃之大絡名曰虛里出於左乳下其動應衣此陽明宗氣所出之道也若饑飽無論飲食叠進以致陽

明胃气一有所逆则阴寒之气得以乘之而脾不及化故余滞未消乃并肠外汁沫搏聚不散渐成癥积矣然其初起甚微人多不觉及其既久则根深蒂固而药饵难及今西北小儿多有此疾而尤于食面之乡为最正以面性多滞而留疾于皮里膜外所以不易治也即如妇人血癥气痞或上或下者亦多在肠胃之外募原之间故当以渐消磨求法治之慎毋孟浪欲速妄行攻击徒致胃气受伤而积仍未及反以速其危也

一风寒外感之邪亦能成积如经曰虚邪之中人也留而不去传舍于肠胃之外募原之间留著于脉息而成积又曰病名伏梁此风根也由此观之凡今人以痢后成痞者是即风寒之属类可推矣但痢由风寒固易知也而诸积于风若不相涉不如饮食之滞非寒未必成积而风寒之邪非食未必成

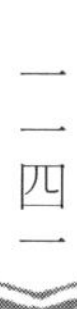

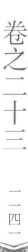

形故必以食遇寒以寒遇食或表邪未清過於飲食邪食相搏而積斯成矣經曰虚邪之風與其身形兩虚相得乃客其形信乎致積之由多由於此即血癥氣痞之由亦無出於此然積以寒留留久則寒多爲熱風以致積積成則證已非風故治此者亦但當治其所留不可發散以再傷其眞氣也惟慎疾者能知所由而慮之於始則可爲保脾之良策

一癥痞之積凡或上或下或左或右本無定所大都血積多在下而氣積食積則上自胃脘下自小腹凡有留滯無處不可停畜余嘗治一食癥結痛者乃在小腹下右角尖處自後屢見此證方知食道之行必由小腹下右以入廣腸此實人所不知也別有食停治按在心腹痛門可考故凡治積聚者必當詳審所因庶得其確嘗見丹溪之論曰痞塊在中爲痰飲在右爲食積在左爲血塊其不能作塊或聚或散者氣也塊

乃有形之物痰與食積死血而成也[illegible]謂可聚可散者此氣聚無疑也若以左為血積右為食積中為痰飲則鑿矣即如小兒多有患痞者必在左脇之下[illegible]無非從食所致豈因其在左即為血積而可攻其血乎若[illegible]為左血右食則右豈無血而左豈無食乎不可以為法也此[illegible]仍有論在諸風門論丹溪條下當并閱之

論治共十一條

經曰堅者削之留者攻之結者散之客者除之上之下之摩之浴之薄之劫之開之發之適事為故

凡積聚之治如經之云者亦既盡矣然欲總其要不過四法曰攻曰消曰散曰補四者而已詳列如左

一凡積堅氣實者非攻不能去如秘方化滯丸化鐵丹遇仙丹感應丸大硝石丸三花神祐丸赤金豆百順丸之類皆攻劑

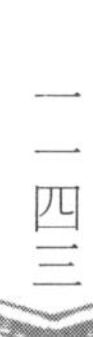

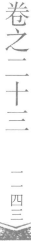

之峻者也○又如三稜丸勝紅丸阿魏丸助氣丸紅丸子溫白丸之屬皆攻劑之次者也

一凡不堪攻擊止宜消導漸磨者如和中丸草豆蔻丸保和丸大小和中飲之類是也若積聚下之不退而元氣未虧者但當以行氣開滯等劑融化而潛消之

一無形氣聚宜散而愈者如排氣飲神香散指迷七氣湯十香丸四磨飲之屬是也

一凡積痞勢緩而攻補俱有未便者當專以調理脾胃為主如潔古之枳朮丸乃其宜也余復因其方而推廣之近製芍藥枳朮丸兼肝脾以消膨脹除積聚止腹痛進飲食用收緩功其效殊勝於彼再如大健脾丸木香人參生薑枳朮丸皆調補脾胃之妙劑所當擇用者也

一凡脾腎不足及虛弱失調之人多有積聚之病蓋脾虛則中

焦不運腎虛則下焦不化正氣不行則邪滯得以居之若此輩者無論其有形無形但當察其緩急皆以正氣爲主○凡虛在脾胃者宜五味異功散或養中煎溫胃飲歸脾湯之類主之○虛在肝腎者宜理陰煎腎氣丸煖肝煎之類酌而用之○此所謂養正積自除也其或虛中有滯者則不妨少加佐使

一治積之要在知攻補之宜而攻補之宜當於孰緩孰急中辨之凡積聚未久而元氣未損者治不宜緩蓋緩之則養成其勢反以難制此其所急在積速攻可也若積聚漸久元氣日虛此而攻之則積氣本遠攻不易及胃氣切近先受其傷愈攻愈虛則不死於積而死於攻矣此其所重在命不在乎病所當察也故凡治虛邪者當從緩治只宜專培脾胃以固其本或灸或膏以疏其經但使主氣日强經氣日通則積痞自

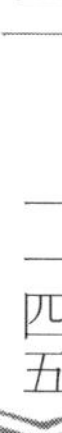

消斯緩急之機即萬全之策也不獨治積諸病亦然

一凡堅鞕之積必在腸胃之外募原之間原非藥力所能猝至宜用阿魏膏琥珀膏或水紅花膏三聖膏之類以攻其外再用長桑君鍼法以攻其内然此堅頑之積非用火攻終難消散故莫妙於灸余在燕都嘗治愈痞塊在左脇者數人則皆以灸法收功也

一積久成疳乃其經絡壅滯致動肝脾陽明之火故為頰腫口糜牙齦臭爛之證此其在外當用膏藥艾火以破堅頑在内當用蘆薈等丸以清疳熱

一婦人血癥氣聚論治詳婦人門

述古共六條

難經曰病有積有聚何以別之然積者陰氣也聚者陽氣也故陰沉而伏陽浮而動氣之所積名曰積氣之所聚名曰聚故

積者五臟所生聚者六腑所成也積者陰氣也其始發有常處其痛不離其部上下有所終始左右有所窮處聚者陽氣也其始發無根本上下無所留止其痛無常處謂之聚故以是別知積聚也○又曰肝之積名曰肥氣在左脇下如覆杯有頭足久不愈令人發欬痎瘧連歲不已○心之積名曰伏梁起臍上大如臂上至心下久不愈令人病煩心○脾之積名曰痞氣在胃脘覆大如盤久不愈令人四肢不收發黃疸飲食不爲肌膚○肺之積名曰息賁在右脇下覆大如杯久不已令人洒淅寒熱喘欬發肺壅○腎之積名曰賁豚發於少腹上至心下若豚壯或上或下無時久不已令人喘逆骨痿少氣

仲景曰積者臟病也終不移聚者腑病也發作有時展轉痛移爲可治諸積大法脈來細而附骨者乃積也寸口積在胸中

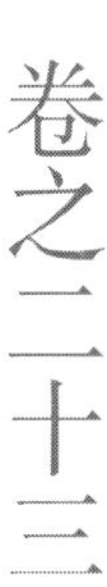

微出寸口積在喉中關上積在臍旁上關上積在心下微下關積在少腹尺中積在氣衝脉出左積在左脉出右積在右脉兩出積在中央各以其部處之○愚按仲景此說固詳而善雖亦疑其太鑿然於理則通故述於此亦可以資意見若以余之歷驗則凡病癥癖者脉必沉緊而疾如內經曰微急小急者即其脉也若診見和緩則胃氣本無恙終非癖塊之脉

許學士曰大抵治積或以所惡者攻之或以所喜者誘之則易愈如硇砂水銀治肉積神麴麥芽治酒積水蛭䖟虫治血積木香檳榔治氣積牽牛甘遂治水積雄黃膩粉治涎積礞石巴豆治食積各從其類也若用群隊之藥分其藥勢則難取效須要認得分明是何積聚兼見何證然後增減斟量使之不爾反有所損要在臨時通變也

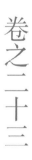

潔古云：壯人無積，虛人則有之。脾胃怯弱，氣血兩衰，四時有感，皆能成積。若遽③以磨堅破結之藥治之，疾須去而人已衰矣。乾漆、硇砂、三稜、大黃、牽牛之類，用時則暫快，藥過則依然，氣愈消，疾愈大，竟何益哉？故治積者，當先養正則積自除。譬如滿座皆君子，縱有一小人，自無容地而去。但令其真氣實，胃氣強，積自消矣。實中有積，大毒之劑治之，尚不可過，況虛而有積者乎？此治積之一端也。邪正盛衰，固宜詳審。

張子和曰：積之始成也，或因暴怒喜悲思恐之氣，或傷酸甘辛鹹之味，或停濕凉寒熱之飲，或受風寒暑濕燥火之邪。其初甚微，可呼吸按導，方寸大而去之，故不難也。若久而延之，留滯不去，遂成五積。

徐東皋曰：養正積除，此即之微者也。如脾胃失於健運而氣積食積之不疎導者，惟養脾胃之正氣而滯積自疎矣。若夫大

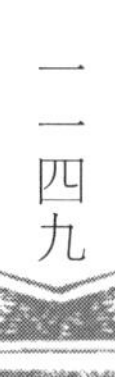

積大聚如五積之久而成癥瘕堅固不移者若非攻擊悍利之藥豈能推逐之乎惟虛弱之人必用攻補兼施之法也

鍼灸法

長桑君鍼積塊癥瘕法先於塊上鍼之甚者又於塊首一鍼塊尾一鍼訖以艾灸之立應

一法曰凡灸痞者須灸痞根無有不效其法在脊背十三椎下當脊中點墨記之此非灸穴卻於墨之兩傍各開三寸半以指揣摸覺微有動脉即點穴灸之大約穴與臍平多灸左邊或左右俱灸此即痞根也或患左灸右患右灸左亦效

一灸穴法○中脘○期門○章門○脾俞○三焦俞○通谷○

此諸痞所宜灸者

積痞在上者宜灸○上脘○中脘○期門○章門之類積塊在下者宜灸○天樞○章門○腎俞○氣海○關元○中極

○水道之類○凡灸之法，宜先上而後下，臍腹之壯用宜稍大，皆先灸七壯，或十四壯，以後漸次增加，愈多愈妙。以上諸穴皆能治痞，宜擇而用之。然猶有不可按穴者，如痞之最堅處，或頭或尾，或突或動處，但察其脉絡所由者，皆當按其處而通灸之，火力所到，則其堅聚之氣自然以漸解散，有神化之妙也。第灸痞之法，非一次便能必效，務須或彼或此，擇其要者，至再至三，連次陸續灸之，無有不愈者。

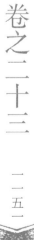

積聚論列方

排氣飲 新和六

蓯中煎 新熱四

溫胃飲 新熱五

歸脾湯 補三三

枳术丸 和七九

芍藥枳术丸 新和十六

四磨飲 和五二

十香丸 新和十五

木香人參枳术丸 和八二

理陰煎 新熱三

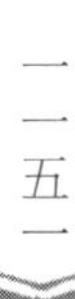

三聖膏 攻三八　化鐵丹 攻五九

水紅花膏 外三一九　蘆薈等丸 寒一六八後

論外備用方

消食丸 和九十 行滯　枳實丸 和八四 食癖

木香檳榔丸 攻五十 火盛積堅　麯朮丸 和百十 宿食

法制陳皮 和七十　香砂枳朮丸 和八十 氣積

白朮丸 和三七八 息積　陳麯丸 熱一六四 冷積瀉痢

麯蘗枳朮丸 和八一 食積　流氣丸 和一五五 逐寒滯

桃仁煎 攻三九 血瘕　枳實導滯丸 攻五七 濕熱食積

安脾散 熱六八 冷積　三稜散 攻三六 積痞

雄黃聖餅子 攻六九 去積　三稜丸 攻三七六十 血癥食積

神保丸 攻五三 寒積痛　川山甲散 攻四十 血癥

備急丸 攻五二 寒積　消痞核桃 攻八七

守病丸　攻六五　　紅丸子　熱一九一　寒食積

鎮痞方　攻八八　　大異香散　攻四四　脹滿

加減四物湯　婦百十二　血積

痞滿

經義

太陰陽明論曰飲食不節起居不時者陰受之陰受之則入五臟入五臟則䐜滿閉塞

生氣通天論曰味過於甘心氣喘滿味過於苦脾氣不濡胃氣乃厚

臟氣法時論曰脾虛則腹滿腸鳴飧泄食不化

厥論曰厥或令人腹滿何也曰陰氣盛於上則下虛下虛則腹

異法方宜論曰：臟寒生滿病。

陰陽應象大論曰：濁氣在上，則生䐜脹。○中滿者，瀉之於內。

五臟生神篇曰：腹滿䐜脹，支膈胠脇，下厥上冒，過在足太陰陽明。

大惑論曰：人有善饑而不嗜食者，何氣使然？曰：胃氣熱則消穀，故善饑；胃氣逆上則胃脘寒，故不嗜食也。

脈解篇曰：太陰所謂病脹者，陰盛而上走於陽明，陽明絡屬心，故上走心爲噫也。

經脈篇曰：胃病則賁響腹脹。○脾病則腹脹善噫。○心主病則胸脇支滿。

六元正紀大論曰：太陰所至，積飲痞膈，爲中滿霍亂吐下。○寒氣至則堅痞腹滿，痛急下利之病生矣。○水鬱之發，善厥逆痞堅腹滿。○木鬱之發，病膈咽不通，飲食不下。

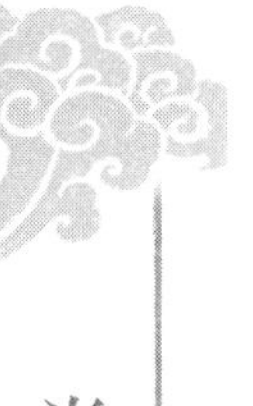

五常政大論曰：備化之紀，其病痞○卑監之紀，其病畱滿痞塞○敦阜之化，其病脹滿○太陰司天，胸中不利，心下痞痛

氣交變④大論曰：歲火不及，民病脇支滿○復則病鶩溏腹滿，食飲不下○歲水不及，民病腹滿

至真要大論曰：太陽司天，民病胸腹滿○少陰之勝，腹滿痛○太陽之勝，腹滿食減○陽明之復，甚則心痛痞滿○太陽之復，心痛痞滿

論證

痞者，痞塞不開之謂；滿者，脹滿不行之謂。蓋滿則近脹，而痞則不必脹也。所以痞滿一證，大有疑辨，則在虛實二字。凡有邪有滯而痞者，實痞也；無物無滯而痞者，虛痞也。有脹有痛而滿者，實滿也；無脹無痛而滿者，虛滿也。實痞實滿者，可散可消；虛痞虛滿者，非大加溫補不可。此而錯用，多致誤人。

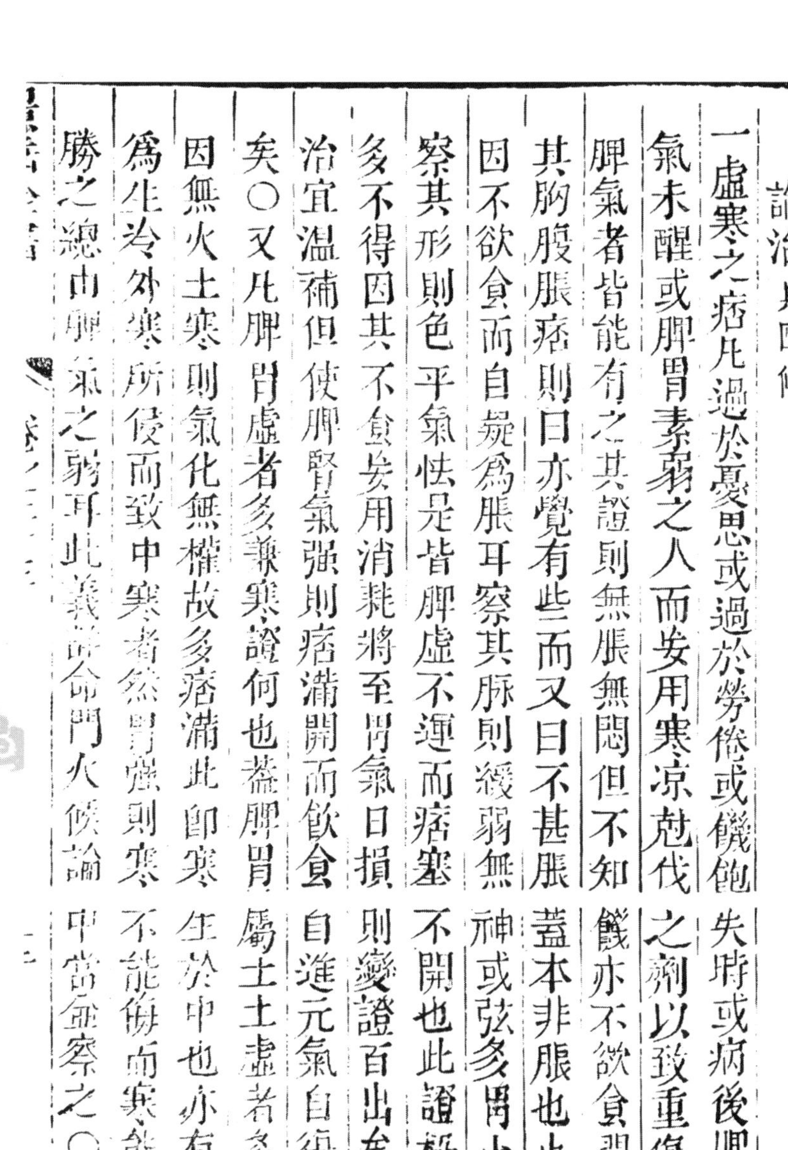

論治 共四條

一虛寒之痞凡過於憂思或過於勞倦或饑飽失時或病後脾氣未醒或脾胃素弱之人而妄用寒涼尅伐之劑以致重傷脾氣者皆能有之其證則無脹無悶但不知饑亦不欲食問其胸腹脹痞則曰亦覺有些而又曰不甚脹蓋本非脹也止因不欲食而自疑為脹耳察其脈則緩弱無神或弦多胃少察其形則色平氣怯是皆脾虛不運而痞塞不開也此證極多不得因其不食妄用消耗將至胃氣日損則變證百出矣治宜溫補但使脾腎氣強則痞滿開而飲食自進元氣自復矣○又凡脾胃虛者多兼寒證何也蓋脾胃屬土土虛者多因無火土寒則氣化無權故多痞滿此即寒生於中也亦有為生冷外寒所侵而致中寒者然胃強則寒不能傷而寒能勝之總由脾氣之弱耳此義詳命門火候論中當並察之○

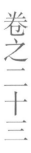

凡脾胃微虛而若滿非滿食少不化者宜四君子湯或異功散○若心脾氣虛或氣有不順者歸脾湯或治中湯○若三陰氣血俱虛治節不行而不便於溫者宜五福飲○若中焦不煖或噯腐或吞酸而痞滿者非溫補不可宜溫胃飲五君子煎或理中湯舉朮煎或參薑飲○若脾腎兼寒命門不煖則中焦不化或腹溏或胸腹喜煖畏寒或上下腹俱膨膨而小水黃澁者宜理陰煎甚者宜六味回陽飲此二藥最妙而實人所罕知也○予嘗治金孝廉以勞倦思慮致傷脾氣別無他證但絕口久不欲食遂悉用參朮歸熟附子薑桂甘艸之屬半月始愈後因病後復不食如此自分必死仍用前藥大加薑附各至三錢而後愈又一婦人病後久不食自言病前曾食牛肉乞求去此余佯應之而培補如前方得全愈故凡病如此者只宜溫補不可行滯 新按

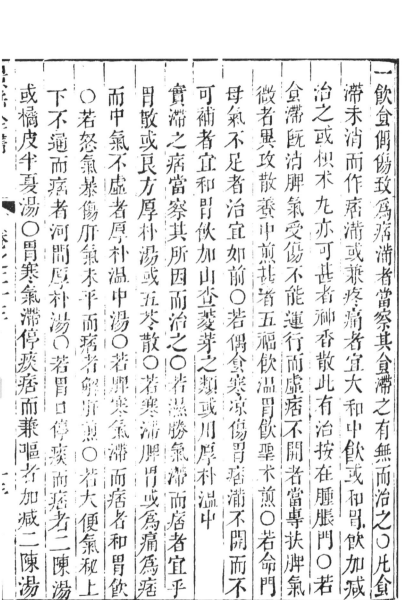

一飲食偶傷致爲痞滿者當察其食滯之有無而治之○凡食滯未消而作痞滿或兼疼痛者宜大和中飲或和胃飲加減治之或枳术丸亦可甚者神香散此有治按在腫脹門○若食滯既消脾氣受傷不能運行而虛痞不開者當專扶脾氣微者異攻散養中煎甚者五福飲温胃飲聖术煎○若命門母氣不足者治宜如前○若偶食寒凉傷胃痞滿不開而不可補者宜和胃飲加山查麥芽之類或用厚朴温中

實滯之痞當察其所因而治之○若濕勝氣滯而痞者宜平胃散或良方厚朴湯或五苓散○若寒滯脾胃或爲痛爲痞而中氣不虛者厚朴温中湯○若脾寒氣滯而痞者和胃飲○若怒氣暴傷肝氣未平而痞者解肝煎○若大便氣秘上下不通而痞者河間厚朴湯○若胃口停痰而痞者二陳湯或橘皮半夏湯○胃寒氣滯停痰痞而兼嘔者加減二陳湯

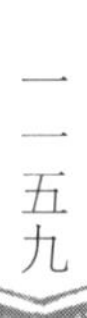

〇膠痰不開壅滯胃口者藥不易化須先用吐法而後隨證治之〇若大便秘結不通而痞滿不開者宜微利之

一外邪之痞凡寒邪感人者必自表入裏若邪淺在經未入於府則飲食如故稍深則傳入胸次漸犯胃口即不能飲食是亦痞之類也治此者但解外邪而或散或消或溫或補邪去則胃口自和痞滿自去此當於傷寒門求法治之〇又傷寒家曰陽證下之早者乃爲結胸陰證下之早者因成痞氣此以邪在表而攻其裏邪在陽而攻其陰不當下而妄下之以致邪氣乘虛陷結心下是誤治之害最危者也實者便滿而痛是爲結胸虛者滿而不痛是爲痞氣宜審別治之治法詳結胸䐜滿條中

述古 共三條

丹溪曰痞滿與脹滿不同脹滿內脹而外亦形痞則內覺痞悶

而外無脹急之形也盖由脾氣不和中央痞塞皆土邪之所爲也有因誤下裏氣虚邪乘虚而入於心之分爲痞者有不因誤下而得之如中氣虚弱不能運化精微而爲痞者有飲食痰飲不能施化爲痞者有⑤濕土太甚邪著心下爲痞者

東垣曰傷寒痞者從血中來從外之内從無形雜病痞者亦從血中來從内之外從無形有形以苦瀉之無形以辛散之○玉機云痞滿之病人皆知氣之不運也獨東垣以血病言之謂下多則亡陰而損血此前人之未論也世之用氣藥治痞而不效者盖不知此理故也

劉宗厚曰古方治痞用黄芩黄連枳實之苦以泄之厚朴生薑半夏之辛以散之人參白术之甘温以補之茯苓澤瀉之鹹淡以滲之隨其病之所在以調之也既痞有濕惟宜上下分消其氣果有内實之證庶可略與疎導世人苦於痞塞喜行

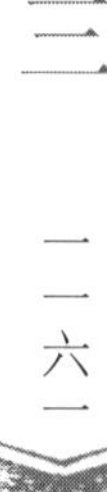

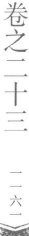

利藥以求速效暫時通快痞若再作益以滋甚是皆不察夫下多亡陰之意也如結胸是實邪大陷胸湯主之痞是虛邪諸瀉心湯主之○愚處劉公此論既云下多亡陰又云痞是虛邪誠然善矣然欲用諸瀉心湯以治虛邪能無失乎蓋未知塞因塞用別有神化之妙法而痞滿多在脾尤不可以瀉心也

痞滿論列方

二陳湯和一　　四君子湯補一
五君子煎新熱六　　歸脾湯補三三
治中湯熱十　　大和中飲新和七
溫胃飲新熱五　　神香散新和二十
理中湯熱一　　加減二陳湯和二
聖术煎新熱二五　　和胃飲新和五

理陰煎 新熱三　　六味回陽飲 新熱一
平胃散 和十七　　養中煎 新熱四
橘皮半夏湯 和十三　　異功散 補四
參薑飲 新熱八　　良方厚朴湯 和五四
五苓散 和一八二　　五福飲 新補六
河間厚朴湯 和三三六　　解肝煎 新和十二
枳朮丸 和七九　　厚朴溫中湯 熱九一

論外備用方

四君子湯 補一　　香砂六君湯 補七
人參養胃湯 和二三四 和胃　　啓脾丸 和八六 行滯
大健脾丸 和八五　　小半夏茯苓湯 和九 痰痞
嘉禾散 和百六十 氣痞　　八味理中丸 熱七 虛寒
沉香桂附丸 熱百十二 中寒　　越鞠丸 和一五四 火鬱

胡椒理中湯 熱六 虛寒

半夏十香丸 和百三十 氣滯

沉香降氣散 和四十 氣滯

木香寬中散 和五五 行氣

藿香正氣散 和二十 表滯

蘇子降氣湯 和四一 順氣

葛花解酲湯 和一二四

貼痞琥珀膏 外三一八

熨痞方 攻八八

消痞核桃 攻八七

木香人參枳朮丸 和八二

水紅花膏 外三一九

消痞膏 外三一六

全書卷二十三終

校注

①齊：通『脐』。

②大：据文义，其下脱『论』字。

③攄：疑为『遽』之误。

④篇：据文义当为『变』。

⑤温：疑当作『湿』。

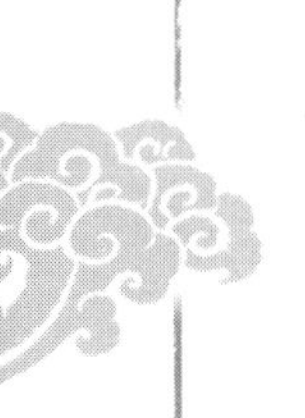

景岳全書卷二十四心集　雜證謨

會稽　張介賓　會卿著
會稽　魯　超　謙菴訂

泄瀉

經義

金匱真言論曰長夏善病洞泄寒中

陰陽應象大論曰清氣在下則生飧泄濁氣在上則生䐜脹○濕勝則濡泄○春傷於風夏生飧泄○水穀之寒濕感則害人六腑

臟氣法時論曰脾病者虛則腹滿腸鳴飧泄食不化

百病始生篇曰虛邪之中人也留而不去傳舍於腸胃多寒則腸鳴飧泄食不化多熱則溏出麋

攣痛論曰寒氣客於小腸小腸不得成聚故後泄腹痛矣○怒則氣逆甚則嘔血及飧泄故氣上矣

經脉篇曰脾所生病心下急痛溏瘕泄○肝所生病胸滿嘔逆飧泄狐疝

宣明五氣篇曰大腸小腸爲泄

厥論曰少陰厥逆虚滿嘔變下泄清

太陰陽明論曰食飲不節起居不時者陰受之陰受之則入五臟入五臟則䐜滿閉塞下爲飧泄久爲腸澼

陰陽别論曰一陽發病少氣善欬善泄

邪氣臟腑病形篇曰腎脉小甚爲泄○腎脉小甚爲洞泄

脉要精微論曰胃脉實則脹虚則泄○數動一代者病在陽之脉也泄及便膿血○久風爲飧泄○倉廩不臟者是門戶不①要也水泉不止是膀胱不臟也得守者生失守者死

平人氣象論曰尺寒脉細謂之後泄

玉機眞藏論曰脉細皮寒氣少泄利前後飲食不入此謂五虚○泄而脉大脫血而脉實皆難治

師傳篇曰臍以上皮熱腸中熱則出黄如糜○臍以下皮寒胃中寒則腹脹腸中寒則腸鳴飧泄○胃中寒腸中熱則脹而且泄

論疾診尺篇曰大便赤瓣飧泄脉小者手足寒難已飧泄脉小手足溫泄易已○春傷於風夏生後泄腸澼

欬論曰五藏各以治時感於寒則受病微則爲欬甚則爲泄爲痛

熱病篇曰泄而腹滿甚者死

玉版篇曰其腹大脹四末清脫形泄甚是一逆也○腹鳴而滿四肢清泄其脉大是二逆也○欬嘔腹脹且飧泄其脉絕是

五逆也

標本病傳論曰先病而後泄者治其本○先泄而後生他病者治其本

四時氣篇曰飧泄取三陰之上補陰陵泉皆久留之熱行乃止

氣交變大論曰歲木太過民病飧泄食減體重煩冤腸鳴腹支滿○歲火太過民病血溢血泄注下○歲土太過民病腹滿溏泄腸鳴反下甚○歲水太過上臨太陽病反腹滿腸鳴溏泄食不化○歲木不及民病少腹痛腸鳴溏泄○歲火不及復則埃鬱病鶩溏腹滿食飲不下寒中腸鳴泄注腹痛○歲土不及民病飧泄霍亂體重腹痛○歲金不及民病血便注下○歲水不及民病身重濡泄

五常政大論曰委和之紀上角與正角同其病飧泄邪傷肝也○發生之紀上徵則其氣逆其病吐利

六元正紀大論曰：不遠熱則熱至，不遠寒則寒至。寒至則堅痞腹滿，痛急下利之病生矣；熱至則身熱，吐下霍亂，血溢血泄，淋閟之病生矣。○太陰所至爲中滿霍亂吐下。○厥陰所至爲脇痛嘔泄。○少陽所至爲暴注。○太陽所至爲流泄禁止。

至眞要大論曰：歲少陽在泉，火淫所勝，民病注泄赤白，少腹痛，尿赤，甚則血便。少陰同候。○厥陰司天，風淫所勝，民病食則嘔，冷泄腹脹，溏泄瘕水閉，病本於脾。○少陽司天，火淫所勝，民病泄注赤白。○陽明司天，燥淫所勝，民病寒清於中，感而瘧，欬，腹中鳴，注泄鶩溏，病本於肝。○厥陰之勝，腸鳴飧泄，少腹痛，注下赤白。○少陰之勝，腹滿痛，溏泄，傳爲赤沃。○太陰之勝，濕化乃見，善注泄。○陽明之勝，清發於中，左胠脇痛，溏泄。○太陽之勝，寒入下焦，傳爲濡泄。○陽明之復，清氣大來，甚則心痛痞滿，腹脹而泄。○諸病水液，澄澈清冷，皆屬於寒。

○暴注下迫皆屬於熱

論證　凡三條

凡內經有言飧泄者有言濡泄者皆泄瀉也有言腸澼者即下痢也然痢之初作必由於瀉此瀉之與痢本為同類但瀉淺而痢深瀉輕而痢重瀉由水穀不分出於中焦痢以脂血傷敗病在下焦在中焦者濕由脾胃而分於小腸故可澄其源所以治宜分利在下焦者病在肝腎大腸分痢已無所及故宜調理真陰并助小腸之主以益氣化之源此瀉痢之證治有不同而門類亦當有辨然病實相關不可不兼察以為治也

一泄瀉之本無不由於脾胃蓋胃為水穀之海而脾主運化使脾健胃和則水穀腐熟而化氣化血以行營衛若飲食失節起居不時以致脾胃受傷則水反為濕穀反為滯精華之氣

不能輸化乃致合污下降而瀉痢作矣脾强者滯去卽愈此强者之宜清宜利可逐可攻也脾弱者因虚所以易瀉因瀉所以愈虚蓋關門不固則氣隨瀉去氣去則陽衰陽衰則寒從中生固不必外受風寒而始謂之寒也且陰寒性降下必及腎故瀉多必亾陰謂亾其陰中之陽耳所以泄瀉不愈必自太陰傳於少陰而爲腸澼腸澼者豈非降泄之甚而陽氣不升臟氣不固之病乎凡脾胃氣虚而有不升不固者若復以寒之復以逐之則無有不致敗者此强弱之治大有不同故凡治此者有不可槩言清利也

一泄瀉之因惟水火土三氣爲最夫水者寒氣也火者熱氣也土者濕氣也此瀉痢之本也雖曰木亦能瀉實以土之受傷也金亦能瀉實以金水同氣因其清而失其燥也知斯三者若乎盡矣然而三者之中則又惟水火二氣足以盡之蓋五

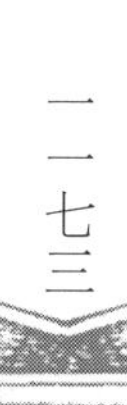

行之性不病於寒則病於熱大都熱者多實虛者多寒凡實熱之證必其脉盛形强聲音壯亮食飲裕如舉動輕捷者此多陽也虛寒之證必其脉息無力形氣少神言語輕微舉動疲倦者此多陰也故必察其因而於初瀉之時即當辨其有餘不足則治無不愈而亦不致有誤矣

分利治法 共二條

凡泄瀉之病多由水穀不分故以利水爲上策然利水之法法有不同如濕勝無寒而瀉者宜四苓散小分清飲之類主之但欲分其清濁也○如濕挾微寒而瀉者宜五苓散胃苓湯之類主之以微溫而利之也○如濕熱在脾熱渴喜冷而瀉者宜大分清飲茵陳飲益元散之類主之去其濕熱而利之也

一泄瀉之病多見小水不利水穀分則瀉自止故曰治瀉不利

小水非其治也。然小水不利，其因非一，而有可利者，有不可利者，宜詳辨之○如濕勝作瀉而小水不利者，以一時水土相亂，併歸大腸而然也○有熱勝作瀉而小水不利者，以火乘陰分，水道閉澁而然也○有寒瀉而小水不利者，以小腸之火受傷，氣化無權而然也○有脾虛作瀉而小水不利者，以土不制水，清濁不分而然也○有命門火衰作瀉而小水不利者，以真陰虧損，元精枯涸而然也○凡此皆小水不利之候。然惟暴注新病者可利，形氣強壯者可利，酒濕過度、口腹不慎者可利，實熱閉澁者可利，小腹脹滿、水道痛急者可利○又若病久者不可利，陰不足者不可利，脈證多寒者不可利，形虛氣弱者不可利，口乾非渴而不喜冷者不可利。蓋虛寒之瀉，本非水有餘，實因火不足；本非水不利，實因氣不行。夫病不因水而利，則亡陰；瀉以火虛而利，復傷氣。倘不察

其所病之本則未有不愈利愈虛而速其危者矣

諸泄瀉論治 共九條

一泄瀉之暴病者或爲飲食所傷或爲時氣所以無不由於口腹必各有所因宜察其因而治之○如因食生冷寒滯者宜抑扶煎和胃飲之屬以溫之○因濕滯者宜平胃散胃苓湯或白术芍藥散以燥之利之○因食滯而脹痛有餘者宜大小和中飲之屬以平之○因氣滯而痛瀉之甚者宜排氣飲或平胃散之屬以調之○因食滯而固結不散或胃氣之強實者宜神祐丸赤金豆百順丸之屬以行之○凡初感者病氣未深臟氣未敗但畧去其所病之滯則胃氣自安不難愈也

凡脾氣稍弱陽氣素不強者一有所傷未免即致泄瀉此雖爲初病便當調理元氣自非強盛偶傷者之比○如因瀉而

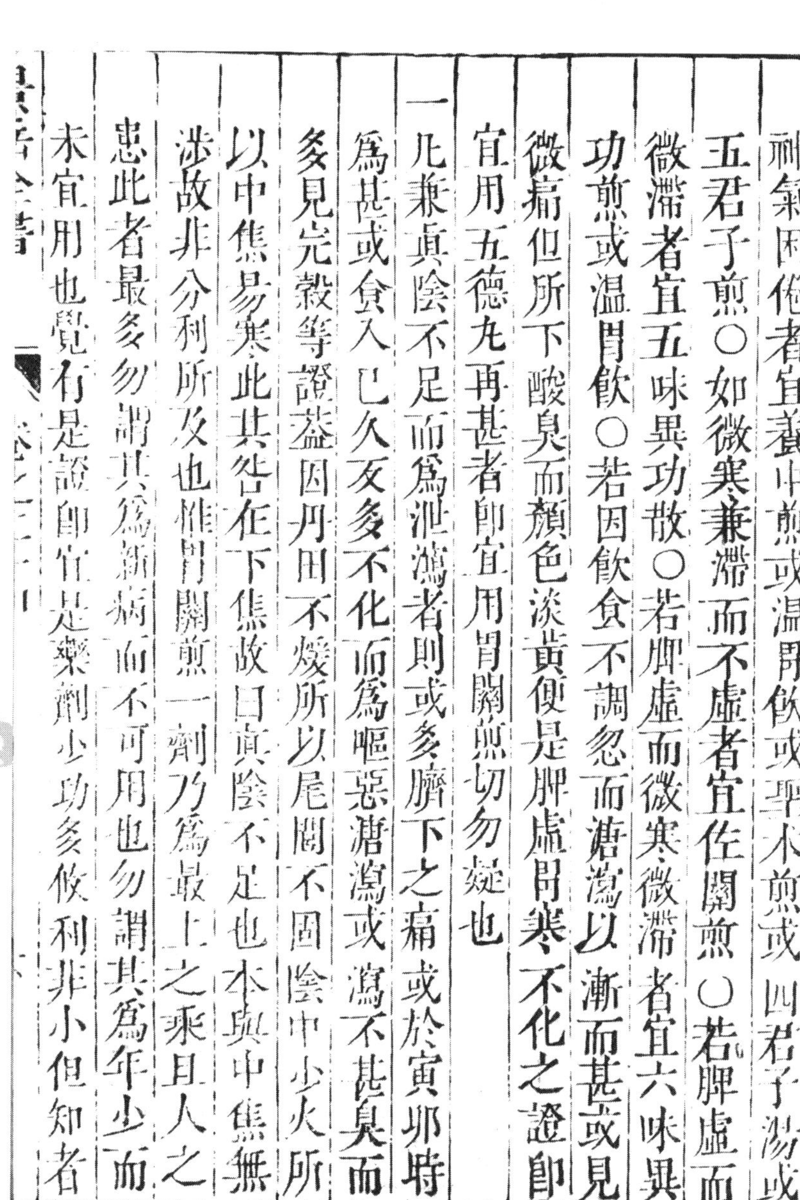

神氣困倦者宜養中煎或溫胃飲或聖术煎或四君子湯或五君子煎○如微寒兼滯而不虛者宜佐關煎○若脾虛而微滯者宜五味異功散○若脾虛而微寒微滯者宜六味異功煎或溫胃飲○若因飲食不調忽而溏瀉以漸而甚或見微痛但所下酸臭而顏色淡黃便是脾虛胃寒不化之證即宜用五德丸再甚者即宜用胃關煎切勿疑也

一凡兼真陰不足而爲泄瀉者則或多臍下之痛或於寅卯時爲甚或食入已久反多不化而爲嘔惡溏瀉或瀉不甚臭而多見完穀等證蓋因丹田不煖所以尾閭不固陰中少火所以中焦易寒此其咎在下焦故曰真陰不足也本與中焦無涉故非分利所及也惟胃關煎一劑乃爲最上之乘且人之患此者最多勿謂其爲新病而不可用也勿謂其爲年少而未宜用也覺有是證即宜是藥劑少功多攸利非小但知者

亦凡九味者見其後見其後恐見之遲夫所以貴先見也

一腎泄證即前所謂真陰不足證也每於五更之初或天將明時即洞泄數次有經月連年弗止者或暫愈而復作者或有痛者或有不痛者其故何也蓋腎為胃關開竅於二陰所以二便之開閉皆腎臟之所主今腎中陽氣不足則命門火衰而陰寒獨盛故於子丑五更之後當陽氣未復陰氣盛極之時即令人洞泄不止也古方有椒附丸五味子散皆治此之良方若必欲陽生於陰而腎氣充固則又惟八味地黃丸為宜然余嘗用此則似猶未盡故特製胃關煎一炁丹九炁丹復陽丹之屬斯得其濟者多矣或五味子丸亦佳其有未甚者則加五德丸四神丸皆其最宜者也

凡脾泄久泄證大都與前治脾弱之法不相遠但新瀉者可治標久瀉者不可治標且久瀉無火多因脾腎之虛寒也○

若止因脾虛者惟四君子湯參朮湯參苓白朮散之屬爲宜○若脾胃兼寒者宜五君子煎黃芽丸五德丸○若脾氣虛寒兼滯悶者宜六味異功煎溫胃飲聖朮煎○若脾氣虛寒之甚而飲食減少神疲氣倦宜參附湯朮附湯十全大補湯○若病在下焦腎氣虛而微熱者宜六味地黃湯微寒者宜八味地黃湯或胃關煎○若脾虛溏泄久不能愈或小兒脾泄不止者止用敦阜糕粘米固腸糕亦易見效○若脾胃寒濕而溏泄不止者蒼朮丸亦佳○若久瀉元氣下陷大腸虛滑不收者須於補劑中加烏梅五味子粟殼之屬以固之

一大瀉如傾元氣漸脫者宜速用四味回陽飲或六味回陽飲主之凡暴瀉如此者無不即效若久瀉至此猶恐無及盍五奪之中惟瀉最急是不可見之不早也倘藥未及效仍宜速灸氣海以挽回下焦之陽氣仍須多服人參膏

一酒泄證飲酒之人多有之但酒有陰陽二性人有陰陽二臟而人多不能辨也夫酒性本熱酒質則寒人但知酒有濕熱而不知酒有寒濕也故凡因酒而生濕熱者因其性也以蘗汁不滋陰而悍氣生熱也因酒而生寒濕者因其質也以性去質不去而水畱爲寒也何以辨之常見人有陽强氣充而善飲者亦每多泄瀉若一日不瀉反云熱悶蓋其隨飲隨瀉則雖瀉不致傷氣而得瀉反以去濕此其先天稟厚胃氣過人者也最不易得亦不多見此而病者是爲陽證不過宜清宜利如四苓散大分清飲或酒蒸黃連丸之類去其濕熱而病可愈也○若陽虛之人則與此大異蓋脾虛不能勝②濕而③溫勝即能生寒陽氣因寒所以日敗胃氣因濕所以日虛其證則形容漸羸飲食漸減或脈息見弦細或口體常怯寒或臍腹常有隱疼或眩運常多困倦或不安於五鼓或加甚於

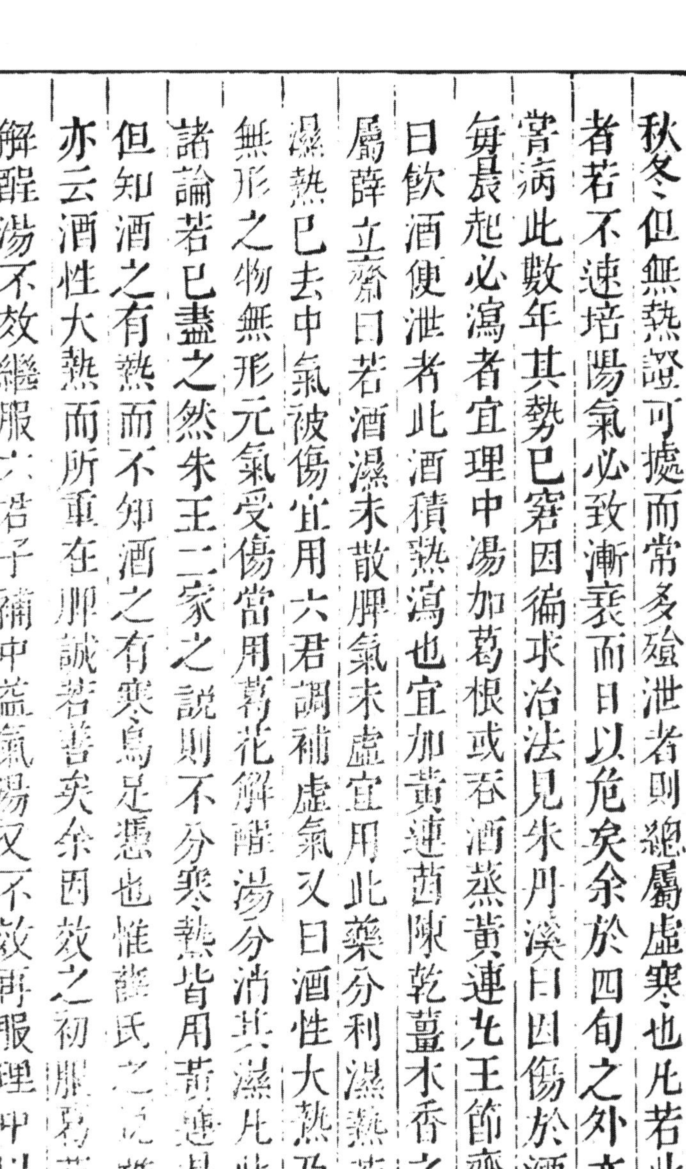

秋冬但無熱證可據而常多飧泄者則總屬虛寒也凡若此者若不速培陽氣必致漸衰而日以危矣余於四旬之外亦嘗病此數年其勢已窘因徧求治法見朱丹溪曰因傷於酒每晨起必瀉者宜理中湯加葛根或吞酒蒸黃連丸王節齋曰飲酒便泄者此酒積熱瀉也宜加黃連茵陳乾薑木香之屬薛立齋曰若酒濕未散脾氣未虛宜用此藥分利濕熱若濕熱已去中氣被傷宜用六君調補虛氣又曰酒性大熱乃無形之物無形元氣受傷當用葛花解酲湯分消其濕凡此諸論若已盡之然朱王二家之說則不分寒熱皆用黃連是但知酒之有熱而不知酒之有寒烏足憑也惟薛氏之說雖亦云酒性大熱而所重在脾誠若善矣余因效之初服葛花解酲湯不效繼服六君子補中益氣湯又不效再服理中以至八味俱不效斯時也計窮力竭若無再生之望矣因潛思

熟附料非峻補命門終無益也乃自製胃關煎右歸丸一炁丹等方以治其病仍絕口不飲以杜其源調理年餘竟得全愈自後始明性質之理多得濟人向使已無確見執信濕熱之說而妄用黃連乾葛清凉分利之劑則焉望其有今日即或自用稍遲則既甚亦難挽矣矧今人之病此者最多而是陰是陽不可不辨凡陽盛者脾强胃健而氣不易奪者也故治本無難而泄亦無慮陽衰者脾腎既傷則脫氣最易故宜防其無及不可不為深慮也若必以酒為熱則其為古法所誤者誠不少矣

一氣泄證凡遇怒氣便作泄瀉者必先以怒時挾食致傷脾胃故但有所犯即隨觸而發此肝脾二臟之病也葢以肝木尅土脾氣受傷而然使脾氣本强即見肝邪未必能入今既易傷則脾氣非强可知矣故治此者當補脾之虛而順肝之氣

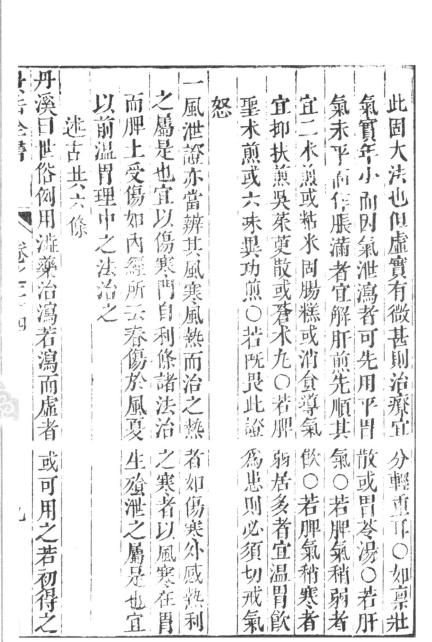

此固大法也但虛實有微甚則治療宜分輕重耳○如稟壯氣實年小而因氣泄瀉者可先用平胃散或胃苓湯○若肝氣未平而作脹滿者宜解肝煎先順其氣○若脾氣稍弱者宜二朮煎或粘米固腸糕或消食導氣飲○若脾氣稍寒者宜抑扶煎吳茱萸散或蒼朮丸○若脾弱居多者宜溫胃飲聖朮煎或六味異功煎○若既畏此證爲患則必須切戒氣怒

一風泄證亦當辨其風寒風熱而治之熱者如傷寒外感熱利之屬是也宜以傷寒門自利條諸法治之寒者以風寒在胃而脾土受傷如內經所云春傷於風夏生飧泄之屬是也宜以前溫胃理中之法治之

述古共六條

丹溪曰世俗例用澀藥治瀉若瀉而虛者或可用之若初得之

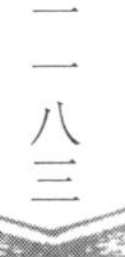

者必變他證爲禍不小殊不知瀉多因濕惟分利小水最爲上策

薛立齋曰凡傷食瀉黄若飲食已消而泄瀉未止此脾胃之氣傷也宜用五味異功散○若泄瀉而腹中重墜此脾氣下陷也宜補中益氣湯○若服剋伐之劑而腹中窄狹此脾氣虚痞也宜六君子湯○若脇脹善怒瀉青此肝乘脾虚也宜六君加柴胡升麻木香○若少食體倦善噫瀉黄此脾虚氣陷也宜六君子加升麻柴胡

又立齋曰凡久瀉脾胃虚弱或作嘔或飲食少思屬脾胃虚弱用四君子加半夏木香○或腹痛屬脾胃虚寒用六君加炮薑木香○大抵此證多由泛用消食利水之劑損其真陰元氣不能主持遂成久瀉若非補中益氣湯四神丸滋其本源後必胸痞腹脹小水淋瀝多致不起

又立齋曰若久瀉腸胃滑泄不禁但脾胃虚寒下陷者用補中益氣湯加木香肉豆蔻補骨脂○若脾氣虚寒不禁者用六君子湯加炮薑肉桂○若命門火衰而脾土虚寒者用八味丸○若脾胃俱虚者用十全大補湯送四神丸○若大便滑痢小便閉澁或肢體漸腫喘嗽唾痰脾腎氣血俱虚宜用十全大補湯送四神丸或宜金匱加減腎氣丸○每見元氣既虚而復用五苓之類因損真陰以致前證益甚者急投金匱腎氣丸多有得生者若反用牽牛大黄峻劑而逼之是速其危也

又立齋曰大凡黄連枳實雖消停滯開痞悶若人脾胃充實暴患實痞宜暫用之若屢患屢服或脾胃虚痞者用之則脾胃反傷而諸證蜂起矣故東垣先生曰脾胃實者用黄連枳實瀉之虚者用白朮陳皮補之

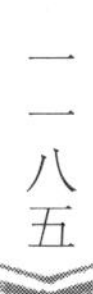

徐東皋曰：大抵諸泄瀉證，各宜以類推求，必先分利，後實脾土，益元氣，無不全愈。

泄瀉論列方

五味子散　熱百五十
大和中飲　新和七
粘米固腸糕　新固七
小和中飲　新和八
小分清飲　新和十
酒蒸黃連丸　寒一七九

論外備用方

歸脾湯　補三三　脾虛泄瀉
藿香正氣散　和二十　風寒
茯苓湯　和一八九　濕熱
滲濕湯　和一七四　寒濕
升陽除濕湯　和一七九　調脾
戊己丸　和一百二　濕熱④泄

金匱腎氣丸　補一二六
五君子煎　新熱六
大分清飲　新寒五
消食導氣飲　和一九七
吳茱萸散　熱百四十
加味六君湯　補六　脾虛
益黃散　和十九　脾寒氣滯
白朮芍藥湯　和三四　濕瀉
胃風湯　散五七　風濕
麯朮丸　和二百一　暑熱痰瀉
胃苓湯　和一八九　痰熱小水不和

草果散 和一九五 寒痛泄

調胃白术散 和三三 行氣和胃

大橘皮湯 和一九六 濕熱水瀉

薷苓湯 寒百十八 暑瀉

真人養臟湯 和一九四 調脾

八味湯 熱一四二 虛寒滯

二神丸 熱一五一 脾胃虛寒

附子理中湯 熱一

九寶丹 熱一四四 溫補脾胃

四柱散 熱一四五 冷痛泄瀉

附子茴香散 熱一四九 煖胃和中

縮脾丸 熱一六二 濕瀉

補脾湯 熱六九 胃寒

大七香丸 和一三一 寒氣

太平丸 寒百十九 熱瀉

橘半胃苓湯 和一九一 補胃和胃

黃芩芍藥湯 寒八九 熱瀉

胃愛散 熱七一 虛寒

八味理中丸 熱七 脾胃虛寒

蓽撥丸 熱一五七 中寒

漿水散 熱一四八 陰寒

吳茱萸湯 熱一三八 暑虛受寒

陳麯丸 熱一六四 寒積止瀉

鐵刷散 熱百十 寒濕泄瀉

澹寮四神丸 熱一五三 腎泄

小巳寒丸 熱百七十 中寒洞泄

五味子丸 熱一五六 脾腎泄　　養胃湯 熱七十 虛寒痛泄

厚朴丸 熱一六一 寒滯脹泄　　白术聖散子 熱一三七 胃腸溫胃

肉豆蔻丸 熱一五八 臟寒滑泄　　小安腎丸 熱一六八 久瀉

訶梨勒丸 熱百六十 寒滑　　固腸丸 溫補固齋 固五二

泄瀉經驗方 固四九

痢疾

經義

通評虛實論帝曰腸澼便血何如岐伯曰身熱則死寒則生○帝曰腸澼下白沫何如岐伯曰脉沉則生脉浮則死○帝曰腸澼下膿血何如曰脉懸絕則死滑大則生○帝曰腸澼之屬身不熱脉不懸絕何如曰滑大者曰生懸濇者曰死以臟期之

百病始生篇曰：陽絡傷則血外溢，血外溢則衄血；陰絡傷則血內溢，血內溢則後血。

太陰陽明論曰：食飲不節，起居不時者，陰受之。陰受之則入五臟，入五臟則䐜滿閉塞，下爲飱泄，久爲腸澼。

大奇論曰：脾脈外鼓沉，爲腸澼，久自已。○肝脈小緩爲腸澼，易治。○腎脈小搏沉，爲腸澼下血，血溫身熱者死。○心肝澼亦下血，二臟同病者可治。其脈小沉濇爲腸澼，其身熱者死，熱見七日死。

論疾診尺篇曰：大便赤瓣飱泄，脈小，手足寒者難已；飱泄脈小，手足溫，泄易已。○春傷於風，夏生後泄腸澼。

經脈篇曰：腎所生病爲腸澼。

陰陽別論曰：陰陽虛，腸澼死。

氣厥論曰：腎移熱於脾，傳爲虛，腸澼死。

玉機真藏論曰泄而脈大脫血而脈實皆難治

論證 共二條

痢疾一證即內經之腸澼也古今方書因其閉滯不利故又謂之滯下其證則裏急後重或垢或血或見五色或多紅紫或痛或不痛或嘔或不嘔或爲發熱或爲惡寒此證之陰陽虛實最宜博審詳察庶不致於差失若見有不確則大致悞人前泄瀉門諸法本與此通必互相參酌用之爲善

一痢疾之病多病於夏秋之交古法相傳皆謂炎暑大行相火司令酷熱之毒蓄積爲痢今人所宗皆此一說夫痢因於暑而言其爲熱豈不宜然然炎熱者天之常令也當熱不熱必反爲災因熱貪涼者人之常事也過食生冷所以致痢多見人之慎疾者雖經盛暑不犯寒涼則終無瀉痢之患豈其獨不受熱乎此其病在寒邪不在暑熱病在人事不在天時從

可知矣但胃強氣實者雖日用水果之類而陽氣能勝故不致疾其次之者雖未即病而日用日積迨夫大火流西新涼得氣則伏陰內動乘機而起故寒濕得以犯脾者多在七八月之間此陽消陰長之微最易見也再其次者多以脾腎本弱則隨犯隨病不必伏寒亦不必待時尤爲易見夫以生冷下咽瀉痢隨起豈即化而爲熱乎奈何近代醫流止見此時之天熱不見此人之臟寒但見痢證開口便言熱毒反以寒涼治生冷是何異雪上加霜乎俗見相同死者不可勝言矣

或曰然亦有用寒藥而愈者何也曰以胃強陽盛之人而得濕成熱者亦有之以元氣壯實而邪不勝正者亦有之此皆可以寒治而愈亦可以通利而愈而此皆極少以胃弱陽虛而因寒傷臟者此輩極多若再用寒涼或妄加蕩滌則無有不死凡今以痢疾而致死者此皆類也觀丹溪曰瀉痢一證

屬熱者多屬寒若少戴原禮曰以酷熱之毒至秋陽氣始收火氣下降因作滯下之證皆大謬之言也不可信之因作俚詞以志其戒

俚詞曰

夏日多炎陰邪易入暑熱是主風寒是客身不被風瘧從何致口不受寒痢從何得治必求本軒岐金石志此微言可為醫則

論瀉痢虛實 共三條

凡治痢疾最當察虛實辨寒熱此瀉痢中最大關係若四者不明則殺人甚易

一實證之辨必其形氣强壯脈息滑實或素縱口腹或多脹滿堅痛及年少新病脾氣未損者方可用治標之法微者行之利之甚者瀉之

一虛證之辨有形體薄弱者有顏色青白者有脈雖緊數而無

力無神者有脉見真弦而中虚似實者有素稟陽衰者有素多淡素者有偶犯生冷者有偶中雨水陰寒者有偶因飲食不調者有年衰脾弱者以上諸證凡其素無縱肆而忽患瀉痢此必以或瓜或果或飲食稍凉偶傷胃氣而然果何積之有又何熱之有總惟脾弱之輩多有此證故治此者只宜温調脾腎但使脾温則寒去即所以逐邪也且邪本不多即用温補健脾原無妨碍不過數劑自當全愈切不可妄云補住邪氣而先用攻積攻滯及清火等藥倘使脾氣再傷則輕者反重重者必危矣

論瀉痢寒熱

凡瀉痢寒熱之辨若果是熱則必畏熱喜冷不欲衣被渴甚飲水多亦無碍或小便熱澁而痛或下痢純血鮮紅脉息必滑實有力形氣必躁急多煩若熱證果真即宜放手凉解或兼

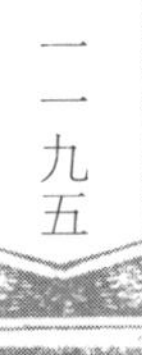

分利但使邪去其病自愈○若無此實熱諸證而瀉痢有不止者必是虛寒若非溫補脾腎必不能愈即有愈者亦必其元氣有根待其來復而然勿謂虛寒之證有不必溫補而可以愈者或治痢必宜寒涼而寒涼亦可無害者皆見有未真也

論積垢

凡腹中積聚之辨乃以飲食之滯畱蓄於中或結聚成塊或脹滿鞕痛不化不行有所阻隔者乃為之積此皆柤粕成形之屬所當逐也今人不能辨察但見痢如膿垢者皆謂之積不知此非⑤柤粕之屬而實附腸著臟之脂膏皆精血之屬也無論瘦人肥人皆有此脂但肥者脂厚瘦者脂薄未有無脂者也若果無脂則腸臟之間豈容單薄赤露非惟藩籬不固而且臟必易傷無是理也今之凡患瀉痢者正以五内受傷脂

膏不固故曰剝而下若其臟氣稍强則隨去隨生猶無足慮若臟氣至敗剝削至盡或以久瀉久痢但見血水及如屋漏水者此在庸人云其積聚已無反稱爲善而不知腸膏剝盡則敗竭極危之候也使今後醫家但識此爲脂膏而本非積聚則安之固之且不暇而尚敢云攻之逐之或用苦寒以滑之利之者否

論五色

凡五色之辨如下痢膿垢之屬無非血氣所化但白者其來淺浮近之脂膏也赤者其來深由脂膏而切膚絡也下純血者多以血爲熱迫故隨溢隨下此其最深者也若紫紅紫白者則離位稍久其下不速而色因以變或未及脈絡此其稍淺者也若紅白相兼者此又其淺深皆及者也大都純血鮮紅者多熱證以火性急速迫而下也紫紅紫白者少熱證以陰

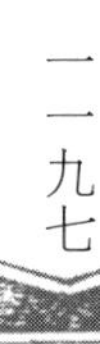

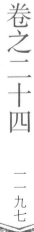

凝血敗損而然也純白者無熱證以臟寒氣薄滑而然也然有以無紅而亦因熱者此以暴注之類而非下痢之謂也有以紫紅雖多而不可言熱者此以陰絡受傷而非暴注之比也若辨黃黑二色則凡黃深而穢臭者此有熱證亦有寒證若淺黃色淡不甚臭而或兼腥餿氣者此即不化之類皆寒證也黑而濃厚大臭者此焦色也多有火證若青黑而腥薄者此肝腎腐敗之色也猶以為熱其謬甚矣雖五色之辨大約如此然痢之見血者無非陰絡受傷即或寒或熱但傷絡脈則無不見血故不可以見血者必認為熱也凡臨此證當必以脈色形氣病因兼而察之庶不致有疑似之誤

論腹痛

凡瀉痢腹痛有實熱者有虛寒者實熱者或因食積或因火邪但食積之痛必多脹滿堅鞕或痛而拒按此必有所停滯微

者宜行其滯甚者宜瀉而逐之○火邪之痛必有內熱等證方宜清之利之然邪實於中者必多氣逆故凡治痛之法無論是火是食皆當以行氣爲先但宜察藥性之寒熱擇而用之可也○虛寒之痛尤所當辨蓋凡瀉痢之痛多由寒氣之在臟也經曰痛者寒氣多也有寒故痛也又曰病痛者陰也故凡人有過食生冷或外受寒氣即能腹痛此可知也寒在中者治宜溫脾寒在下者治宜溫腎也○再若虛寒刮痛之義則人多不知蓋元氣不足於內則雖無外受寒邪而中氣不煖即寒證也所以瀉痢不能止飲食不能化而痛有不能愈正以陽虛多寒也且瀉痢不止胃氣既傷膏血切膚安能不痛此其爲痛乃因剝及腸臟而然是以痢因於痛痛因於痢故凡以寒侵腑臟及脉絡受傷血動氣滯者皆能爲痛但察其不實不堅或喜揉按或喜煖熨或胸腹如饑而不欲食

或胃脘作嘔而多吞酸但無實熱等證則總屬虛寒安得謂痛必因積痛皆實證耶凡治虛寒之痛者速宜温養臟氣不得再加消伐致令動者愈動滑者愈滑必至危矣若謂諸痛不宜補必待痛定然後可用則元氣日去終無定期嘗見一醫云痢疾須過七日方可用補而不知六日已死孰迷不悟⑥愚亦甚矣但其痛之甚者當於温補藥中稍加木香以順其氣或多加當歸以和其血俟痛稍減則當去此二味蓋又恐木香之耗氣當歸之滑腸也若寒在下焦而作痛者必加吳茱萸其或痛不至甚則但以温補脾腎爲主使脾腎漸安則痛當自止此不必治其痛也

論裏急後重

凡裏急後重者病在廣腸最下之處而其病本則不在廣腸而在脾腎凡熱痢寒痢虛痢皆有之不得盡以爲熱也蓋中焦

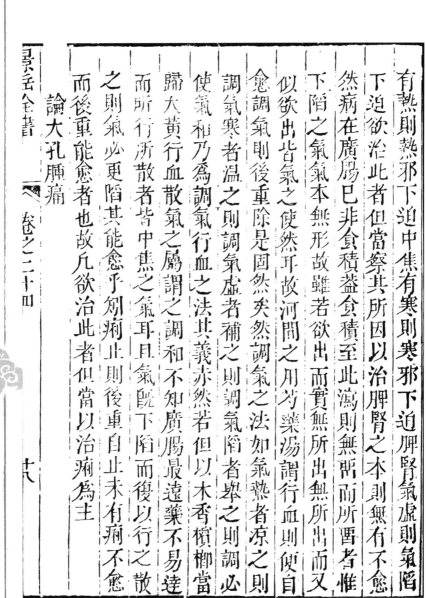

有熱則熱邪下迫中焦有寒則寒邪下迫脾腎氣虛則氣陷下迫欲治此者但當察其所因以治脾腎之本則無有不愈然病在廣腸已非食積蓋食積至此瀉則無留而所留者惟下陷之氣氣本無形故雖若欲出而實無所出無所出而又似欲出皆氣之使然耳故河間之用芍藥湯謂行血則便自愈調氣則後重除是固然矣然調氣之法如氣熱者凉之則調氣寒者溫之則調氣虛者補之則調氣陷者舉之則調必使氣和乃爲調氣行血之法其義亦然若但以木香檳榔當歸大黃行血散氣之屬謂之調和不知廣腸最遠藥不易達而所行所散者皆中焦之氣耳且氣既下陷而復以行之散之則氣必更陷其能愈乎刻痢止則後重自止未有痢不愈而後重能愈者也故凡欲治此者但當以治痢爲主

論大孔腫痛

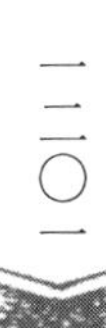

凡病痢疾多有大孔腫痛者其故何也蓋脾胃不和則水穀之氣失其正化而濁惡難堪之味出諸孔道此痛楚之不能免也又若火因瀉陷陽爲陰逐則胃中陽氣并逼於下無從解散此腫之所由生也所以痢多則痛多痢少則痛少痛與不痛亦由氣之陷與不陷耳故無論寒痢熱痢大孔皆能爲痛不得謂痛必由熱也欲治此者但治其痢痢止則腫痛自散亦如後重之法也自丹溪云大孔痛因熱流於下木香檳榔芩連加炒乾薑主之是但知火能爲腫爲痛亦焉知元陽之下陷也後人所宗皆其法也凡虛寒之輩其不能堪此亦多矣

論口渴

凡瀉痢之證必多口渴今人但見口渴即認爲火而不知有火者固能渴無火者亦能渴此不可不辨也如火盛於中則薫

脾爍胃津液耗乾故酷好冰水多而不厭愈凉愈快隨飲隨消者此因熱而渴治宜凉也○又如口熱作渴雖欲飲水而飲不能多者即非眞火不宜凉也凡口雖乾渴喜凉而復不喜凉者是即寒聚於中而無根之火浮載於上此最忌寒凉者也然渴有眞渴有似渴眞渴者必好茶飲但以喜熱喜凉即可辨其寒熱似渴者乾也非渴也口雖乾而不欲湯飲則尤非熱證可知也然瀉痢之證因其水泄於下必津涸於上故不免於渴渴而欲飲正以内水不足欲得外水以相濟也豈必皆因於火乎諸如此者必當詳審其有火無火若火有餘者自當清火水不足者自當滋陰是固然矣然氣爲水母其有氣虚不能生水者不補其母則水不能生而渴不止也土爲水制其有脾虚不能約水者不强其主則水不能畜而渴不止也使能不治其渴而治其所以渴又何渴病之有

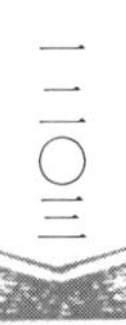

論小水

凡瀉痢之證小水必多不利或多黃赤此其寒熱虛實大有關係不可不察也若暴注之瀉以其清濁不分水穀并歸於大腸故水有不利者惟其暫也若痢疾之小水則病本不一今人但見黃赤不利無不云其爲熱誤者多矣凡因於熱者必其熱赤之甚或多澁痛或見鮮血然必上下皆有熱證方是眞熱此宜清涼治之若非眞熱則或以中寒而逼陽於下者有之或以瀉痢亡陰而水虧色變者有之或以下焦陽氣不煖而水無以化者有之或以妄用滲利而涉⑦過乾汁者亦有之但察其三焦無火則雖黃雖澁總皆亡陰亡液之證不得通以熱論速當培補眞陰乃爲良法內經曰中氣不足溲便爲之變至哉斯言何今人之不能察也不獨此也每見有小水清白而兼腹痛者仍用芩連之類余則不知其何謂可恨

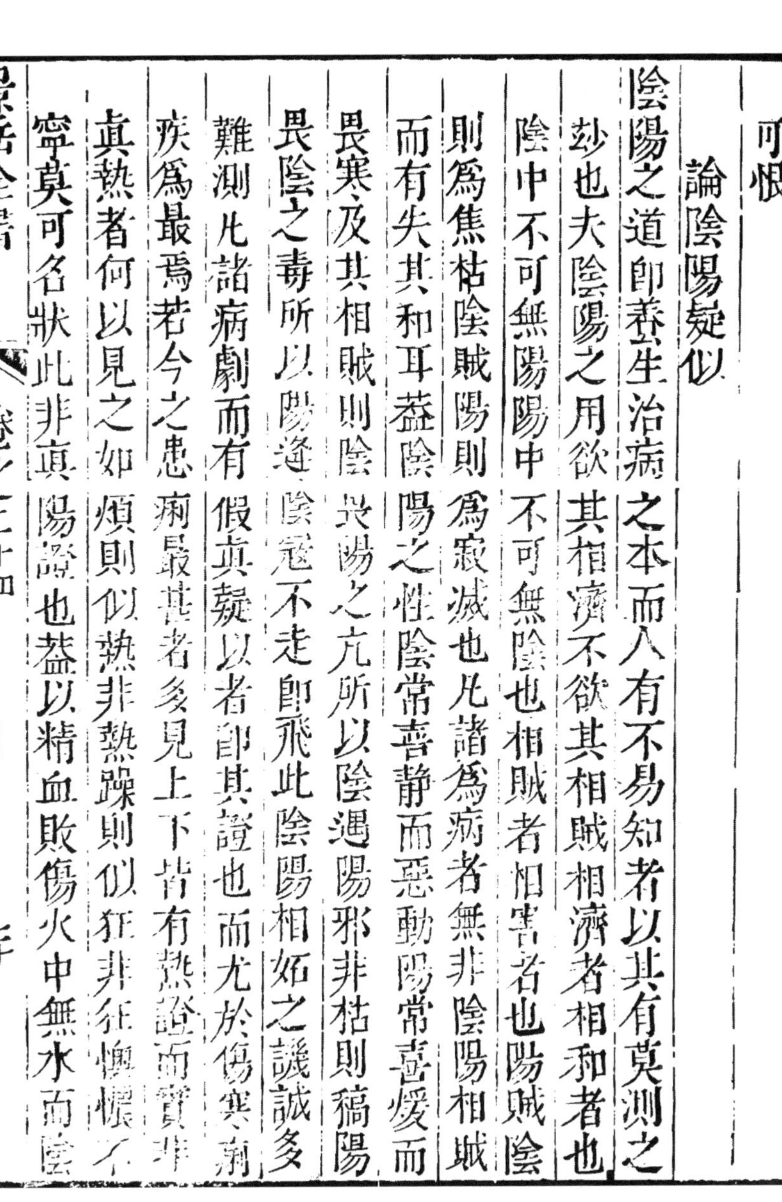

可恨

論陰陽疑似

陰陽之道即養生治病之本而人有不易知者以其有莫測之妙也夫陰陽之用欲其相濟不欲其相賊相濟者相和者也陰中不可無陽陽中不可無陰也相賊者相害者也陽賊陰則爲焦枯陰賊陽則爲寂滅也凡諸爲病者無非陰陽相賊而有失其和耳蓋陰陽之性陰常喜靜而惡動陽常喜煖而畏寒及其相賊則陰畏陽之亢所以陰遇陽邪非枯則槁陽畏陰之毒所以陽逢陰寇不走即飛此陰陽相妬之議誠多難測凡諸病劇而有假眞疑似者即其證也而尤於傷寒痢疾爲最焉若今之患痢最甚者多見上下皆有熱證而實非眞熱者何以見之如煩則似熱非熱躁則似狂非狂懊憹不寧莫可名狀此非眞陽證也蓋以精血敗傷火中無水而陰

失其靜故煩躁若此也又如飛者飛於上走者走於下飛於上則爲口渴喉瘡或面紅身熱走於下則爲孔熱孔痛或便黃便血此非實熱證也蓋以水火相刑陽爲陰逐而火離其位故飛走若此也今之人但見此等證候僉曰察病不離形證形證之熱既已若此而猶謂之寒何其妄也是但知外之有熱而不知內之有寒也知上下之有熱而不知中焦之有寒也又豈知煩躁之爲陰虛而飛走之爲陽虛也余言若此聞者果能信乎將猶疑乎疑似之間猶不可不辨也且如肌表皆有熱證本當惡熱而反不舍衣被或臍腹喜煖而宜熨宜按者此則外雖熱而內則有寒也又如九竅皆有熱證必喜冷飲然有口欲寒而腹畏之故凡寒冷下咽則或增嘔惡或加腹疼或噎塞不行而反生脹悶或口舌雖有瘡痛而反欲熱湯飲者此則上下雖熱而中焦之有寒也此外有陽氣

素弱及脉色少神如前論等證若止知為火治以寒凉其奈內本因寒而再加以寒則寒凉入胃直犯中焦是外熱不相及而中寒必更甚故致飛者愈飛走者愈走所謂雪上加霜欲孤陽之不滅不可得也故凡治此者但能引火歸原使丹田煖則火就燥下原固則氣歸精此陰陽顛倒之神理而或者昧之亦猶苦海無邊未得其岸故余悉此用垂普救之衣鉢云

論治　共十條

凡治痢之法其要在虛實寒熱得其要則萬無一失失其要則為害最多辨論如前所當熱察前如泄瀉門調治諸法俱宜酌用

一生冷初傷飲食失調而胃氣未損元氣未虧或為痛為脹為暴瀉暴痢等證而食滯有未清者宜抑扶煎五德丸或平胃

散胃苓湯五苓散之類畧袪寒滯愈之極易

一脾腎虛弱之輩但犯生冷極易作痢無論大人小兒凡係脾虛致痢別無實熱等證者先宜佐關煎溫其脾氣如或稍深而病及肝腎者即宜胃關煎爲最妙之治勿以新病畏而弗用也或五德丸四神丸之類俱可間用

一病痢凡脾腎俱虛而危劇可畏者只宜以胃關煎爲最溫胃飲次之或相機間用亦可或兼用四維散九炁丹復陽丹庶可保全也

一痢疾嘔惡兀兀欲吐或聞食氣即見惡心者此胃氣虛寒不能容受而然必宜溫補安胃用五君子煎或六味異功煎溫胃飲聖术煎之類主之〇嘔甚者宜六味回陽飲之屬主之〇若陰中火虛氣不歸原而嘔者宜胃關煎理陰煎主之〇若胃火上衝而致嘔吐者則必有煩熱脹滿等證乃可用清

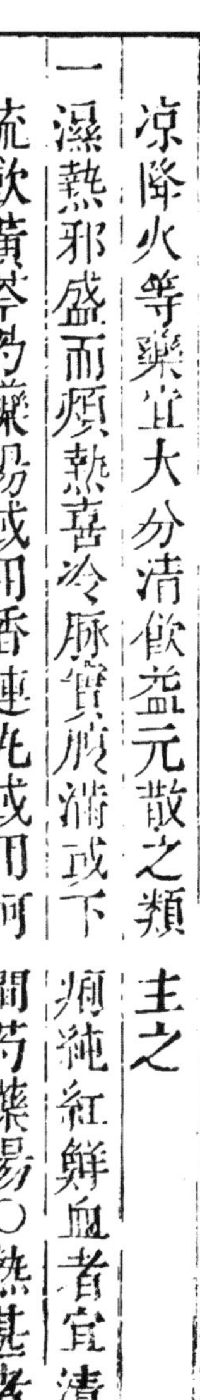

凉降火等藥宜大分清飲益元散之類主之

一濕熱邪盛而煩熱喜冷脉實腹滿或下痢純紅鮮血者宜清流飲黄芩芍藥湯或用香連丸或用河間芍藥湯○熱甚者宜大分清飲或茵陳飲此等藥若數劑不效便當思顧脾腎矣

一痢有發熱者似乎屬火宜從凉治然實熱之證反未必發熱惟痢傷精血陰虚水虧者則最多爲熱爲躁也如或虚中有火脉見有力者宜加減一陰煎或保陰煎主之○若脉本無力全屬虚火則不可治火單宜壯水補陰如三陰煎及六味八味等丸○若陰盛格陽而爲外熱者必宜胃關煎及右歸飲之屬主之

一痢疾初作氣禀尚强或因縱肆口腹食飲停滯凡有實邪脹痛堅滿等證而形氣脉氣俱實者可先去其積積去其痢自

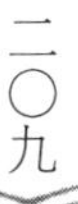

止宜承氣湯或神祐丸百順丸主之或用赤金豆以微痢之此通因通用痛隨痢減之法也但此等證候必須確審然後用之若以脾腎虛寒致痢而妄用此藥及寒凉尅伐等劑再敗元陽者多致不可解救最當慎也

禁⑧口不食乃痢疾最危之候而自古未有明辨觀丹溪云禁口痢胃口熱甚故也用黃連人參煎汁終日呷之如吐再喫但得一呷下咽便好人不知此多用溫藥甘味此以火濟火以滯益滯也亦有誤服熱毒之藥犯胃者當推明而祛其毒此丹溪之說也而不知禁口之辨其義最微豈皆胃口熱甚而總以黃連可治乎蓋噤口者以食不得入雖亦有實熱證而惟脾胃虛寒者居多若因食積胃中而噤口者其胸腹必有脹滿或見鞕痛此當行滯去積積滯去而食自入如青陳查朴之屬是也有因火鬱胃中而噤口者其臟腑必多燥熱

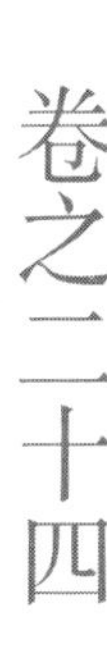

或脈見洪數此當瀉火去熱邪熱去而食自入如芩連梔柏之屬是也凡此者皆以邪畜於中乃禁口之實證也然實證無幾而近之病者每察其胃口則多無脹滿等證或察其火邪則亦非實熱等證但見其有出無入而胃口日窮精神日敗蓋其既無脹滿本非積也又無真熱本非火也無積無火而食不能入其故何也以臟氣不能容受也不能容受其故有二蓋一由脾氣之弱故或爲嘔惡或爲吞酸或惡聞食氣而泛泛不寧或饑不能食而枵枵待困此以中焦不運故食不能入責在脾也一由腎氣之弱故命門不能煖則大腸不能固小腸不能化則胃氣不能行此以下焦失守而化源無主責在腎也欲健中焦非人參白术乾薑甘草之屬不可欲實下焦非熟地附子吳茱萸肉桂之屬不可脾腎强而食自入其理甚明其應如響余之活人於此者不勝紀矣如丹溪

之用黃連及以火濟火以滯益滯之說乃悉以實火爲言特一曲之見耳局人意智絕人生幾此其關係非小不得信以爲然

一久痢陽虛或因攻擊寒涼太過致竭脾腎元神而滑脫不止者本源已敗雖峻用溫補諸藥亦必不能奏效矣宜速灸百會氣海天樞神闕等穴以回其陽庶或有可望生者

述古 共八條

仲景曰夫六腑氣絕於外者手足寒上氣腳縮五臟氣絕於內者利不禁下甚者手足不仁○下痢腹脹滿身體疼痛者先溫其裏乃攻其表溫裏宜四逆湯攻表宜桂枝湯

褚氏遺書曰陰已耗而復竭之則大小便牽疼愈疼則愈欲大小便愈便則愈疼

東垣曰飲食有傷起居不時損其胃氣則上升清華之氣反從

下降是爲飧泄久則太陰傳少陰而爲腸澼裏急後重膿血相雜數至圊而不能即便者專用補中益氣湯爲主使升降之道行其痢不治自消矣○裏急者腹中不寬快也亦有虛坐而大便不行者皆血虛也血虛則裏急後重

薛立齋曰若白痢久胃弱氣虛數至圊而不能便或少有白膿者乃土不生金肺與大腸氣傷而下墜也當用補中益氣湯舉其陽氣則陰自降而二便自愈○若飲食不入發熱作渴勢甚危急用十全大補湯如不應送二神丸○若紅痢久胃弱血虛脾經血熱下注而不愈者用四物加白朮茯苓○若脾經氣虛不能統血而不愈者用四君加川芎當歸○若中氣下陷不能攝血而不愈者用補中益氣湯

凡嘔吐食不得下其或脾胃素有實熱或過食辛辣厚味而暴患者宜開胃行滯○若胃氣虛膈嘔吐者宜六君加生薑

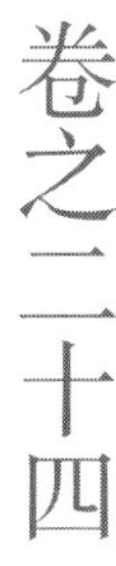

凡痢腹痛後重怕手按腹或脉洪實者爲積滯閉結宜疎通之○若腹痛後重喜手按腹或脉微細爲陽氣虛寒宜六君乾薑溫補脾氣

凡氣血虛而作痢若脾虛血弱者宜四君子湯○胃虛血弱者補中益氣湯○久病氣血俱虛者八珍湯○若脾氣虛寒下陷補中益氣湯加粟殼薑桂如不應急用附子○若氣血虛弱宜十全大補湯加附子粟殼○若命門火衰宜八味丸以補母氣○若腹痛作渴飲湯手按之而痛稍止者俱宜溫補脾胃

徐東皋曰凡痢疾之治須審病者氣體厚薄曾無通瀉及用攻積苦寒之藥脉之有力無力及正氣邪氣有餘不足對證施治未有弗效今醫治痢多峻用下劑及苦寒太過鮮有不致誤者況年高與體弱之人遂致元氣虛陷及不能支胃氣既

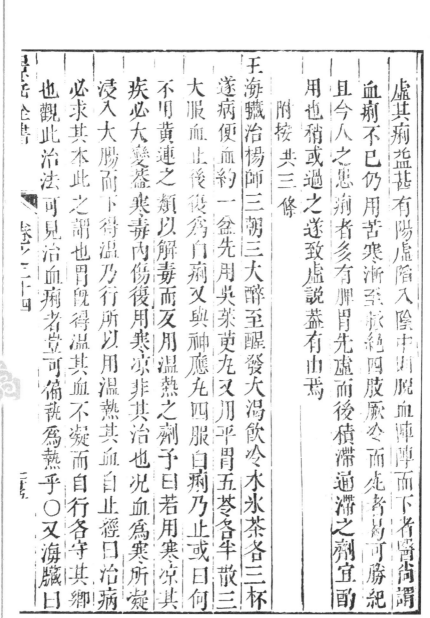

虛其痢益甚有陽虛陷入陰中則脫血陣陣而下者醫尚謂血痢不已仍用苦寒漸至於絕四肢厥冷而危者曷可勝紀且今人之患痢者多有脾胃先虛而後積滯通滯之劑宜酌用也稍或過之遂致虛脫蓋有由焉

附按共三條

王海藏治楊師三朝三大醉至醒發大渴飲冷水冰茶各三杯遂病便血約一盆先用吳茱萸丸又用平胃五苓各半散三大服血止後復爲白痢又與神應丸四服白痢乃止或曰何不用黃連之類以解毒而反用溫熱之劑予曰若用寒涼其疾必大變蓋寒毒內傷復用寒涼非其治也況血爲寒所凝浸入大腸而下得溫乃行所以用溫熱其血自止經曰治病必求其本此之謂也胃既得溫其血不凝而自行各守其鄉也觀此治法可見治血痢者豈可偏執爲熱乎〇又海藏曰

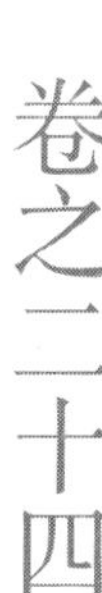

暑月久血痢不可用黄連陰在内也

夷堅甲志云昔虞丞相自渠川被召途中冒暑得泄痢連月雖壁間有韻語云暑毒在脾濕氣連脚不泄則痢不痢則瘧獨煉雄黄蒸餅和藥甘草作湯服之安樂別作治療醫家大錯如方製服其疾隨愈按此說頗奇雖未及用姑亦錄之以存其法

唐太宗實錄云貞觀中上病氣痢久未瘥服衆醫藥不應因下詔訪問時金吾長張寶藏曾困此疾即具疏以乳煎蓽茇方上服之立效宣下宰臣與五品官魏徵難之逾月不擬上疾復發復進之又平因問左右曰進方人有功未見除授何也徵懼曰未知文武二吏上怒曰治得宰相不妨授三品我豈不及汝耶即命與三品文官授鴻臚寺卿其方用牛乳半斤蓽⑩茇三錢同煎減半空腹頓服

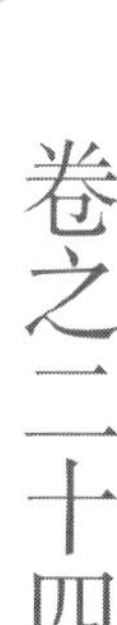

痢疾論列方

抑扶煎 新熱十一　佐關煎 新熱十
胃關煎 新熱九　五苓散 和一八二
胃苓湯 和百九十　溫胃飲 新熱五
平胃散 和十七　四逆湯 熱十四
百順丸 新攻六　四君子湯 補一
五德丸 新熱十八　四神丸 熱一五三
五君子煎 新熱六　二神丸 熱一五二
復陽丹 新熱二十　六君子湯 補五
四維散 新熱十二　九炁丹 新熱二三
吳茱萸丸 熱一四一　六味丸 補一二一
八味丸 補一二二　大分清飲 新寒五
理陰煎 新熱三　右歸飲 新補三

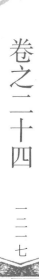

六味異功煎 新熱七　　四物湯 補八
八珍湯 新十九　　六味回陽飲 新熱一
三陰煎 新補十一　　保陰煎 新寒一
十全大補湯 補二十　　桂枝湯 散九
神應丸 未收　　補中益[11]湯 補三一
清流飲 新寒六　　茵陳飲 新寒八
加減一陰煎 新補九　　香連丸 寒百十三
益元散 寒百十二　　河間芍藥湯 攻三二
承氣湯 攻一　　神祐丸 攻四八
黃芩芍藥湯 寒百九　　赤金豆 新攻二
聖术煎 新熱二五

論外備用方

歸脾湯 補三三　　大防風湯 補九九 痢後風

十寶湯 補九七
戊己丸 和二百二 溫熱
斗門方 和一九 毒痢膿血
真人養臟湯 和一九四 調和
大黃湯 攻十一
黃芩湯 寒百五 乾嘔痢
黃芪散 寒百八 熱赤痢
蓽撥丸 熱一五七 寒痢
白通湯 熱一四六 少陰痢
附子茴香散 熱一四九 虛胃和中
桃花丸 固五十六 冷滑久痢
固腸丸 固五三 溫補固澀
生地黃湯 固五七 熱血痢

大七香丸 和一三一 寒氣
黃芩半夏生薑湯 和十六 乾嘔
藿香正氣散 和二十 寒滯
簡易八方 和二百 濕熱
木香化滯湯 寒百十 濕熱滯
六神丸 寒百十四 食積熱痢
理中湯 熱一 中寒
白术聖散子 熱一三七 固腸溫胃
桂香丸 熱一六三 冷滑不禁
固腸散 固五十 溫固
訶梨勒丸 熱百六十 寒滑痢
大斷下丸 固五四 溫澀
澀腸散 固二八六 傳摻

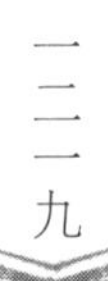

當歸黃芪湯補九八妊娠下劑 升陽除濕防風湯和百八十濕滯

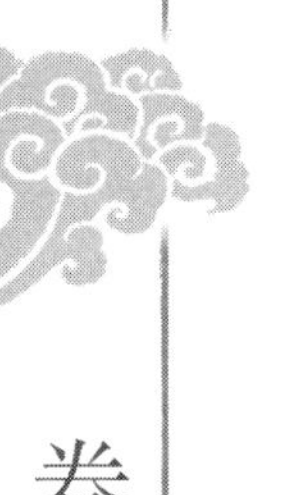

校注

①臓：当作『藏』。
②温：四库本作『湿』，据文义当从。
③温：四库本作『湿』，据文义当从。
④□：藜照楼本此处模糊，四库本作『猪』可从。
⑤柤：渣滓。
⑥悮：四库本作『悟』，据文义当从。
⑦泲（jǐ）：过滤。
⑧禁：禁止。
⑨枵（xiāo）：空虚。
⑩菱：据文义当为『芰』。
⑪益：四库本作『益气』，当是。